内視鏡医のための

編集 松田 尚久
　　 堀田 欣一

大腸ポリープ
マネジメント

発見・診断・治療から
　　サーベイランスまで

日本メディカルセンター

■ 編 集

松田　尚久	国立がん研究センターがん予防・検診研究センター検診部　部長／同　中央病院内視鏡科
堀田　欣一	静岡県立静岡がんセンター内視鏡科　医長

■ 執 筆 （執筆順）

火野坂　淳	久留米大学医学部内科学講座消化器内科部門　助教
向笠　道太	久留米大学医学部内科学講座消化器内科部門　助教
鶴田　修	久留米大学医学部消化器病センター　教授
石川　秀樹	京都府立医科大学分子標的癌予防医学　特任教授
河野孝一朗	北野病院消化器内科　副部長
八隅秀二郎	北野病院消化器内科　主任部長／炎症性腸疾患部門部長
市川　一仁	神鋼記念病院病理診断センター　病理診断科部長
藤盛　孝博	神鋼記念病院病理診断センター　センター長
尾田　恭	尾田胃腸内科・内科　院長
浦岡　俊夫	国立病院機構東京医療センター消化器科　医長
岡　志郎	広島大学病院内視鏡診療科　診療講師
田中　信治	広島大学病院内視鏡診療科　教授
角川　康夫	国立がん研究センター中央病院内視鏡科／同　がん予防・検診研究センター検診部
松本美野里	国立がん研究センター中央病院内視鏡科／同　がん予防・検診研究センター検診部
斎藤　豊	国立がん研究センター　中央病院内視鏡科　内視鏡センター長／内視鏡科長
三宅　基隆	国立がん研究センター中央病院放射線診断科
飯沼　元	国立がん研究センター中央病院放射線診断科　医長
吉田　直久	京都府立医科大学大学院医学研究科消化器内科学　講師
廣瀬　亮平	京都府立医科大学大学院医学研究科消化器内科学
内藤　裕二	京都府立医科大学大学院医学研究科消化器内科学　准教授
斎藤　彰一	東京慈恵会医科大学内視鏡科　講師
池上　雅博	東京慈恵会医科大学病理学講座　教授
岩館　峰雄	佐野病院消化器センター内科
佐野　寧	佐野病院　理事長／院長
小木曽　聖	京都府立医科大学大学院医学研究科消化器内科学
藤井　隆広	藤井隆広クリニック　院長
坂本　琢	国立がん研究センター中央病院内視鏡科
松田　尚久	国立がん研究センターがん予防・検診研究センター検診部　部長／同　中央病院内視鏡科

中村　尚志	調布外科・消化器科内科クリニック　副院長	
小西　一男	こにしクリニック　院長／昭和大学医学部内科学講座消化器内科学部門　非常勤講師	
木原　俊裕	昭和大学医学部内科学講座消化器内科学部門	
久保田祐太郎	昭和大学医学部内科学講座消化器内科学部門　助教	
田中　義人	秋田赤十字病院消化器病センター第二消化器内科　副部長	
山野　泰穂	秋田赤十字病院消化器病センター　センター長	
中島　健	国立がん研究センター中央病院内視鏡科　外来医長	
居軒　和也	国立がん研究センター中央病院内視鏡科	
篠原　知明	佐久医療センター消化器内科	
堀田　欣一	静岡県立静岡がんセンター内視鏡科　医長	
今井健一郎	静岡県立静岡がんセンター内視鏡科　医長	
山口裕一郎	とくら山口医院　院長／静岡県立静岡がんセンター内視鏡科	
山田　真善	国立がん研究センター中央病院内視鏡科	
大竹　陽介	太田記念病院消化器内科　部長／国立がん研究センター中央病院内視鏡科	
竹内　洋司	大阪府立成人病センター消化管内科　副部長	
上堂　文也	大阪府立成人病センター消化管内科　副部長	
飯石　浩康	大阪府立成人病センター消化管内科／副院長	
池松　弘朗	国立がん研究センター東病院消化管内視鏡科	
樫田　博史	近畿大学医学部消化器内科　教授	
高丸　博之	国立がん研究センター中央病院内視鏡科	
下田　忠和	静岡県立静岡がんセンター病理診断科	
間部　克裕	北海道大学大学院医学研究科がん予防内科学　特任講師	
加藤　元嗣	北海道大学病院光学医療診療部　診療教授／部長	
坂本　直哉	北海道大学大学院医学研究科内科学講座消化器内科学分野　教授	
堀内　朗	昭和伊南総合病院消化器病センター　センター長	
小林　望	栃木県立がんセンター画像診断部　医長	
小西　潤	栃木県立がんセンター画像診断部	
今野　真己	栃木県立がんセンター画像診断部	
工藤　進英	昭和大学横浜市北部病院消化器センター　センター長	
児玉　健太	昭和大学横浜市北部病院消化器センター　助教	
石田　文生	昭和大学横浜市北部病院消化器センター　教授	
斎藤　博	国立がん研究センターがん予防・検診研究センター　検診研究部長	
松田　浩二	聖マリアンナ医科大学横浜市北部病院消化器内科・内視鏡部　准教授	

推薦の序

　筆者らはよく「胃がん」を「野球」，「大腸がん」を「サッカー」に例えているが，その所以は，地球規模で見た場合，胃がんは好発国や好発地域に偏りがみられるのに対し，大腸がんは先進国であれ，開発途上国であれ，あらゆる国と地域で，死因の上位にランクされており，競技人口（罹患率）が圧倒的に多いことによる．さらに言えば，野球ではわが国が世界大会で優勝することも可能だが，サッカーの場合，一昔前にはワールドカップに出場することすら叶わなかったし，アジア枠の出場国として常連になってからでも，未だにベスト8にも入れない状況が続いている．このような現実を臨床，研究実績と考え合わせると，胃がんの領域では診断ばかりでなく，外科手術や化学療法の領域を含め，世界を圧倒的にリードしているのに対し，大腸がんでは，わが国独自の内視鏡診断や内視鏡治療成績が，先進国とされる欧米に中々受け入れられてこなかった歴史と重なってくるのである．

　しかし，21世紀を迎えるあたりから，Ⅱc型早期大腸がんの診断が全国に普及し，最近ではESDの導入も図られるようになったこと，さらには，大腸内視鏡医の国際的な活躍により，サッカーの伸び悩みを尻目に，わが国は今や世界を大きくリードする側へとその立ち位置を大きく変えつつある．

　本書はそのような新時代を切り拓いてきた大腸内視鏡の精鋭達が，これまでのグローバルな視点を担保しつつ，わが国で培われてきたdetail colonoscopyの真髄を，大腸ポリープのマネジメントという，がん診断の原点に立ち返って著したものであり，現在，欧米にも受け入れられつつある日本発の研究成果がふんだんに収められている．例えば，拡大内視鏡診断，画像強調診断，鋸歯状ポリープ，EMR（ESD）等々枚挙に暇がないが，これらに限らず，Q&Aのコーナーも含め，大腸内視鏡に関する最新の研究成果で埋め尽くされており，正に今日の大腸内視鏡をめぐるCutting edgeの集大成ということができる．また，内視鏡関連の成書と言えば，これまでともすれば，経験論的な記述が主流であったが，執筆者らが主導した大規模臨床試験成績に基づく診療指針も示されるなど，わが国独自の視点を盛り込んだエビデンスレベルの高い内容となっている．

　本書は，初学者にとってはやや難しいかもしれないが，21世紀の大腸内視鏡診断，内視鏡治療を学ぶ上で，欠かせない一冊となるものと思われる．また，実地医家や専門医にとっても，これまでの知識を再確認する上で，あるいはこれからの指針を得る上で，きわめて有用であり，常にそばに置いておきたい一冊と言えよう．

　執筆陣の頑張りに拍手を送りたい．

青森県病院事業管理者（県立中央病院長）

吉 田 茂 昭

序　文

　近年の内視鏡診断・治療手技の進歩には目を見張るものがある．そのなかで，大腸の領域においても常に日本は世界をリードしてきたが，細やかで質の高い大腸内視鏡手技の普及とは裏腹に，本邦における大腸癌罹患者数・死亡者数は急増しており，2015年には約5万人が大腸癌で命を落とすという予測が立てられている．その対応策の中心となる，早期発見・早期治療といったいわゆる「がんの二次予防」における大腸内視鏡の役割は大きく，大腸内視鏡検査時に遭遇する機会の多い大腸ポリープに対する対処法（マネジメント）の確立は，今後の重要な課題の一つであると考えられる．

　われわれが内視鏡を始めた当時（1990年代半ば）のことを振り返れば，「苦痛の少ない盲腸までのスコープ挿入を目標とし，大腸ポリープを必死に見つけて内視鏡的に摘除する」そのような診療を行っていた．1990年代後半になると拡大内視鏡が広く普及しはじめ，工藤進英先生（現 昭和大学横浜市北部病院消化器センター教授）のpit pattern診断学を学びながら，学会では，陥凹型大腸癌やLST（側方発育型腫瘍），大腸SM癌に対する内視鏡診断・治療といった話題がトピックであり，セッションでの諸先輩方の熱いディスカッションを目の当たりにして，時に「驚きと感動」を覚えながら勉強したことが思い出される．また，貴重症例や早期大腸癌に関する集積データを学会や研究会で発表する機会を得ることで，数多くの経験を積ませて頂いた．

　そのような時代背景のなか，2000年に私たちの共通の師匠である国立がんセンター中央病院の藤井隆広先生（現 藤井隆広クリニック理事長）が，大腸ポリープ摘除後のサーベイランス間隔を評価するRCT：ランダム化比較試験（Japan Polyp Study；JPS）を立案された．繰り返し行ったプロトコール作成会議では，米国National Polyp Studyをはじめとした海外での臨床試験の内容について詳細に検証した．振り返れば，これが「大腸ポリープの科学」との初めての遭遇である．日本の内視鏡界では初めての多施設RCTであるJPSに，そのメンバーの一員として参画することになり，自分達の関心や興味がこれまでの「大腸内視鏡診断・治療」だけではなく，「大腸内視鏡のクオリティ」や「大腸がんスクリーニング・サーベイランス」，そして「大腸ポリープのマネジメント」にも向くようになった．

　大腸ポリープは，日々の大腸内視鏡検査においてもっとも頻度の高い疾患でありながら，本邦では，そのマネジメント法に関しては，これまで十分に研究が行われてこなかった．一方，欧米では，以前より大腸ポリープをさまざまな側面から科学的に検証し，マネジメント法に関するガイドラインを提唱している．近年，工藤進英先生の長年の研究成果である陥凹型大腸癌やLSTが国際的に認知されたり，日本で開発されたNBI（Narrow Band Imaging）が大腸ポリープの腫瘍・非腫瘍の診断において国際標準と認識されるようになったり，日本と欧米の研究が密接にリンクしフュー

ジョンする気運が高まっている．

　本書では，これから大腸内視鏡専門医を目指す初学者から中級の先生方に是非とも知っておいて頂きたい大腸ポリープの歴史，疫学，病理から，大腸ポリープに対する内視鏡診断・治療手技に至るまで，最新の画像強調観察法やCold polypectomy等の新しい治療法も含めて網羅した．また後半部では，ポリープ摘除後サーベイランス，大腸がんスクリーニング，大腸内視鏡のクオリティコントロール等を取り上げた．大腸ポリープを有する個々の患者への対処法のみならず，集団としてどのようにマネジメントすることが大切か？というテーマについても，日本での臨床試験の紹介も含めてコンパクトにまとめ上げた．また，巻末には，われわれが厳選した「今，読んでおきたい重要論文60編」を簡単な解説とともに紹介させて頂いた．

　大腸ポリープの適切なマネジメントは，大腸がん罹患・死亡率抑制にとって重要な課題の一つであることは論を俟たない．本書が，大腸内視鏡診療に携わるすべての方々の知識の習得と整理，アップデートに役立てば幸いである．そして，本書を読んだ若手内視鏡医のなかで，大腸ポリープ診療の重要性，面白さ，奥深さを感じ，次世代の大腸ポリープ研究の一翼を担う先生が一人でも多く出てきて頂ければ，この上ない喜びである．

　最後に，ご多忙の中快く執筆をお引き受け下さった諸先生方に厚く御礼申し上げるとともに，本企画を強力に後押しして下さった藤井隆広先生，そして，このような素晴らしい書籍を刊行する機会を下さりご協力頂いた，日本メディカルセンタースタッフの皆様に心から感謝申し上げます．

2015年9月

国立がん研究センターがん予防・検診研究センター 検診部　松田　尚久
静岡県立静岡がんセンター内視鏡科　堀田　欣一

目　　次

第1章　大腸ポリープの疫学，病理

1 大腸ポリープの自然史―大腸癌発生に関する歴史的経緯を中心に
……………………………………………………………………火野坂淳，向笠道太，鶴田　修　17
　Ⅰ．adenoma-carcinoma sequence, *de novo* carcinoma／17
　Ⅱ．serrated polyp neoplasia pathway／19
　Ⅲ．dysplasia-carcinoma sequence／20

2 大腸ポリープの疫学
………………………………………………………………………………………………石川秀樹　23
　Ⅰ．大腸癌のリスク因子／23
　Ⅱ．大腸腺腫のリスク因子／24
　Ⅲ．腺腫は消えるのか／25
　Ⅳ．腺腫と癌のミッシングリンク（Missing-link）について／25

3 大腸ポリープの病理診断
…………………………………………………河野孝一朗，八隅秀二郎，市川一仁，藤盛孝博　28
　Ⅰ．良性上皮性腫瘍―腺腫（adenoma）／28
　Ⅱ．腫瘍様病変／30

4 大腸ポリープの病態―局在と形態から考える
…………………………………………………………………………………………………尾田　恭　35
　Ⅰ．大腸癌の局在の変化／35
　Ⅱ．年代による大腸腺腫の分布変化／35
　Ⅲ．年齢による腺腫の局在の変化／36
　Ⅳ．大腸腺腫の局在；右側と左側の関係／36
　Ⅴ．Interval cancer の特徴／36
　Ⅵ．大腸腫瘍の局在と分布／36

第2章　大腸ポリープの発見と鑑別診断

1 大腸ポリープ発見率向上のための Strategy
① 通常内視鏡検査および新規内視鏡機器，デバイス……………………浦岡俊夫　43
　Ⅰ．前処置／43
　Ⅱ．観察困難な部位の存在への対策／44

②　**画像強調内視鏡検査** ……………………………………………… 岡　志郎，田中信治　48
　　Ⅰ．大腸スクリーニングにおける IEE の現状／ 48
　　Ⅱ．新規 NBI システムによる大腸スクリーニングの可能性／ 49

[Q&A]　Q1　大腸カプセル内視鏡のポリープ発見の感度は？
　　　　　　　　　　　　　　　　　　………………… 角川康夫，松本美野里，斎藤　豊　54
[Q&A]　Q2　CT colonography のポリープ発見率は？ ………… 三宅基隆，飯沼　元　56
[Q&A]　Q3　NBI と BLI の違いは？ ……………………… 吉田直久，廣瀬亮平，内藤裕二　58

2 腫瘍・非腫瘍の鑑別

①　**通常・拡大内視鏡** ……………………………………………… 斎藤彰一，池上雅博　60
　　Ⅰ．通常観察における腫瘍・非腫瘍の鑑別／ 60
　　Ⅱ．拡大観察における腫瘍・非腫瘍の鑑別／ 62

②　**画像強調内視鏡** …………………………………… 岩館峰雄，佐野　寧，藤盛孝博　65
　　Ⅰ．内視鏡による大腸の腫瘍・非腫瘍診断／ 65
　　Ⅱ．大腸血管の構築像／ 65
　　Ⅲ．拡大 NBI 観察による腫瘍・非腫瘍の鑑別／ 66

3 腺腫・癌の鑑別

　　　　　　　　　　　　　　　………………………… 吉田直久，小木曽聖，内藤裕二　70
　　Ⅰ．腫瘍径と担癌率／ 70
　　Ⅱ．腺腫と癌の鑑別／ 72

4 深達度診断

①　**通常・色素内視鏡から NBI まで** ……………………………………………… 藤井隆広　76
　　Ⅰ．内視鏡による深達度診断手順／ 76
　　Ⅱ．肉眼型別の深達度診断／ 78
　　Ⅲ．NBI 観察による深達度診断／ 83
　　Ⅳ．拡大観察による pit pattern 深達度診断／ 83

②　**画像強調内視鏡** …………………………………… 坂本　琢，松田尚久，斎藤　豊　86
　　Ⅰ．深達度診断における NBI 拡大観察の意義／ 86
　　Ⅱ．NBI 拡大分類／ 87
　　Ⅲ．pT1b 癌の NBI 所見／ 87
　　Ⅳ．JNET 分類 Type 3 と Type 2B ／ 87

[Q&A]　Q4　危険な小型 SM 浸潤癌は診断可能か？ ……………………………… 中村尚志　91

5 注意すべき病変の診かた

① 鋸歯状ポリープ ……………………………………… 小西一男, 木原俊裕, 久保田祐太郎　94
 Ⅰ. 鋸歯状ポリープの内視鏡所見／94
 Ⅱ. 鋸歯状ポリープの内視鏡的鑑別診断／97
 Ⅲ. 鋸歯状病変における癌化の pathway／97

[Q&A]　Q5　過形成性ポリープと SSA/P, および SSA/P の癌化例は鑑別可能か？
 ………………… 田中義人, 山野泰穂　100

② 家族性大腸癌, 遺伝性大腸癌 …………………………… 中島 健, 居軒和也, 斎藤 豊　102
 Ⅰ. 多発性ポリープ症例に遭遇した際に FAP などの遺伝性疾患を拾い上げる方法／103
 Ⅱ. FAP の概要とそのマネジメント／103
 Ⅲ. 近親者の保因者診断／103
 Ⅳ. 症例呈示—家族性大腸腺腫症（FAP）／103
 Ⅴ. リンチ症候群の概要とそのマネジメント／104
 Ⅵ. リンチ症候群の診断の現状／104
 Ⅶ. 症例呈示—リンチ症候群／106

③ 腺腫・癌以外のポリープ ……………………………………………… 篠原知明　109
 Ⅰ. Peutz-Jeghers 型ポリープ／109
 Ⅱ. 若年性ポリープ／110
 Ⅲ. 炎症性ポリープ／111
 Ⅳ. 腸管子宮内膜症／111
 Ⅴ. カルチノイド／112
 Ⅵ. MALT リンパ腫／112

第3章　大腸ポリープの内視鏡治療

1 大腸ポリープに対する内視鏡治療の Strategy
 ……………………………………………… 堀田欣一, 今井健一郎, 山口裕一郎　117
 Ⅰ. 大腸ポリープに対する内視鏡治療の開発／117
 Ⅱ. 大腸ポリープのカテゴリー分類／118
 Ⅲ. 内視鏡治療の Strategy／118

[Q&A]　Q6　過形成性ポリープ（SSA/P 含む）は治療すべきか？
 ………………… 山田真善, 松田尚久, 斎藤 豊　122

[Q&A]　Q7　5 mm 未満の腺腫性ポリープは経過観察可能か？ ……………… 大竹陽介　124

2 内視鏡治療の種類と特徴

① cold forceps polypectomy ...... 浦岡俊夫 126
  Ⅰ．cold forceps polypectomy の適応／126
  Ⅱ．Jumbo 鉗子を用いた cold forceps polypectomy の実際／127
  Ⅲ．Jumbo 鉗子を用いた cold forceps polypectomy の有用性と注意点／129

② cold snare polypectomy ...... 竹内洋司, 上堂文也, 飯石浩康 131
  Ⅰ．適　応／131
  Ⅱ．手技の解説／132
  Ⅲ．有用性／133
  Ⅳ．偶発症, デメリット／133

③ bipolar snare polypectomy ...... 池松弘朗 136
  Ⅰ．バイポーラスネア／136
  Ⅱ．バイポーラスネアの利点・欠点／137
  Ⅲ．偶発症／137
  Ⅳ．適応と摘除の実際／138

④ hot snare polypectomy ...... 樫田博史 142
  Ⅰ．hot snare polypectomy の利点・欠点：他の手技との比較／142
  Ⅱ．hot snare polypectomy の位置づけ：他の手技との棲み分け／143
  Ⅲ．hot snare polypectomy の手技の実際／144
  Ⅳ．偶発症と対策／144

⑤ EMR（ESD との使い分けも含めて）...... 高丸博之, 山田真善, 斎藤　豊 149
  Ⅰ．EMR の適応／149
  Ⅱ．EMR の手技／150
  Ⅲ．偶発症／152
  Ⅳ．デメリット／154

[Q&A] Q8　予防的クリップは必要か？ ...... 松本美野里, 松田尚久 156

3 大腸 SM 癌摘除後の病理学的評価, 追加外科切除基準
―現行ガイドラインとその問題
...... 下田忠和 158
  Ⅰ．現行の SM 浸潤距離を基にしたリンパ節転移予測／158
  Ⅱ．大腸 SM 癌の発育形式 PG, NPG type と組織異型度, 粘膜筋板の状態／159
  Ⅲ．SM 浸潤距離の評価法とその問題／160
  Ⅳ．PG と NPG type の SM 浸潤距離とリンパ節転移／161
  Ⅴ．粘膜筋板保存と消失例におけるリンパ節転移／163

Ⅵ．有茎性病変の SM 浸潤とリンパ節転移／165
Ⅶ．今後の展望／166

[Q&A] Q9　DISCARD policy は日本で実現可能か？
.... 岩館峰雄，佐野　寧，藤盛孝博　168

4 抗血栓薬内服者の取り扱い
.... 間部克裕，加藤元嗣，坂本直哉　170
Ⅰ．抗血栓薬内服者に対する内視鏡検査，処置のガイドライン／170
Ⅱ．大腸ポリープの内視鏡治療における具体的な休薬方法／171
Ⅲ．出血予防対策／174

[Q&A] Q10　抗凝固療法継続中の患者に対する内視鏡的摘除は可能か？
.... 堀内　朗　177

第4章　エビデンスに基づく大腸ポリープ摘除後のサーベイランス

1 Japan Polyp Study の結果からみたポリープ摘除後のサーベイランス
.... 松田尚久，佐野　寧，藤井隆広　181
Ⅰ．Japan Polyp Study の研究デザインと進捗状況／182
Ⅱ．Japan Polyp Study 結果の概要／183

2 National Polyp Study と海外ガイドラインでの取り扱い
.... 小林　望，小西　潤，今野真己　185
Ⅰ．National Polyp Study／185
Ⅱ．米国のガイドライン／187
Ⅲ．EU のガイドライン／188

第5章　大腸内視鏡を用いた大腸癌スクリーニングの試み

1 秋田 STUDY
.... 工藤進英，児玉健太，石田文生　193
Ⅰ．TCS による大腸がん検診の有効性評価研究— Akita study／193
Ⅱ．今後の展望／194

2 新島 STUDY
.... 松田尚久，角川康夫，斎藤　豊　197
Ⅰ．研究デザイン：新島村での大腸内視鏡検診の実際／197
Ⅱ．新島 STUDY の成績：大腸内視鏡検診の安全性・有効性評価／198

3 海外における臨床試験
.... 斎藤　博　203
　Ⅰ．sigmoidoscopy による検診の評価研究／203
　Ⅱ．全大腸内視鏡検査（colonoscopy）による検診の有効性評価研究と RCT ／206

第6章　大腸内視鏡の Quality control に向けて

1 大腸内視鏡の Quality indicator
.... 今井健一郎，堀田欣一，山口裕一郎　211
　Ⅰ．大腸内視鏡における重要な Quality indicator ／211
　Ⅱ．その他の Quality indicator ／215

2 内視鏡の大規模データベース
.... 堀田欣一，今井健一郎，松田浩二　218
　Ⅰ．内視鏡レポート・システムの開発と現状／218
　Ⅱ．内視鏡大規模データベース／219
　Ⅲ．内視鏡レポート・システムと大規模データベースの将来展望／220

3 初心者に対する大腸内視鏡検査のトレーニング
.... 山口裕一郎，堀田欣一，今井健一郎　223
　Ⅰ．大腸内視鏡挿入手技の研修方法／223
　Ⅱ．内視鏡撮像における初学者の心得／225
　Ⅲ．内視鏡の抜去時間／226
　Ⅳ．大腸内視鏡検査の達成度（competency）の評価／226

付録　大腸ポリープ診療のための主要文献 60 編の解説
.... 松田尚久，堀田欣一　227

総　括—大腸がん検診の受診率向上を目指して .... 藤井隆広　237

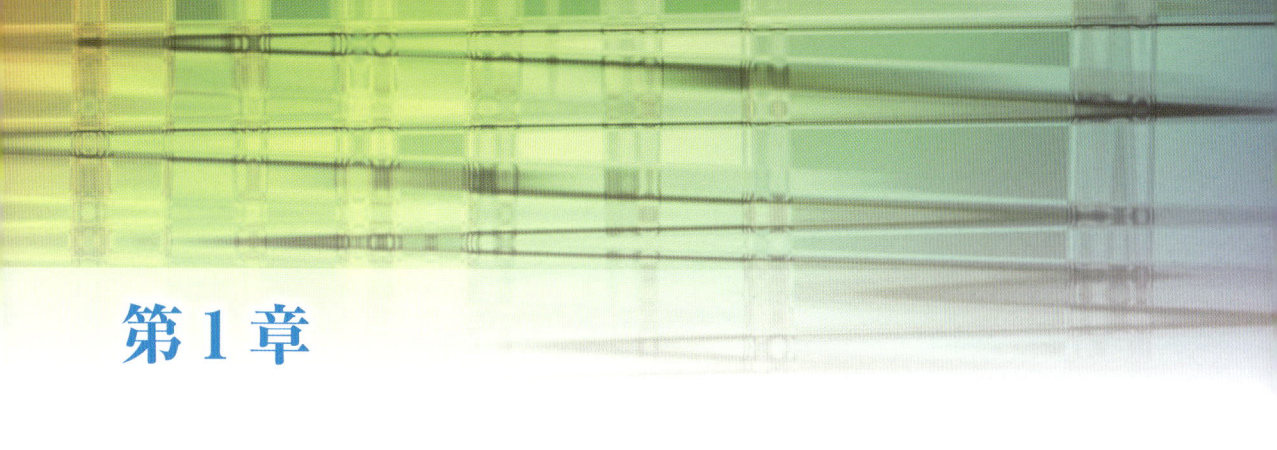

第1章

大腸ポリープの疫学，病理

1 大腸ポリープの自然史
―― 大腸癌発生に関する歴史的経緯を中心に

Essence

- 大腸癌の発生には，① adenoma-carcinoma sequence，② *de novo* carcinoma，③ serrated polyp neoplasia pathway，④ colitic cancer，⑤ 過誤腫からの癌化，が存在する．
- 隆起型の癌には adenoma-carcinoma sequence が多く，表面型，とくにⅡc型癌には *de novo* carcinoma が多い．
- adenoma-carcinoma sequence では *APC*，*K-ras*，*p53* 遺伝子などの変異の蓄積による多段階的な発癌が明らかになり，*de novo* carcinoma では *APC*，*K-ras* 遺伝子の関与がほとんどないことが明らかになっている．
- 鋸歯状病変は，① hyperplastic polyp，② SSA/P，③ TSA に分類され，①から②or③に移行し，癌化していくと考えられている．
- 炎症性腸疾患（とくに潰瘍性大腸炎）を母地とする大腸癌のことを colitic cancer（CC）あるいは UC-associated cancer と呼び，dysplasia と呼ぶべき異型腺管を経て癌化する．

はじめに

散発性大腸癌の組織発生には，腺腫を前駆病変として発癌する adenoma-carcinoma sequence[1, 2] と，腺腫を経ずに正常粘膜から直接発癌する *de novo* carcinoma[3] があり，どちらが主経路かを巡って多くの議論が交わされてきた．また，最近ではこれらのルート以外に鋸歯状構造を有するポリープ（serrated polyp）を前駆病変として発癌する serrated polyp neoplasia pathway[4] の存在が注目されている．さらには，炎症性腸疾患，とくに潰瘍性大腸炎を背景とした大腸癌（colorectal carcinoma associated with ulcerative colitis, colitic cancer）では dysplasia と呼ばれる前癌病変から発癌する dysplasia-carcinoma sequence[5] の概念が提唱されている．また，頻度は低いが過誤腫からの癌化症例も存在する（図）．

本稿では，過誤腫からの癌化を除くこれらの大腸癌の発生・発育進展に関して歴史学的流れと現状の問題点について解説する．

Ⅰ. adenoma-carcinoma sequence, *de novo* carcinoma

1. 歴史的経緯

大腸癌発生の主経路について，欧米においては 1950～60 年代に adenoma-carcinoma sequence 説[1] と *de novo* carcinoma 説[6] が対立していたらしいが，1970 年代になって Morson らが多数の腺腫，癌症例を病理学的，疫学的に解析し，"大腸癌のほとんどが腺腫に由来する" という論文[7] を発表して以来，現在まで adenoma-carcinoma sequence 説が広い支持を得

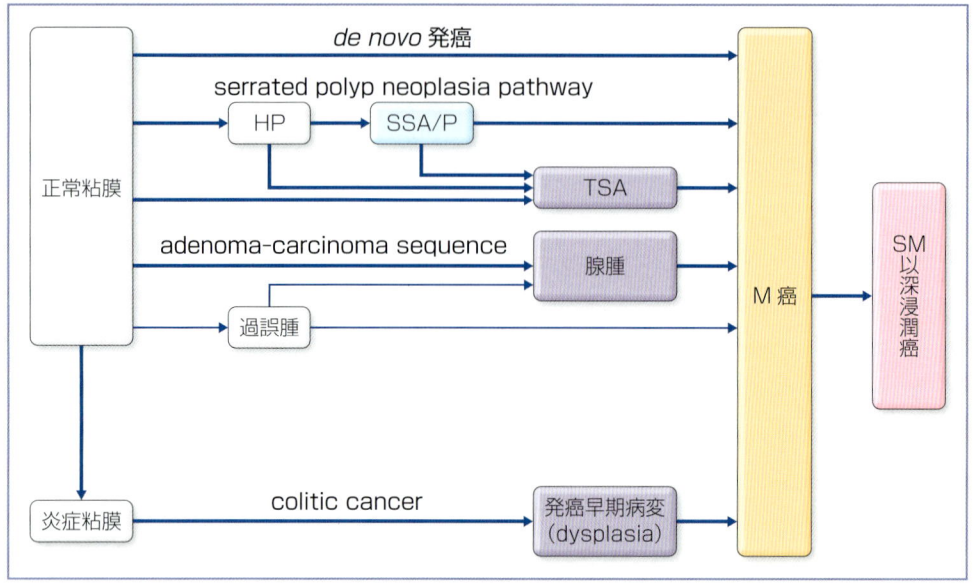

図　大腸癌の発生

HP：hyperplastic polyp，SSA/P：sessile serrated adenoma/polyp，
TSA：traditional serrated adenoma

ている．

　本邦においてはMorsonと研究をともにした武藤により1970年代からadenoma-carcinoma sequence説が紹介され[8]，この説が強い支持を受けていた．しかし，1980年代になると中村ら[3]，Ikegamiら[9]に代表される de novo carcinoma 説がアピールされるようになり，癌組織診断基準を含めてその議論は大いに盛り上がった．これとほぼ同時期に臨床の場ではⅡc型大腸癌が報告[10]されるようになり，de novo carcinomaの存在と肉眼形態が明らかになってきた．1990年代にはポリープ状の癌にはadenoma-carcinoma sequenceが多く，表面型，とくにⅡc型癌には de novo carcinoma が多いといわれるようになり，病理医間の癌組織診断基準も統一されたとまではいえないが，かなりその違いの幅は縮まってきた[11]．

　2000年代になり病理学的にはSM癌を対象として残存粘膜病変の高さからその初期像を推測した報告も行われ，それによるとⅠ型30.2％，結節集簇様病変8.4％，Ⅱa 17.4％，Ⅱb・Ⅱc 10.6％，不明33.4％であったとされている[12]．臨床的にも多数例を対象としたX線および内視鏡画像からみた遡及的検討が行われ，浸潤癌の初期像はX線的にはⅠ型56.8％，ⅡaまたはⅡa＋Ⅱc 30.4％，Ⅱc 11.6％，不明1.2％[13]，内視鏡的にはⅠ型65.8％，ⅡaまたはⅡa＋Ⅱc 29.2％，Ⅱc 4.9％であった[14]という報告がなされている．2004年には奥野ら[15]により本邦多施設における全大腸上皮性腫瘍におけるⅡc型腫瘍の頻度（1.89％）とⅡc型腫瘍中のHigh-grade dysplasiaの頻度（51.2％）が報告されるに至った．この間，分子生物学的研究も進み，adenoma-carcinoma sequenceではAPC，K-ras，p53遺伝子などの変異の蓄積による多段階的な発癌が明らかになり[2]，de novo carcinomaではAPC，K-ras遺伝子の関与がほとんどないことが明らかになっている．

2. 現状の問題点
1）病理診断基準

　「その病変が癌か腺腫か？」「癌が存在する場合は腺腫の併存があるのか否か？」により癌の頻度やadenoma-carcinoma sequenceか de novo carcinoma かの判定は変わってくるが，病理医間の癌組織診断基準にはまだ違いが存在するのは事実であり，診断基準が完全に統一されないかぎりはこの問題は解決しないと思われる．

2）肉眼形態変化の検討

X線・内視鏡による遡及的検討では微小な表面型（とくにⅡc）は画像上指摘することが難しいために，経過の追えた病変の多くが表面型以外の病変由来となる可能性が否定できない．

PG/NPG分類[9]やpSM（T1）以深へ浸潤した癌の残存粘膜病変の組織学的高さからその初期像を推測する方法[12]では，pSM以深浸潤により粘膜病変が脱落してしまい残存粘膜のない病変が存在するため，初期形態が推測できない病変もある．

Ⅱ. serrated polyp neoplasia pathway

1. 歴史的経緯

従来，大腸の異型を伴わない鋸歯状腺管構造を有するポリープは過形成性ポリープ（hyperplastic polyp；HP）と呼ばれ，非腫瘍性病変で癌化の危険性のない病変とされていた[16]．しかし，1984年にUrbanskiら[17]がHPに通常型腺腫を併存する病変をmixed hyperplastic adenomatous polyp（MHAP）として発表し，1990年にはLongacreとFenoglio-Preiser[18]が異型を伴う鋸歯状腺管構造を有するポリープは腫瘍性病変であり，鋸歯状腺腫（serrated adenoma；SA）と呼ぶことを提唱して以来，HPと腺腫が併存する病変や鋸歯状腺管構造を呈する腫瘍性病変の存在が明らかになった．

その後，2002年にJassらは，HP，MHAP，SAには病理組織学的に鑑別の難しい病変が存在するため3者を総括してserrated polypとする概念を提唱し，組織発生的にも3者の連続性が想像されることから，HP→MHAP，SA→carcinoma（CA）というserrated polyp neoplasia pathwayを想定した．2003年になるとTorlakovicら[19]は大腸の鋸歯状病変をHPとSAに分け，SAをさらにtraditional SA（TSA）とsessile SA（SSA）に細分類している．また2005年にはSnoverらがsessile serrated adenoma/polyp（SSA/P）という用語を提唱した．TSAは従来のSAに相当する病変で，Ⅰp，Ⅰsp様形態を呈するものが多く下行結腸から肛門側の遠位大腸に多く存在し，SSA/PはTSAに比べ組織学的異型度が低く，従来large HPまたはatypical HP（AHP）と診断されていた病変に相当し，Ⅱa，Ⅰs様形態を呈するものが多く横行結腸から口側の近位大腸に多く存在するとされている．現在WHO[20]では鋸歯状病変を，①hyperplastic polyp，②SSA/P，③TSAの3種に分類している．

また，WHO分類では分子生物学的変化について，*BRAF*遺伝子変異によりnormal mucosa→microvesicular hyperplastic polyp（MVHP）に，CpG islandのメチル化（CIMP＋）によりMVHP→SSA/Pに，これにmicrosatellite instability（MSI）が加わり，SSA/P→SSA/P with dysplasiaに，さらに他の癌抑制遺伝子や癌遺伝子の変異が加わることによりSSA/P with dysplasia→癌になるという解説が行われ

MEMO

SSA/Pの病理学的診断基準

1）樋口ら，2）WHO，3）大腸癌研究会，により3種類の定義が提唱されている．①腺管の著明な鋸歯状構造，②腺管の不規則分布，③陰窩の拡張，の3所見が基本であり，1）ではそれに④上皮/間質比が50％以上，⑤陰窩上部の核分裂像，⑥陰窩上部の細胞異型，⑦粘液産生増加，の4所見を加え，"7所見のうち4所見以上を有するものをSSA/Pとする"とされ，2）では"microvesicular hyperplastic polyp成分が50％以下で，①〜③の所見が2〜3腺管に連続して存在するものをSSA/Pとして推奨する"とされ，3）では"①〜③のうち2所見以上を病変全体の10％以上の領域に認めるものをSSA/Pとする"とされている．

ている[20].

2. 現状の問題点
〈病理診断評価〉

　TSA は腫瘍であることで問題ないとされているが，SSA/P については premalignant lesion であることに問題はないが，腫瘍であるか否かについては病理医間でも意見の分かれるところである．また，*BRAF* 遺伝子変異や CpG island のメチル化が腫瘍の根拠となりうるのかという考え方もある．

III. dysplasia-carcinoma sequence

1. 歴史的経緯

　潰瘍性大腸炎（UC）を母地とする大腸癌のことを colitic cancer（CC）あるいは UC-associated cancer と呼ぶ．CC は 1925 年の Crohn らによる報告[21]に端を発し，その後数多くの報告が行われ，UC 患者は大腸癌を合併する確率が高いということが明らかになり，2001 年に Eaden らが行ったメタアナリシスによる検討[22]によるとその累積癌化率は，発症後 10 年で 2％，20 年で 8％，30 年で 18％と報告されている．

　1949 年に Warren らは癌を合併した UC には dysplasia と呼ぶべき異型腺管が存在するとして dysplasia の概念を最初に提起した．1967 年には Morson らにより UC を合併した癌の多くは dysplasia を母地（前癌病変）としている（dysplasia-carcinoma sequence）という発表を行い，この概念は現在でも欧米のみならず本邦でも広く受け入れられている．炎症に伴う幼若な再生腺管と dysplasia の病理組織像による鑑別がしばしば困難であるため，1983 年に Riddell を中心とした Dysplasia Morphology Study Group（DMSG）により，生検による dysplasia 分類とそれに従う患者の取扱いに関する規約[5]が作成された．また味岡らは，dys-plasia と散発性腺腫の鑑別には p53 免疫染色による蛋白過剰発現や Ki-67 免疫染色による増殖細胞分布が有用であると論じている[23]．

　1981 年に Blackstone ら[24]は dysplasia の肉眼形態を認識容易な dysplasia-associated lesion or mass（DALM）と認識の難しい flat type に分け，DALM は flat type より担癌率が高かったとしている．内視鏡的に flat type の dysplasia はその発見・診断が困難であるため，罹患範囲の大腸粘膜を盲目的に 10 cm 間隔で 2〜4 個ずつ生検を行うこと（ランダムバイオプシー）が推奨され[25]，現在でも一般的なサーベイランス法である．それに対し，2003 年に Kiesslich らは，flat type の dysplasia の発見にはメチレンブルーを用いた色素内視鏡に拡大内視鏡を用いて異常部の狙撃生検することが有用であると報告し，2004 年には Rutter らが全大腸にインジゴカルミンを散布する pan-chromoendoscopy による異常部の狙撃生検が有用であると報告した．それ以降，拡大内視鏡による pit pattern 観察[26]，narrow band imaging（NBI）system[26]，autofluorescence imaging（AFI）system[27]などを用いて異常部を発見し，同部の狙撃生検を行うことの有用性の検討が進められている．

　colitic cancer に認められる遺伝子異常としては，散発性大腸癌に比べ *p16* の hypermethylation の頻度が高く，*APC*，*K-ras*，*DCC* 遺伝子の変異頻度が低いとされ，*p53* 遺伝子に関してはいずれにおいても変異が高頻度に認められるが，colitic cancer では dysplasia の段階でも高頻度に変異を認めるとされている[28]．

2. 現状の問題点
1）病理診断

　腫瘍・非腫瘍を鑑別する病理診断基準[5]は確立されているが，実際には炎症性変化との鑑別に苦慮する症例も多いようである．また，UC のサーベイランスは寛解期に施行するのが原則であるが慢性持続型の患者も少なくなく，とく

にこのような症例においては診断の困難さが予想される.

dysplasiaと散発性腺腫の鑑別にはp53やKi-67などの免疫染色が補助診断に有用である[23]とされているが,病理組織像だけでは鑑別できない病変が存在する.そのような場合は内視鏡像を参考にするとさらに診断能は向上するとされているが,参考にしても両者の鑑別が難しい症例が存在する.

2) 内視鏡検査による flat type の dysplasia の拾い上げ

通常内視鏡によりDALMの拾い上げはある程度可能であるが,flat typeのdysplasiaの拾い上げが問題となっている.狙撃生検によりflat typeのdysplasiaを効率良く診断するために拡大内視鏡によるpit pattern観察やNBI,AFIを用いた観察が拾い上げには有用であるとの報告[26),27)]もあるが,まだ一般的検査として普及はしていない.

文献

1) Morson BC : Precancerous and early malignant lesions of the large intestine. Br J Surg 1968 ; 55 : 725-731
2) Vogelstein B, Fearon ER, Hamilton SR, et al : Genetic alterations during colorectal tumor development. N Engl J Med 1988 ; 319 : 525-532
3) 中村恭一,渋谷 進,西澤 護,他:大腸癌の組織発生とその早期における発育過程.胃と腸 1985 ; 20 : 877-888
4) Huang C, O'Brien MJ, Yang S, et al : Hyperplastic polyps, serrated adenomas, and the serrated polyp neoplasia pathway. Am J Gastroenterol 2004 ; 99 : 2242-2255
5) Riddell RB, Goldman H, Ransohoff DF, et al : Dysplasia in inflammatory bowel disease : A standardized classification with provisional clinical applications. Hum Pathol 1983 ; 14 : 931-968
6) Spratt JS, Ackerman LV, Moyer CA : Relationship of polyps of the colon to colonic cancer. Ann Surg 1958 ; 146 : 682-698
7) Muto T, Bussey HJR, Morson BC : The evolution of cancer of the colon and rectum. Cancer 1975 ; 36 : 2251-2270
8) 武藤徹一郎:大腸腺腫と癌の関係に関する臨床病理学的研究.日消外会誌 1975 ; 8 : 239-245
9) Ikegami M : A pathological study on colorectal cancer ; from de novo carcinoma to advanced carcinoma. Acta Pathol Jpn 1987 ; 37 : 21-37
10) 工藤進英,林 俊一,三浦宏二,他:平坦・陥凹型早期大腸癌の内視鏡診断と治療―微小癌の内視鏡像を中心に.胃と腸 1989 ; 24 : 317-329
11) 特集/早期大腸癌の組織診断―諸問題は解決されたか.胃と腸 1998 ; 33 : 1435-1488
12) 味岡洋一,渡辺英伸:病理形態面からみた大腸癌の発育進展の考え方と問題点.胃と腸 2003 ; 38 : 1033-1087
13) 松井敏幸,津田純郎,菊池陽介,他:文献例よりみた大腸癌の発育進展―X線画像および内視鏡画像の遡及的経過観察例の分析.胃と腸 2003 ; 38 : 1073-1082
14) 鶴田 修:経過観察された大腸癌症例―特集のまとめ.胃と腸 2003 ; 38 : 1145-1154
15) 奥野達哉,佐野 寧,大倉康男,他:多施設遡及的検討から見た平坦・陥凹型大腸腫瘍の頻度について.早期大腸癌 2004 ; 8 : 21-27
16) Morson BC : Some peculiarities in the histology of intestinal polyps. Dis Colon Rectum 1962 ; 5 : 337-344
17) Urbanski SJ, Marcon N, Kossakowska AE, et al : Mixed hyperplastic adenomatous polyps : an underdiagnosed entity. Am J Surg Pathol 1984 ; 8 : 551-556
18) Longacre TA, Fenoglio-Preiser, CM : Mixed hyperplastic adenomatous polyps/serrated adenomas : a distinct from of colorectal neoplasia. Am J Surg Pathol 1990 ; 14 : 524-537
19) Torlakovic E, Skovland E, Snover DC, et al : Morphologic reappraisal of serrated colorectal polyps. Am J Surg Pathol 2003 ; 27 : 65-81
20) Snover DC, Ahnen DJ, Burt RW, et al : Serrated polyps of the colon and rectum and serrated polyposis. Bosman FT, Carneiro F, Hruban RH, et al (eds) : WHO Classification of Tumours of the Digestive System, 4th ed.

2010, 160-165, IARC Press, Lyon
21) Crohn BB, Rosenberg H：The sigmoidscopic picture of chronic ulcerative colitis（non-specific）. Am J Med Sci　1925；170：220-228
22) Eaden JA, Abrams KR, Mayberry JF：The risk of colorectal cancer in ulcerative colitis：a meta-analysis. Gut　2001；48：526-535
23) 味岡洋一，渡辺英伸，須田和敬，他：病理学的診断（2）Dysplasia，癌の生検診断のプロセス．早期大腸癌　2005；9：63-71
24) Blackstone MO, Riddell RH, Rogers BHG, et al：Dysplasia-associated lesion or mass（DALM）detected by colonoscopy in long-standing ulcerative colotis：an indication for colectomy. Gastroenterology　1981；80：366-374
25) Kornbluth A, Sachar DB：Ulcerative colitis practice guidelines in adults. American College of Gastroenterology, Practice Parameters Committee. Am J Gastroenterol　1997；92：204-211
26) 岩男　泰，下田将之，杉野吉則，他：内視鏡検査からみたcolitic cancerの初期病変：拡大内視鏡を中心に．胃と腸　2014；49：1464-1478
27) Matsumoto T, Moriyama T, Yao T, et al：Autofluorescence imaging colonoscopy for the diagnosis of dysplasia in ulcerative colitis. Inflamm Bowel Dis　2007；13：640-641
28) Wong NA, Harrison DJ：Colorectal neoplasia in ulcerative colitis：recent advances. Histopathology　2001；39：221-234

〈火野坂淳，向笠道太，鶴田　修〉

2 大腸ポリープの疫学

Essence

- 大腸腺腫と大腸癌のリスク因子の類似点と相違点を述べた．性，飲酒，コーヒー摂取などは比較的類似していた．
- 大腸腺腫と大腸癌について喫煙による影響の違いについて考察した．
- 疫学的データから腺腫が自然消失する可能性があることを述べた．
- 腺腫と癌のミッシングリンクについてレングス・バイアスで説明できる可能性を述べた．

はじめに

大腸ポリープには腺腫や過誤腫性ポリープ，過形成性ポリープ，炎症性ポリープなどいろいろな種類があるが，それらの疫学的特徴は異なるため，本稿では大腸腺腫の疫学について述べる．

大腸腺腫は，組織学的に早期癌は腺腫の中に認めることが多いこと，APC遺伝子やk-ras遺伝子は腺腫と癌の両方に認めることが多いこと，腺腫と癌の発生頻度やリスク因子は類似すること，などより大腸癌の前癌病変（adenoma-carcinoma sequence）と考えられている．しかし，大腸腺腫と大腸癌のリスク因子には，微妙に異なる点がみられる．この微妙な差やadenoma-carcinoma sequenceの問題点などについて，疫学的な考え方を紹介する．

I．大腸癌のリスク因子

癌のリスク因子として，年齢，性と遺伝的因子，環境因子がある．大腸癌は，年齢では高齢者ほどリスクは上昇する．罹患率は50歳代くらいから上昇し，高齢になるほど高くなる．性差では罹患率，死亡率ともに男性のほうが女性の約2倍と高く，結腸癌より直腸癌でその差は大きい傾向がみられる[参考URL1]．大腸癌罹患率，死亡率の年次推移は，男女とも1990年代前半までは増加し，その後は横ばいからわずかに減少傾向を示している．

遺伝的因子として，著明に大腸癌のリスクを高めるものには，家族性大腸腺腫症とリンチ症候群がある．それ以外にもPeutz-Jeghers症候群や若年性ポリポーシス症候群においても遺伝的因子として大腸癌のリスクを高め，また，いくつかの遺伝子多型においても大腸癌のリスクを高めることが知られている．

環境因子としては，飲酒，喫煙，食事，運動がある．これら生活習慣と発癌の関係については，世界中から多くの疫学研究が論文報告されている．それらの論文を大規模にレビューした報告書が世界癌研究基金＆アメリカ癌研究財団（WCRF & AICR）により10年ごとにまとめられている[1]．2007年に出された報告書によると，大腸癌の発生に影響を与える環境因子（表）として，「確実（convincing）」とされる促進因子は，男性の飲酒過多，赤身肉（牛肉・豚肉・羊肉）・加工肉（ベーコン，ハム，ソーセージ

表 大腸癌の発生に影響を与える環境因子

促進因子	抑制因子
■ Convincing（確実） 飲酒（男性），赤身肉・加工肉 肥満，腹部肥満，高身長	身体活動（結腸癌のみ）
■ Probable（可能性大） 飲酒（女性）	食物繊維を含む食品 ニンニク，牛乳，カルシウム

（Food, Nutrition and the Prevention of Cancer : a global prospective, 世界癌研究基金＆アメリカ癌研究財団　2007）

など）の過剰摂取，肥満，腹部肥満，高身長，抑制因子として身体活動（結腸癌のみ）があげられている．「可能性大（probable）」とされる促進因子として女性の飲酒過多，抑制因子として食物繊維を多く含む食品，ニンニク，牛乳，カルシウムがあげられている．

コーヒーに関しては，本邦の二つのコホート研究において，コーヒー摂取は結腸癌リスクを減少することが報告されている．

喫煙に関しては，国際がん研究機構（IARC）の2009年の評価により，大腸癌の確実な促進要因とされているが，そのリスク上昇は肺癌や咽頭癌に比べると比較的軽度である．

II．大腸腺腫のリスク因子

大腸腺腫の多くは臨床症状を呈さず，大腸内視鏡検査を実施しなければその存在を把握できないため，一般集団における罹患状況の把握は困難である．無症状を対象としたドックでの大腸内視鏡検査の結果は，セルフ・セレクション・バイアス（p.26 MEMOを参照）の発生する可能性はあるが，一般集団の大腸腺腫罹患状況に比較的近いと考えられる．佐藤ら[2]は，健診センターでの初回大腸内視鏡検査受検者16,647人のデータを報告している．大腸腺腫の頻度は，女性に比して男性で2.5倍程度と，大腸癌と同様の傾向が認められるものの，年齢別では30歳代の男性11％，女性5％，40歳代の男性14％，女性6％，50歳代の男性18％，女性7％，60歳代の男性19％，女性10％，70歳代の男性18％，女性11％と，大腸癌より若年から発生を認め，大腸癌ほど急峻な増加は認められなかった．本報告では肥満での腺腫頻度が高く，これは大腸癌と同様の傾向であった．

コーヒーに関しては，症例対照研究やコホート研究において腺腫の発生を抑制する可能性が示されている．

飲酒に関しても，腺腫の発生と飲酒との関係は明らかな正の相関が多数報告されている．

喫煙に関しては，いくつもの研究において大腸癌より腺腫でより強い相関が認められ，これは，以前よりadenoma-carcinoma sequenceのパラドックスとして知られている[3]．このパラドックスは，肥満や飲酒，コーヒーなどは腺腫と癌でほぼ同様の影響を示すのに対して，喫煙は腺腫では強く促進するのに対して，大腸癌では促進するもののその相対危険度は比較的低いことを指している．その理由として，腺腫を標的とした疫学研究の対照（control）は腺腫をもたない集団であるのに対して，癌を標的とした疫学研究の対照は腺腫をもっているかもしれない一般集団であることが考えられている．肥満や飲酒，コーヒーは腺腫と癌の発生の両方に影響があるため，腺腫，癌の疫学研究の両方で差が認められるのに対して，喫煙は腺腫からの発癌にはあまり影響せず，腺腫の発生にのみ影響が強いため，腺腫の疫学研究では差を認め

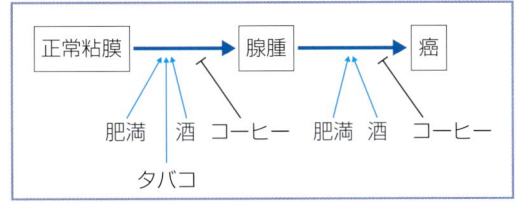

図1 adenoma-carcinoma sequence と
環境因子の仮説

やすいが、癌の疫学研究では差が出にくいとの仮説が提唱されている（図1）．

III．腺腫は消えるのか

大腸腺腫は摘除しても，その数年後に大腸内視鏡検査を実施すると，摘除した場所とは別のところに，高頻度に新たな腺腫の発生を認める．報告によって異なるが，米国の National Polyp Study[4] では32〜42％に，日本の著者らの臨床試験[5] では46％に新たな腺腫の発生を認めている．このように腺腫が高頻度に発生するにもかかわらず，発生した腺腫が自然消失しないのであれば，年齢とともに，腺腫の個数は急激に増加するはずである．

しかし，石井ら[6] は，腺腫患者の平均腺腫保有数は30歳代で1.4個，50歳代で2.3個，70歳代で2.7個とわずかずつしか増加しないことを報告している．仮に40歳のときに腺腫を1個保有していた患者集団の40％が2年に1個の腺腫を新たに発生すると仮定し，腺腫が消えないのであれば，その患者集団は70歳の時点で少なくとも7個程度の腺腫が発生している計算になる．腺腫の発生は1個ずつではないと思われるので，実際にはさらに多数の腺腫が多発するはずである．実際には高齢者における腺腫数はそれほど多くないことより，腺腫の一部は自然に消失している可能性があると考えることができるかもしれない．家族性大腸腺腫症において，非ステロイド系抗炎症剤であるスリンダクを投与することにより腺腫が縮小や消失する[7] ことも，腺腫が自然に消失する可能性を支持している．

IV．腺腫と癌のミッシングリンク（Missing-link）について

大腸検査において腺腫，腺腫内癌と進行癌は多数見つかるものの，腺腫内癌から進行癌へ移行しつつある病変がほとんど見つかっていなかったため，それをミッシングリンクと称し，進行癌の多くが腺腫内癌から発生するのか否かについて多くの議論があった．このミッシングリンクを説明するために下記のような仮説が考えられた．

① 多くの進行癌は腺腫内癌からではなく，de novo 癌から発生する．
② 腺腫内癌から進行癌への進展は，腺腫や腺腫内癌，進行癌より進行が速いために，発見しにくい．

まだ，最終的な結論は出ていないが，②についてはレングス・バイアス（MEMOを参照）でかなり説明できるかもしれない（図4）．最近は，大腸内視鏡検査件数の増加により，腺腫内癌から進展したと考えられる初期の進行癌も見つかるようになり，上記のミッシングリンクはレングス・バイアスによる影響をみていた可能性が高まっている．

MEMO

バイアスと交絡

　真の値と観察結果の差（誤差）には偶然誤差と系統誤差（広義の偏り）があり，系統誤差は狭義の偏り（バイアス）と交絡に分けられる（図2）．バイアスには大きく分けて選択バイアスと情報バイアス（誤分類）がある．選択バイアスにはレングス・バイアス，リード・タイム・バイアスなどがある．情報バイアスには誤分類や思い出しバイアスなどがある．

癌検診に関係する3つのバイアス

1) リード・タイム・バイアス（lead-time bias，図3）
　症状が発生してから発見されるよりも，症状のない時点に検診で発見される場合のほうが早期に発見されるため，検診により死亡時期に改善がなくても，検診発見癌のほうが，予後が長くみえる．
2) レングス・バイアス（length bias，図4）
　検査をして発見される癌は，進行が遅く経過の長い癌が，進行が速い癌よりもより多く発見される．
3) セルフ・セレクション・バイアス（self-selection bias）
　検診を受けている集団は，日頃健康に気をつけている傾向が高いため，症状で発見される集団と特徴が異なる可能性がある．

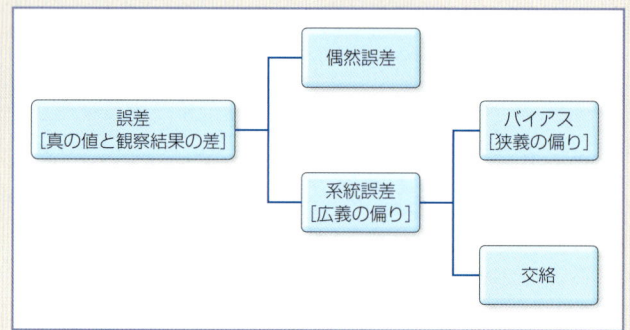

図2　誤差

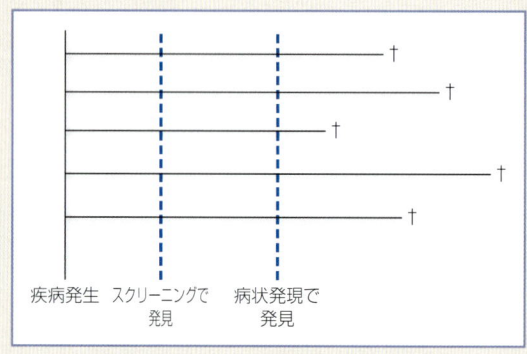

図3　リード・タイム・バイアス

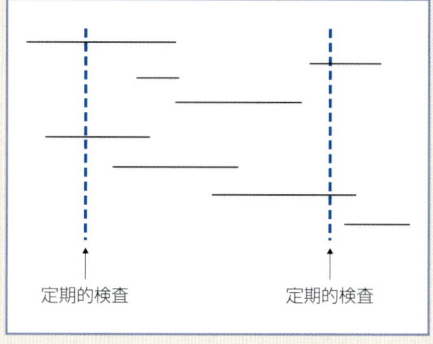

図4　レングス・バイアス

おわりに

　大腸腺腫は，大腸癌予防対策においてきわめて重要な病変であるが，大腸内視鏡検査を実施しなければ診断することができないため，その病態把握には多くのバイアスが発生すると考えられる．大腸腺腫の疫学研究の論文を読む際には，それらのバイアスの関与を十分に考慮しつつ，その知見を理解する必要がある．

文　献

1) World Cancer Research Fund & American Institute for Cnacer Research：Food, nutrition, physical activity, and the prevention of cancer：a global perspective. Washington, 2007
2) 佐藤友美，野崎良一，鎌田智有，他：大腸腺腫発生のリスクの検討—高野病院総合健診センター人間ドックの15年間の検診成績から．人間ドック　2009；24：110-115
3) Terry MB, Neugut AI：Cigarette smoking and the colorectal adenoma-carcinoma sequence：A hypothesis to explain the paradox. Am J Epidemiol　1998；147：903-910
4) Winawer SJ, Zauber AG, O'Brien MJ, et al：Randomized comparison of surveillance intervals after colonoscopic removal of newly diagnosed adenomatous polyps. The National Polyp Study Workgroup. N Engl J Med　1993；328：901-906
5) Ishikawa H, Mutoh M, Suzuki S, et al：The preventive effects of low-dose enteric-coated aspirin tablets on the development of colorectal tumours in Asian patients：a randomised trial. Gut　2014；63：1755-1759
6) 石井敏博，松山まどか，高橋雅子，他：大腸腫瘍の発生と発育に関する検討—大腸腺腫の内視鏡的摘除術の適応と，摘除後の監視．日消集検誌　1995；33：462-468
7) Giardiello FM, Yang VW, Hylind LM, et al：Primary chemoprevention of familial adenomatous polyposis with sulindac. N Engl J Med　2002；346：1054-1059

参考URL（2015年7月現在）

1) 国立がん研究センターがん対策情報センターがん情報サービス
http://ganjoho.jp/professional/statistics/index.html

〈石川秀樹〉

3 大腸ポリープの病理診断

Essence

- 本項では，代表的な大腸ポリープ(良性上皮性腫瘍，腫瘍様病変)の病理組織像を解説する．

はじめに

大腸ポリープの病理組織像を理解するためには，まず正常な大腸の組織像を理解しておく必要がある(図1)．大腸粘膜表面は小腸と異なり絨毛はなく平坦である．平坦な粘膜表面には陰窩と呼ばれる小孔が無数に開いている．陰窩は試験管様の管状単一腺管よりなり，粘膜筋板まで分岐することなく真っすぐ伸びている．陰窩表面は吸収上皮細胞で被覆されその間に杯細胞が分布している．増殖帯は陰窩底部にみられ，核分裂をしばしば認める．パネート細胞は通常小腸に存在するが，回盲部でも生理的に少数存在する．本項では各論として良性上皮性腫瘍，腫瘍様病変の病理組織像について記述する．

I. 良性上皮性腫瘍 —腺腫(adenoma)

大腸癌取扱い規約(第8版)では[1]，腺腫を形態的特徴から管状腺腫(tubular adenoma)(図2)，絨毛腺腫(villous adenoma)(図3)，管状絨毛腺腫(tubulovillous adenoma)(図4)，鋸歯状腺腫(traditional serrated adenoma；TSA)の四つに分けている．前三者は，絨毛成分の占める割合によって分類されることが通例であり[2,3]，絨毛成分が25％以下で管状腺腫，75％以上で絨毛腺腫，その中間を管状絨毛腺腫としばしば定義するが，その診断基準は病理医によって多様であり統一された決まりはない．

腺腫は種々の構造異型，細胞異型を示し，そ

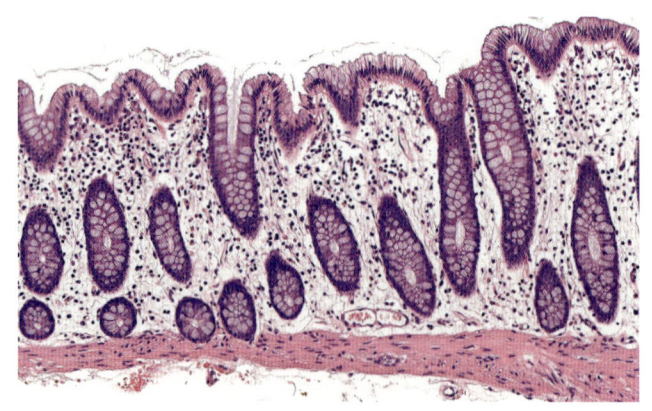

図1 正常な大腸粘膜の組織像

3 大腸ポリープの病理診断

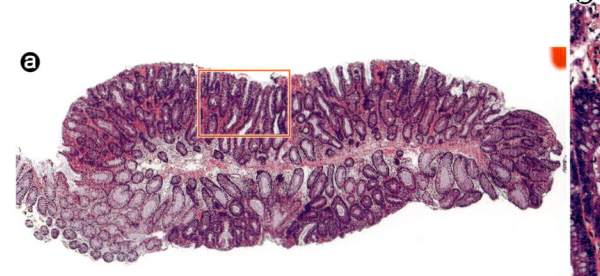
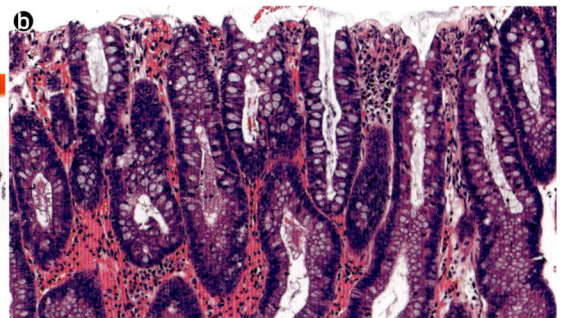

図2　管状腺腫の組織像
a：弱拡大．正常の大腸腺管を模倣した管状構造を呈する．
b：強拡大．正常核が小型類円形であるのに対して紡錘形である．核は基底膜側に整然と並んでおり極性は保たれている．

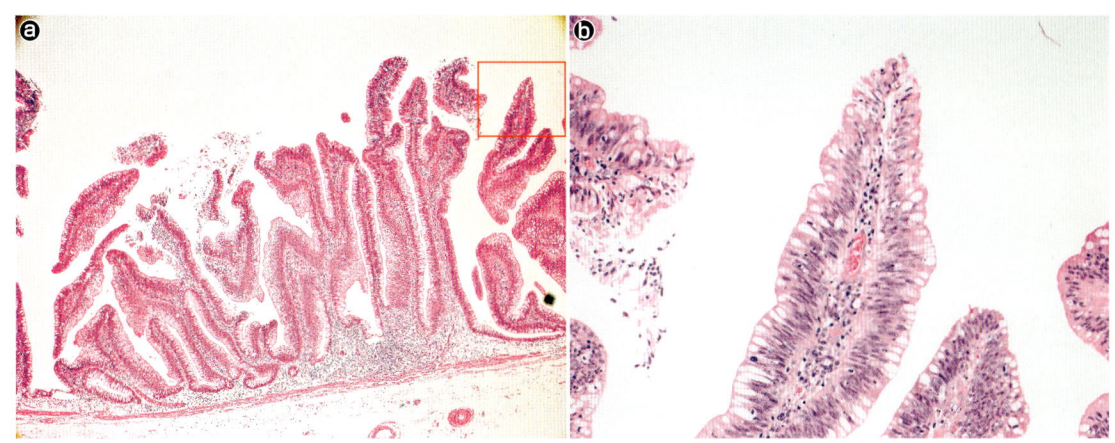

図3　絨毛腺腫の組織像
a：弱拡大．狭い間質を軸にした絨毛構造を呈する．
b：強拡大．核の偽重層化を認めるが，基底膜側にほぼ位置しており極性は保たれている．

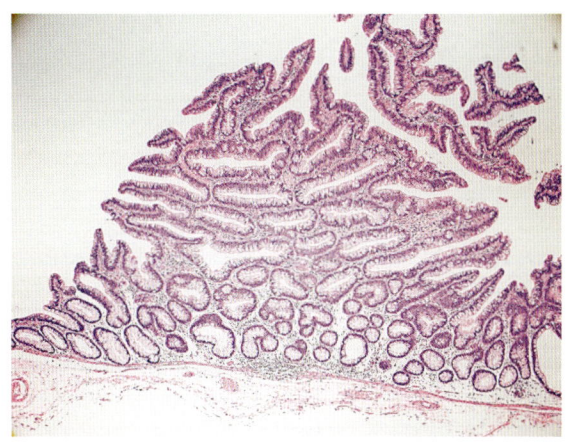

図4　管状絨毛腺腫の組織像
表面は絨毛状，内部は管状構造を呈している．

MEMO
絨毛腫瘍
　絨毛腫瘍の定義については諸説がある．基本的には肉眼所見に基づいた診断名とされており，腫瘍表面が shaggy appearance と表現される絨毛状を呈して水平発育を示すものと解釈される．組織型では絨毛腺腫，管状絨毛腺腫を示す．組織学的にみて，腺腫の形態を示しながら粘膜下層へ浸潤し，全体として腺癌といわざるをえない症例が存在する．このようなことから絨毛腺腫とするより絨毛腫瘍として一括したほうが，腫瘍の生物学的特性を反映していると考えられる[2]．

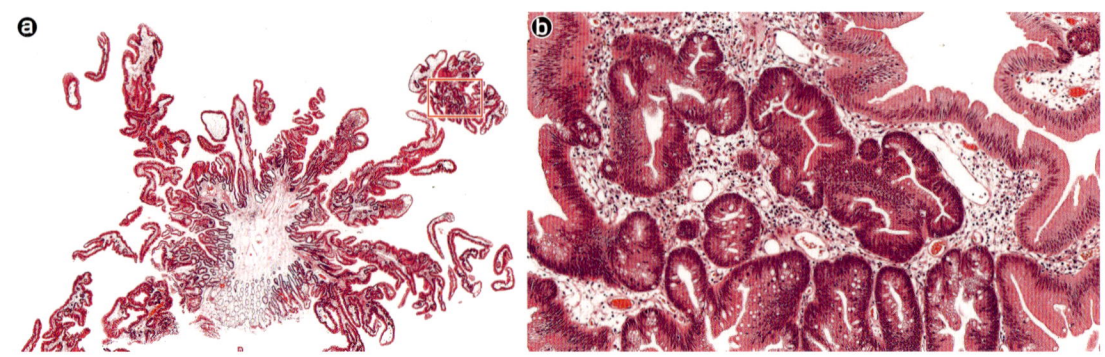

図5 鋸歯状腺腫の組織像
a：弱拡大．
b：強拡大．核異型は軽度で，好酸性の細胞質を有した鋸歯状腺管を認める．
芽出像（tumor budding）を認める．

の異型度によって低異型度腺腫（low grade adenoma，従来の mild および moderate atypia に相当）と高異型度腺腫（high grade adenoma，従来の severe atypia に相当）に分けられる[1]．

鋸歯状腺腫（図5）は，後述する過形成性ポリープや sessile serrated adenoma / polyp（SSA/P）と同様に鋸歯状構造を特徴とするが，明らかな腺腫としての異型を有しており，核の腫大や偽重層化，杯細胞の減少，好酸性の細胞質などを示す．上記のような所見が明らかな場合，鋸歯状病変の鑑別は困難ではないと考えられるが，実際には SSA/P に非常に類似した組織構築を呈し，かつ上皮が腫瘍性異型を呈する病変など相互に鑑別に迷う症例が存在す

る．また，しばしば各鋸歯状病変や通常型の腺腫はさまざまな組み合わせで同一病変内に併存する[4]．

II．腫瘍様病変

1. 過形成結節（hyperplastic nodule）

過形成性ポリープに類似するが，上皮の鋸歯状構造を欠く病変である．

2. 過形成性ポリープ（hyperplastic polyp）（図7）

腫瘍性異型のない上皮の過形成により生じるポリープで，一般に 5 mm 以下の小さな扁平隆起を示し，色調は蒼白である．高齢者ではもっ

MEMO

管状構造と絨毛構造

管状構造は，縦断面で見ると筒型であり（図6a），横断面で見ると円形の形態で，内部は陰窩であり消化管内腔と通じている．核は円の外側に位置する（図6b）．

絨毛構造は，縦断面で見ると樹枝状，棒状であり（図6c），横断面で見ると円形の形態で，内部は間質である．核は円の内側に位置する（図6d）．

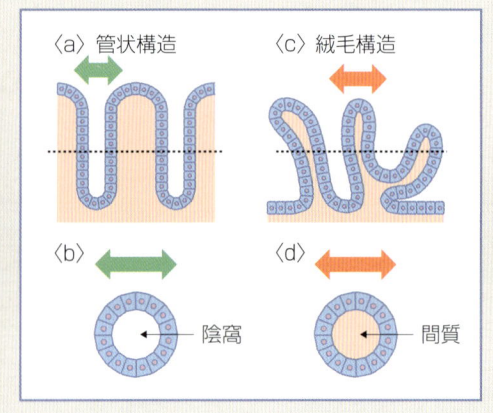

図6 上段（a, c）が縦断面，
下段（b, d）が破線部の横断面．

3 大腸ポリープの病理診断

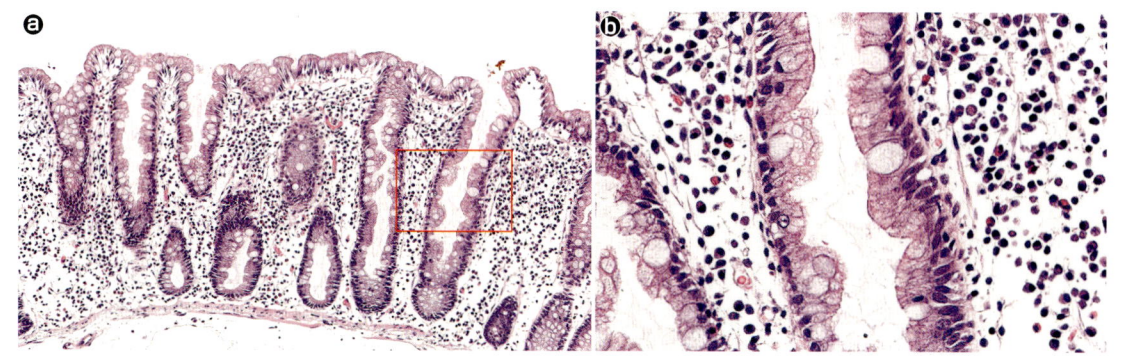

図7　過形成性ポリープの組織像
a：弱拡大．鋸歯状構造は腺管表層に目立つ．
b：強拡大．鋸歯状を呈する異型性のない大腸粘膜上皮の過形成．

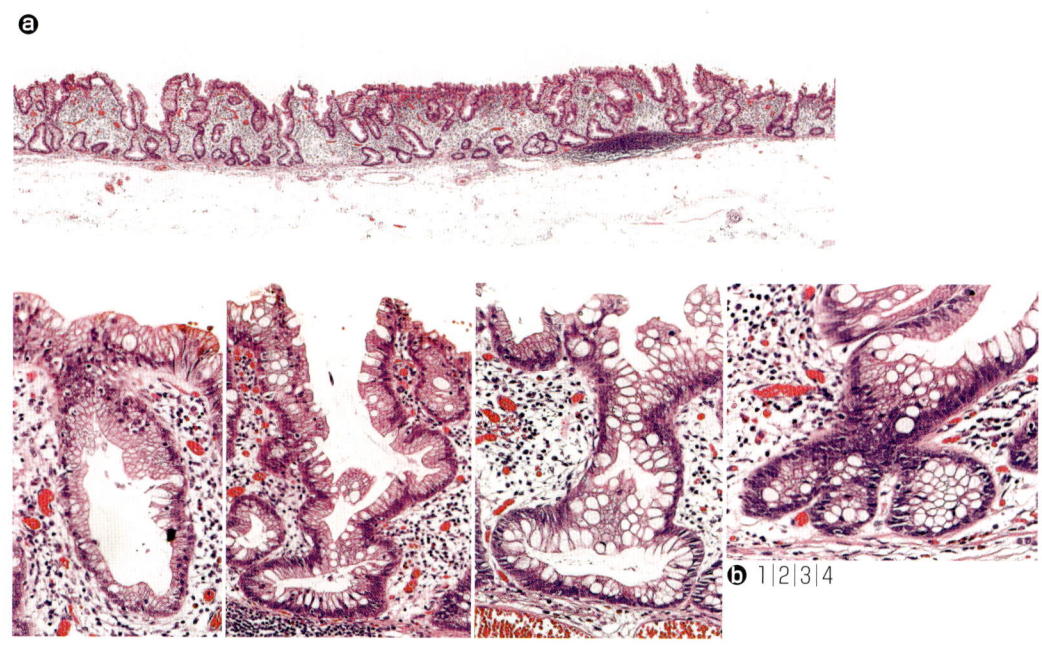

図8　SSA/Pの組織像
a：弱拡大．腺管の鋸歯状変化は腺管深部にまで及ぶ．
b：強拡大．b1：陰窩の拡張，b2：L型腺管，b3：逆T字腺管，b4：陰窩の不規則分岐

とも発生頻度の高いポリープで下部大腸に好発する[2]．既存の腺管が延長し，鋸歯状を呈するのが特徴である．増殖帯は正常腺管と同様に陰窩底部にみられる．増殖帯では腺管は比較的直線的であるが，それより表層の腺管は鋸歯状を呈する[5]．

3. SSA/P（図8）

近年，SSA/Pは大腸癌の前駆病変として注目され，マイクロサテライト不安定性を示すことを特徴とする[6]．大腸癌研究会ではプロジェクト研究の結果，①陰窩の拡張，②陰窩の不規則分岐，③陰窩底部の水平方向への変形(逆T字，L字型陰窩の出現)の3項目のうち，2項目以上を病変の10％以上の領域に認めるもの

MEMO
鋸歯状構造とは？
　鋸歯状腺管（図9a）とは，字のごとく，のこぎりのギザギザした歯の形状（図9b）に類似した腺管構造を意味する．

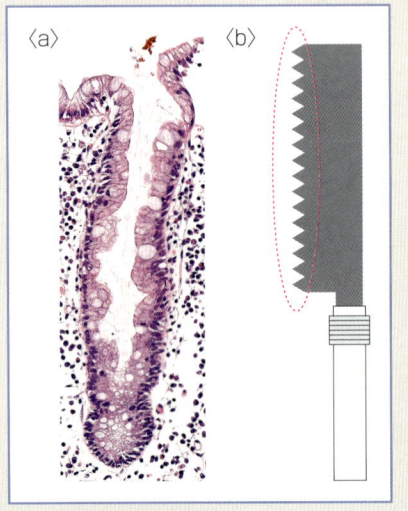

図9　a：鋸歯状腺管　b：のこぎり

をSSA/Pとする診断基準を採用している[1]．
　なお，遺伝子解析の結果から，SSA/Pは腫瘍に分類すべきであるとの意見もあるが，本稿では現行の大腸癌取扱い規約[1]に準拠して腫瘍様病変として扱っている．

4. 若年性ポリープ（juvenile polyp）（図11）

　3〜5歳にピークを有する若年者に多く発生するポリープであるが，約1/3は成人にもみられる．直腸にもっとも多く，左側結腸，右側結腸の順にみられる．有茎の形態を呈することが多く，表面にはびらんを伴いやすい．異型のない腺管が嚢胞状に拡張し，間質は浮腫性で血管拡張や炎症細胞浸潤を認める．血管拡張を反映し，赤色調を呈することが多い．悪性化は通常認めない[2]．後述のPeutz-Jeghers型ポリープと違い，粘膜筋板に連続した平滑筋の増生を認めない．

5. Peutz-Jeghers型ポリープ（Peutz-Jeghers type polyp）（図12）

　Peutz-Jeghers型ポリープはPeutz-Jeghers

MEMO
断面による腺管形状の違い
　すべての標本がうまく縦断された割面とは限らない．当然のことながら縦断面で試験管状にみられた正常腺管は，横断されるとちくわ状の模様に見える（図10a）．鋸歯状を示す過形成性ポリープが横断されると，星芒状に見える（図10b）．標本の割面がどの方向で切り出されたのか判断し，腺管の立体的なイメージを想像することが必要である．

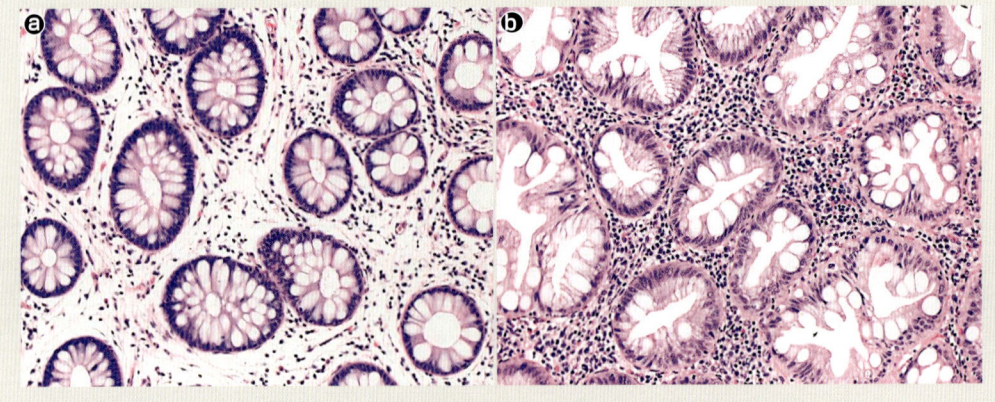

図10　a：横断された正常大腸腺管．　b：横断された過形成性ポリープ．

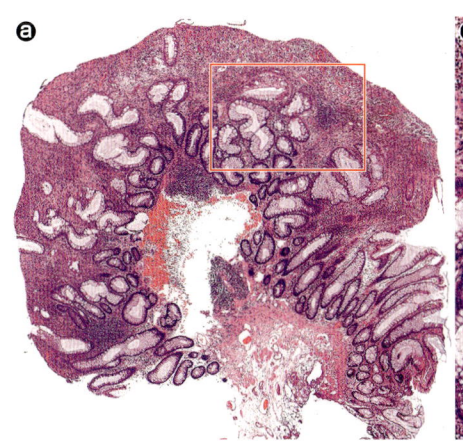

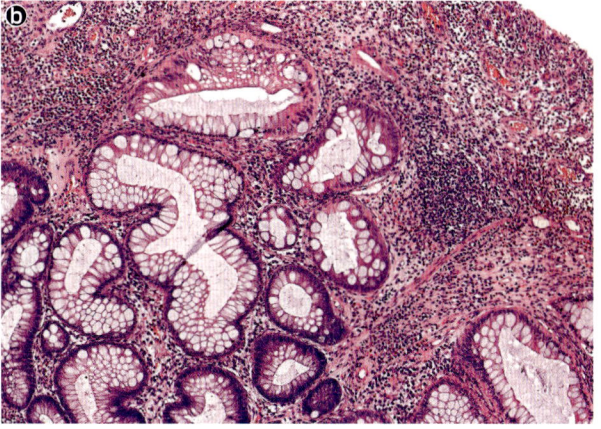

図11　若年性ポリープの組織像
a：弱拡大．表面はびらん状．
b：強拡大．異型のない腺管が嚢胞状に拡張している．間質に炎症細胞浸潤を認める．

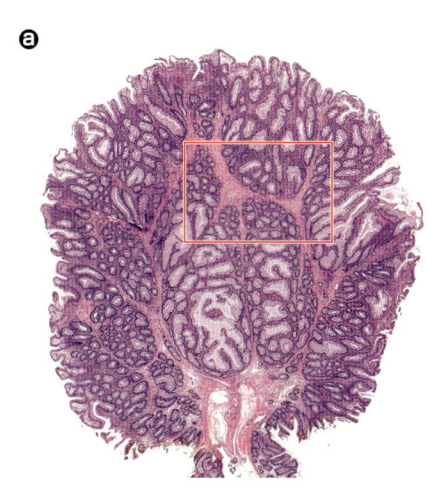

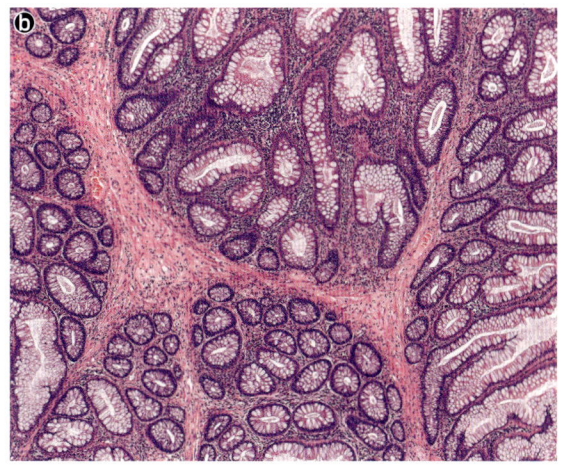

図12　Peutz-Jeghers型ポリープの組織像
a：弱拡大．粘膜筋板から連続する樹枝状に伸びた平滑筋を軸にして腺管の増生を認める．
b：強拡大．増生している腺管は異型のない過形成腺管．

syndromeで形成されるポリープと組織学的に同義である．過形成を示す腺管増生と粘膜筋板の樹枝状増生からなり，過誤腫性といわれている[2]．

6. 炎症性ポリープ（inflammatory polyp）

潰瘍性大腸炎，結核，Crohn病など，種々の炎症性疾患に生じる非腫瘍性ポリープでその形態からmucosal tag/mucosal bridgeと称されることもある[2]．

7. 良性リンパ濾胞性ポリープ（benign lymphoid polyp）

粘膜および粘膜下におけるリンパ濾胞の腫大からなるポリープで，胚中心が明瞭である．時には濾胞性リンパ腫やMALT（mucosa-associated lymphoid tissue）型リンパ腫との鑑別が問題になる[2]．

8. 肉芽腫性ポリープ（granulomatous polyp）

肉芽腫性ポリープは被覆上皮を有さない肉芽組織からなるポリープで，小血管増生と線維芽細胞の増生からなる[2]．

9. Colonic muco-submucosal elongated polyp（CMSEP）

細長いひも状のポリープで，正常腺管の下に浮腫状の粘膜下組織による線維化や血管拡張をみる[2]．

10. Cap polyposis

Cap polyposis は，Williams ら[7]によって報告された大腸の炎症性疾患で直腸からS状結腸に隆起性病変が多発する．非腫瘍性過形成腺管からなるポリープの頂部に炎症状滲出物と肉芽形成をみる[2]．

おわりに

"大腸ポリープ"と一言でいってしまえば大変シンプルに聞こえるが，その実際は多岐にわたる．本項では紙面の許す範囲でできるかぎり多くの"大腸ポリープ"の病理像について紹介した．"大腸ポリープ"の診療に従事している方々の診療の一助になれば幸いである．

文　献

1) 大腸癌研究会 編：大腸癌取扱い規約（第8版）．2013，金原出版，東京
2) 藤盛孝博：消化管の病理学．2004，136-140，医学書院，東京
3) 中村眞一 編：消化管病理標本の読み方（改訂2版）．2008，147-165，203-212，日本メディカルセンター，東京
4) 伴　慎一，佐藤英章，藤盛孝博：鋸歯状病変の病理．大腸疾患 NOW 2010 特別号《大腸癌取扱い規約》病理診断上の問題点．2010，141-150，日本メディカルセンター，東京
5) 八尾隆史，藤盛孝博 編：腫瘍病理鑑別診断アトラス　大腸癌．2011，112-125，文光堂，東京
6) Snover DC, Ahnen DJ, Burt RW, et al：Serrated polyps of the colon and rectum and serrated polyposis. Bosman FT, Carnerio F, Hruban RH, et al（eds）：WHO Classification of Tumours of the Digestive System（4th ed）．2010，160-165，IARC Press, Lyon
7) Williams GT, et al：Inflammatory 'cap' polyps of the large intestine. Br J Surg　1985；72：S133

（河野孝一朗，八隅秀二郎，市川一仁，藤盛孝博）

4 大腸ポリープの病態
― 局在と形態から考える

Essence

- 右側の大腸癌は左側の大腸癌の減少により，相対的に増加している．全大腸内視鏡が普及する一方，内視鏡介入による右側の大腸癌の予防効果が低い．
- 内視鏡検査後3〜5年以内に発見される浸潤癌（Interval cancer）は，右側に多い．Interval cancer の危険因子として大腸癌家族歴，多数の腺腫，advanced neoplasia の発見既往，予防因子として内視鏡医の検査の質が挙げられている．
- 大腸癌の前駆病変といわれる advanced neoplasia の特徴は，ポリープ型が75％，LSTが17％を占め，LSTや陥凹型の8割が右側結腸に局在していた．陥凹型は1.4％を占めるにすぎないが，発見時の癌化率が8割を占めた．

はじめに

大腸癌の局在が右側に変化しているという報告がある[1]．しかし実際は，左側の大腸癌の減少により右側の大腸癌の割合が相対的に増えているのが真実らしい．大腸癌の発生は，大腸内視鏡の介入により大腸腺腫を中心とした腫瘍を切除することで，大腸癌が抑制できることがほぼ確実になった[2]．その一方で，一般的に内視鏡介入において，右側の大腸癌予防効果が低いことも証明された[3]．われわれ内視鏡医は，どのような病変に気をつけることで，効率よく大腸癌を予防できるのであろうか．その視点で本稿では，大腸腺腫の局在，形態を中心に述べる．

I．大腸癌の局在の変化

日本の大腸癌の発生頻度は，現在ほぼ水平の状態である[4]．sessile serrated adenoma/polyp（SSA/P）の概念や側方発育型腫瘍（LST）の認識に伴い，右側結腸の癌が注目されている．

その中で右側結腸の癌が増えているのであろうか．Lieberman ら[5]は，内視鏡介入の状態により見かけ上そのような現象がみられるのでは，と137万件大腸内視鏡検査結果の検討から推察している．すなわち，大腸内視鏡による全大腸の検索が初回検査受診者に拡がったこと，さらに検索が高齢者に拡がったことで10年前に比べ，大腸癌の右側の割合が増えた[5]．日本の報告でも，1996年の報告であるが，Ikeda らが1975〜1994年の大腸癌罹患の推移を比較し，高齢者の女性において右側結腸の大腸癌が増えているが，高齢者男性や69歳以下では，部位の変化はないと報告している[6]．日本でも内視鏡検査の介入の影響，検査の普及の影響などを考慮する必要があり，右側の大腸癌が真に増加していると結論づけるのは早計であろう．

II．年代による大腸腺腫の分布変化

大腸癌のおもな前駆病変と考えられる大腸腺腫の年代分布はどうであろうか．Park らの韓

国の報告では，1996～2005年の10年間で右側の割合は，患者単位で48.5％から66.3％に増加，腺腫数単位で48.9％から62.3％に増加，すなわち右側の腺腫が増加していた[7]．同様の報告が香港からも報告されている[8]．これらは，検査年齢，検査理由，検査の質の変化などの影響もあり，真であるかの判断はできないが，食生活などの変化の影響も考えられ，重要な知見であろう．先のLiebermanらのような莫大な数を対象として検討するか，年齢を考慮した無症状・初回検査群の年代別の比較が必要と考える．

Ⅲ．年齢による腺腫の局在の変化

Yamaji, Mitsushimaらは，無症状検診者に対し2回の内視鏡検査で腺腫がないと診断された低危険群のサーベイランスにおいて，年齢が増加するとともに腺腫は増加し，より右側結腸が増加したことを報告した[9]．Chiuらも，台湾において無症状検診者の集計で，年齢が増加するとともに，同様の結果であったと報告した[10]．

これらの研究は，無症状・初回検査群を年齢，性で比較した偏りの少ない研究であり，日本人を含めたアジア人において，年齢増加とともに，より右側の腺腫が増加するのは真実であろう．

Ⅳ．大腸腺腫の局在；右側と左側の関係

検診においても，S状結腸内視鏡で腺腫が発見された場合のみ全大腸内視鏡を推奨するのは不備があるという意見がある．

腺腫でいえば，右側結腸に局在する腺腫の2/3で左側に腺腫が存在しないこと，advanced neoplasiaでいえば，右側結腸に局在するadvanced neoplasiaの半分で左側に腺腫が存在しないことが報告されているからである[10), 11)]．advanced neoplasiaは，10mm以上の腺腫，high grade dysplasia（粘膜癌を含む），villous histologyまたは，invasive cancerと定義されている．advanced neoplasiaは欧米において大腸腫瘍の中で，治療するべきリスクの高い腫瘍カテゴリーとして汎用されている．

以上の事実は，効率性の面からS状結腸内視鏡検診を広く5年おきに導入し，まず大腸癌死亡抑制に一定の効果を上げようとする英国に対して，10年に1回の全大腸内視鏡検診を導入し，網羅的に大腸癌死亡抑制を目指す米国との考え方の違いの根拠となる．

Ⅴ．Interval cancerの特徴

大腸内視鏡検査後3～5年以内に発見される大腸癌をInterval cancerと呼ぶ．内視鏡検査を受けた12万人の医療記録の検討では，Interval cancerは大腸癌の6％を占めると推定された．その特徴は，右側に多いこと，家族歴があることが挙げられる[12]．さらにLiebermanらによると，大腸内視鏡検査において多数の腺腫やadvanced neoplasiaの発見がその後のInterval cancer発症の危険因子に挙げられている[13]．一方，腺腫発見率（adenoma detection rate；ADR）が高い内視鏡医ほどInterval cancerの発現が少ないという報告が複数あり，内視鏡医の質が問われることとなった[14, 15]．

Ⅵ．大腸腫瘍の局在と分布

Interval cancerが右側に多いこと，内視鏡検査後に発見される腺腫が右側に増加する傾向があるという知見を踏まえ，改めて大腸腺腫の形態と局在を理解することはとても重要なことと考える．

加来，筆者らは，無症状または一過性の症状でかつ便潜血精査を除く大腸内視鏡を初めて受けた4,910例（男性2,116例，女性2,794例）に発見されるadvanced neoplasiaの特徴を検討した[16]．年代構成比率は標準人口比とほぼ同等であり，その中でADRは男性40.5％，女性30.4％と高く，質の高い検査を担保していると

表1 研究対象者の背景

	男性 n	男性 %	女性 n	女性 %	合計 n	合計 %
対象者数	2116		2794		4910	
年齢分布						
40～49	534		591		1125	
50～59	648		902		1550	
60～69	598		775		1373	
70～79	336		526		862	
腫瘍発見人数	857	40.5%	848	30.4%	1705	34.7%
Advanced neoplasia 発見人数	168	7.9%	131	4.7%	299	6.1%
Advanced adenoma						
Adenoma ≥ 10 mm	75	3.5%	50	1.8%	125	2.5%
Villous adenoma	38	1.8%	35	1.3%	73	1.5%
High-grade dysplasia	45	2.1%	31	1.1%	76	1.5%
Invasive cancer						
T1	10	0.5%	11	0.4%	21	0.4%
≥ T2	0	0.0%	4	0.1%	4	0.1%

〔Kaku E, Oda Y, et al：Clin Gastroenterol Hepatol　2011；9：503-508[16] より引用〕

表2 Advanced neoplasia 年齢層別発生頻度

Advanced neoplasia 発見人数	男性 n	男性 %	女性 n	女性 %	合計 n	合計 %
年齢層						
40～49	17	3.2	10	1.7	27	2.4
50～59	50	7.7	43	4.8	93	6.0
60～69	58	9.7	37	4.8	95	6.9
70～79	43	12.8	41	7.8	84	9.7
Total	168	7.9	131	4.7	299	6.1

〔Kaku E, Oda Y, et al：Clin Gastroenterol Hepatol　2011；9：503-508[16] より引用〕

考えている．かつ advanced neoplasia の頻度は男性 7.9％，女性 4.7％，浸潤癌発見率が男性 0.5％，女性 0.5％と average risk の集団であるといえる．そのような集団の中で advanced neoplasia の発生は 50 歳台から急に増加することがうかがえる（表 1，2）．

発見された advanced neoplasia の形態からみた特徴を，ポリープ型，平坦型，陥凹型，LST-G，LST-NG に分けて検討した（図 1，表 3）．本論文では，10 mm 以上の平坦型のうち，腫瘍辺縁に偽足様所見をもつものを LST-NG に分類した．10 mm 以上でポリープが集簇したものを LST-G とした．

形態の評価のため，advanced neoplasia の中の腺腫，SM 癌までを対象とした．形態別の割合は，75％がポリープ型で圧倒的に多いが，LST が 17％を占め，陥凹型も 1.4％を占めた．陥凹型の 40％が SM 癌を占め，陥凹型は頻度が低いものの悪性度が高いという既報告と同様の結果であった．局在では，ポリープ型がその 55％を左側結腸に占めるのに対し，陥凹型，LST-G，LST-NG はそれぞれ 80％，84％，76％を右側結腸に占めた．通常の感覚よりも分布が大きく偏る結果になったのは，無症状者で

a, b：平坦型

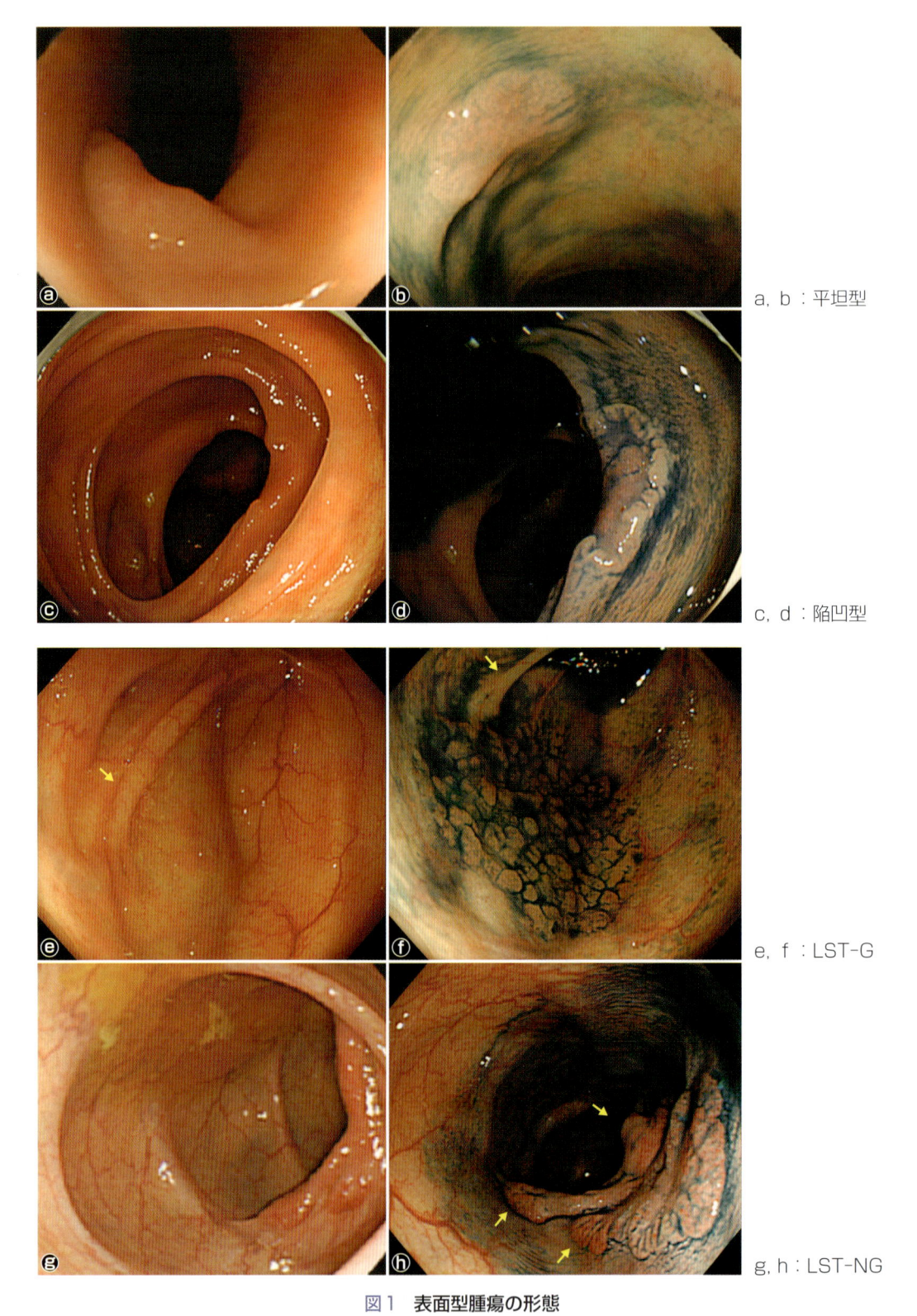

c, d：陥凹型

e, f：LST-G

g, h：LST-NG

図1　表面型腫瘍の形態

〔Kaku E, Oda Y, et al：Clin Gastroenterol Hepatol　2011；9：503-508[16] より引用〕

表3 肉眼型に基づいた大腸腫瘍の特徴

	ポリープ型	平坦陥凹型 平坦型	平坦陥凹型 陥凹型	LST LST-G	LST LST-NG
全腫瘍数（肉眼型比率, %）	2,151 (65.8)	1,046 (32.0)	10 (0.3)	25 (0.8)	37 (1.1)
Advanced neoplasia（SM癌まで）の特徴					
数（肉眼型比率, %）	271 (75.3)	22 (6.1)	5 (1.4)	25 (6.9)	37 (10.3)
同一肉眼型別のadvanced neoplasiaの割合, %	12.6	2.1	50	100	100
性比 男：女	174：97	16：6	3：2	6：19	22：15
平均年齢, y	62.5（中央値63）	60.8（中央値59）	75.0（中央値76）	66.0（中央値69）	64.9（中央値64）
平均大きさ, mm	10.7（中央値10）	7.5（中央値7）	9.6（中央値10）	18.4（中央値15）	13.2（中央値12）
組織					
Low-grade dysplasia	187　69.0%	19　86.4%	1　20.0%	17　68.0%	23　62.2%
High-grade dysplasia	70　25.8%	3　13.6%	2　40.0%	6　24.0%	11　29.7%
T1 cancer	14　5.2%	0　0.0%	2　40.0%	2　8.0%	3　8.1%
局在					
盲腸	21　7.7%	3　13.6%	1　20.0%	6　24.0%	5　13.5%
右側	100　36.9%	5　22.7%	3　60.0%	15　60.0%	23　62.2%
左側	90　33.2%	13　59.1%	1　20.0%	2　8.0%	9　24.3%
直腸	60　22.1%	1　4.5%	0　0.0%	2　8.0%	0　0.0%

〔Kaku E, Oda Y, et al：Clin Gastroenterol Hepatol　2011；9：503-508[16] より引用〕

あること，初回検査であること，紹介患者でないことなど健常な一般人口構成に相似させた検討であるからと考える．この結果を一般人口に年齢，男女比を標準化させた場合，形態の比率は，ポリープ型75％，平坦型6.8％，陥凹型1.4％，LST-G 6.8％，LST-NG 11％を占めた．

この検討からは，Invasive cancerの前段階は，ポリープ型が主体と考えられ，全体の3/4を占めた．同時にLST-NGが意外と多く，右側を占める割合も高く，Interval cancerを考えるうえで，陥凹型のみでなく，LST-NGを見逃さないことが重要と考えた．また，最近話題のSSA/Pに関して本論文では，腫瘍という認識がなく検討されていないことを補足する．

おわりに

内視鏡による経過観察に発見される腺腫，大腸癌の特徴，および一般人口に相似させた大腸腫瘍の特徴から，ポリープ型腺腫の治療が大腸癌抑制の3/4を占めるものの陥凹型，LSTといった非ポリープ型が右側結腸に多いというのは，Interval cancerを考慮し，適切な検査間隔を推定するうえで重要な知見であると考える．

文献

1) Rabeneck L, Davila JA, El-Serag HB：Is There a True "shift" to the Right Colon in the Incidence of Colorectal Cancer? Am J Gastroenterol　2003；98：1400-1409

2) Zauber AG, Winawer SJ, O'Brien MJ, et al：Colonoscopic Polypectomy and Long-Term Prevention of Colorectal-Cancer Deaths. N Engl J Med　2012；366：687-696
3) Nishihara R, Wu K, Lochhead P, et al：Long-Term Colorectal-Cancer Incidence and Mortality after Lower Endoscopy. N Engl J Med 2013；369：1095-1105
4) Katanoda K, Hori M, Matsuda T, et al：An updated report on the trends in cancer incidence and mortality in Japan, 1958-2013. Jpn J Clin Oncol　2015；45：390-401
5) Lieberman DA, Williams JL, Holub JL, et al：Colonoscopy utilization and outcomes 2000 to 2011. Gastrointest Endosc　2014；80：133-143
6) Ikeda Y, Koyanagi N, Mori M, et al：Increased Incidence of Proximal Colon Cancer in the Elderly. J Clin Gastroenterol　1996；23：105-108
7) Park SY, Kim BC, Shin SJ, et al：Proximal shift in the distribution of adenomatous polyps in Korea over the past ten years. Hepatogastroenterology　2009；56：677-681
8) Lam TJ, Wong BC, Mulder CJ, et al：Increasing prevalence of advanced colonic polyps in young patients undergoing colonoscopy in a referral academic hospital in Hong Kong. World J Gastroenterol　2007；13：3873-3877
9) Yamaji Y, Mitsushima T, Ikuma H：Right-side shift of colorectal adenomas with aging. Gastrointest Endosc　2006；63：453-458
10) Chiu HM, Wang HP, Lee YC, et al：A prospective study of the frequency and the topographical distribution of colon neoplasia in asymptomatic average-risk Chinese adults as determined by colonoscopic screening. Gastrointest Endosc　2005；61：547-553
11) Imperiale TF, Wagner DR, Ransohoff DF, et al：Risk of advanced proximal neoplasms in asymptomatic adults according to the distal colorectal findings. N Engl J Med　2000；343：169-174
12) Samadder NJ, Curtin K, Tuohy TM, et al：Characteristics of missed or Interval colorectal cancer and patient survival：a population-based study. Gastroenterology　2014；146：950-960
13) Lieberman DA, Weiss DG, Harford WV, et al：Five-year colon surveillance after screening colonoscopy. Gastroenterology　2007；133：1077-1085
14) Corley DA, Jensen CD, Marks AR, et al：Adenoma detection rate and risk of colorectal cancer and death. N Engl J Med　2014；370：1298-1306
15) Kaminski MF, Regula J, Kraszewska E, et al：Quality indicators for colonoscopy and the risk of interval cancer. N Engl J Med 2010；362：1795-1803
16) Kaku E, Oda Y, Murakami Y, et al：Proportion of flat- and depressed-type and laterally spreading tumor among advanced colorectal neoplasia. Clin Gastroenterol Hepatol　2011；9：503-508

（尾田　恭）

第2章

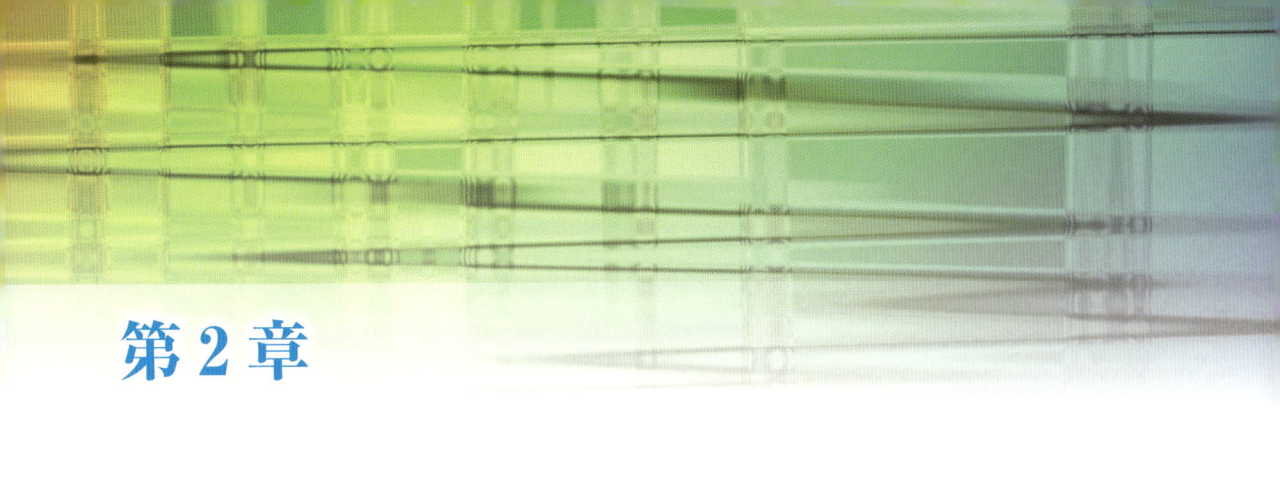

大腸ポリープの発見と鑑別診断

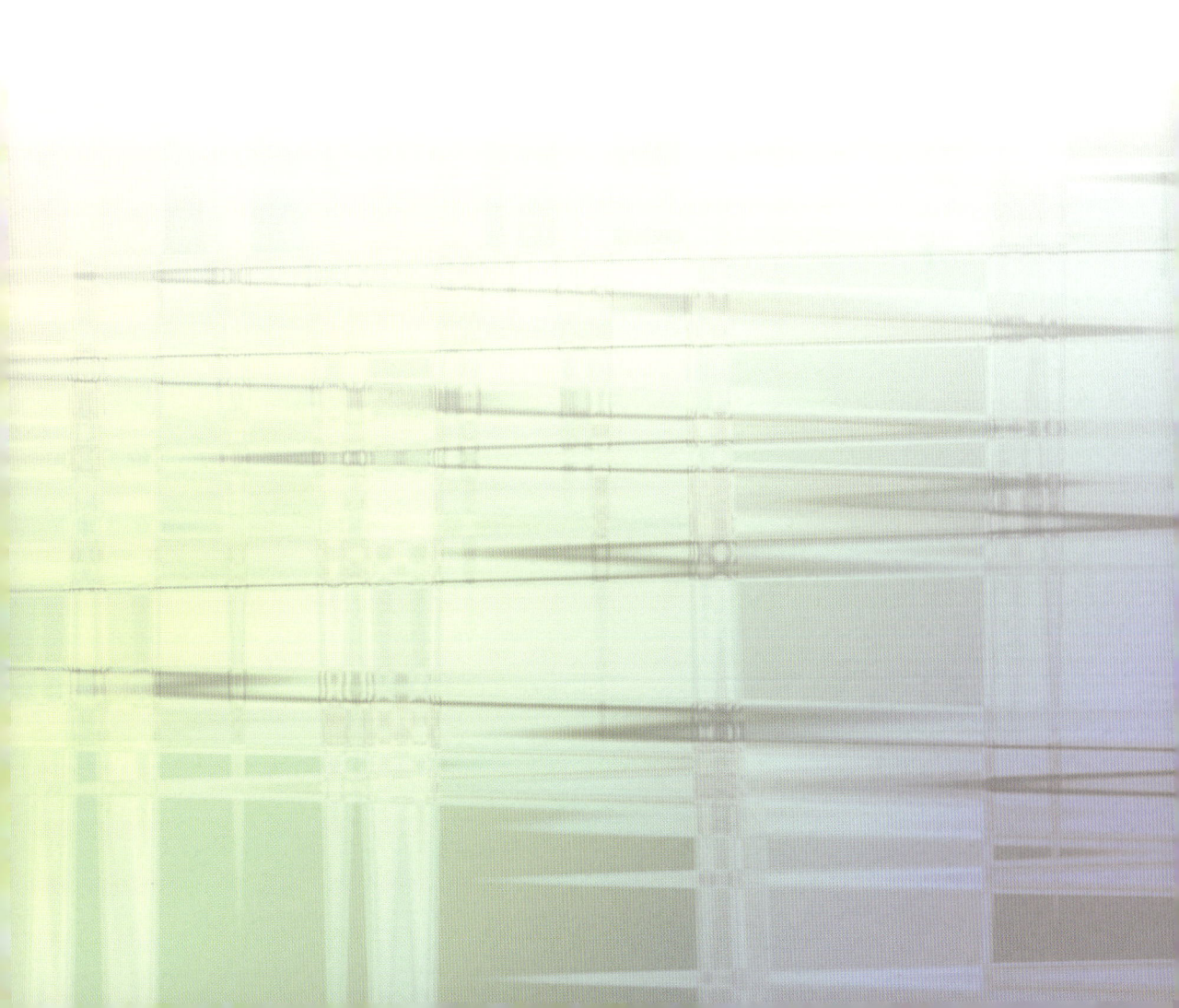

1 大腸ポリープ発見率向上のためのStrategy
① 通常内視鏡検査および新規内視鏡機器，デバイス

Essence

- 大腸腺腫に対する内視鏡的摘除は，大腸癌の発生率およびその死亡率低下につながる．
- 腺腫発見率（adenoma detection rate；ADR）は，大腸内視鏡検査の質をはかるうえで，良い指標である．
- ADR向上のために，隈なく観察できる内視鏡やその関連デバイスが開発されている．

はじめに

大腸腺腫に対する内視鏡的摘除は，大腸癌の発生率およびその死亡率低下を示す研究結果により，大腸癌の有効な二次予防法として位置づけられている[1]．しかし，通常の大腸内視鏡検査はすべての腺腫を発見することが困難で，約25％の腺腫の見逃しがあることが知られている[2,3]．よって，内視鏡検査を行う医師は，質の高い大腸内視鏡検査を提供するという重要な責務を負わなければならない．

大腸内視鏡検査を受けた患者のうち，1個以上の腺腫を発見できた患者の割合（adenoma detection rate；ADR）は，大腸内視鏡検査の質をはかるうえで，良い指標である．欧米における望ましいADRは，症状のない健常男性患者で30％以上，女性患者では20％以上とされており[4,5]，ADRが20％以下だと浸潤癌の見逃しもありうるという報告がある[6]．大腸内視鏡による腺腫の発見率低下に関わる原因として，前処置の程度，ひだ裏や肝・脾彎曲などの"死角"になりうる観察困難な部位の存在（解剖学的理由），検査医の発見能力・集中力・表面型病変の発見意識などが挙げられる．

本稿では，通常内視鏡（通常光）検査におけるADRを向上させるために必要なStrategyを述べていきたい．

I. 前処置

大腸内視鏡検査における前処置は，残渣のない状況を目標とするが，大量の下剤とその内服のコンプライアンスが問題である．現在，本邦では，ニフレック®，ムーベン®，ビジクリア®，モビプレップ®，マグコロール®Pが下剤としておもな前処置に用いられている．粉末を水に溶くものや錠剤などそれらの形状は異なるが，どの薬の選択の場合にも最終的には，1.5～2 *l* 前後の大量の水分としての摂取には変わりはない．欧米では，内服のコンプライアンスが良くないためか，前処置法についての検討は以前からされており，ADRに前処置が大きく影響することが証明されている．一方，本邦においてはADRをアウトカムにした有効な前

処置薬についての前向き試験は少ない.

　前処置が不良な大腸内視鏡検査では，ADRが低いことは当然の結果である．少しでも前処置が良い状態にするためには，医師・看護師・内視鏡技師・薬剤師の配慮が必要である．大腸内視鏡検査の経験がある患者には，過去の下剤の種類や前処置の程度などの診療情報をできるだけ収集してから，前処置のレジメを決めることが望ましい．そのためにも，内視鏡検査レポートには，それらの情報を記載しておくことが勧められる．

Ⅱ．観察困難な部位の存在への対策

1．スコープ反転操作下観察

　直腸内でのスコープ反転は，直腸の管腔径が広いために比較的容易であり，順方向では観察が困難な肛門管およびその近傍の直腸下部の観察に非常に有用な手法である．次に，腸管径が広いのは上行結腸であるが，さらに上行結腸ではひだが深いことが特徴であることから，スコープ反転がもっとも有効である可能性がある（図1）．Hewett らの報告では，連続1,000人において，順方向での上行結腸の十分な観察後，反転すると約10％の腺腫の見逃しが認められた[7]．

　ADR の向上には，上行結腸および直腸でのスコープ反転操作下観察が有効と考えられ，著者らは細径スコープをスクリーニングスコープとして使用しており，上行結腸および直腸でのスコープ反転を可能なかぎり試みている．しかし，スコープ反転の瞬間に生じる患者への不快感は与えてしまうし，すべての症例においてスコープ反転ができるわけではない．観察時間の延長や海外では細径スコープがあまり普及していないことも考えると，スコープ反転操作下観察以外に，ひだを容易に観察できる内視鏡やその関連デバイスの開発が望まれる．

2．広視野角をもつ内視鏡の進歩

1）Wide angle colonoscope

　従来のオリンパス社製（EVIS LUCERA）の大腸内視鏡の視野角は140度であった．また，現行の富士フイルム社製およびペンタックス社製においても同様である．最新のオリンパス社の LUCERA ELITE シリーズに update されると，その視野角は170度に広がった．また，EVIS LUCERA 260 シリーズと同等のスペックとして欧米で販売されていた EXERA Ⅱ 180 シリーズには，すでに170度の視野角の大腸内視鏡がラインナップされ，ひだ裏の観察を容易にすることが期待されていた．しかし，Deenadayalu らの報告[8]では，ADR の data の提示はなかったが，170度の広角内視鏡の back to back 法による腺腫の見逃し率は従来の140度視野角の内視鏡と比べ有意差がなかったことが報告されている．その後も，170度視野角の優位性を示す報告は少なく，優位性を示した

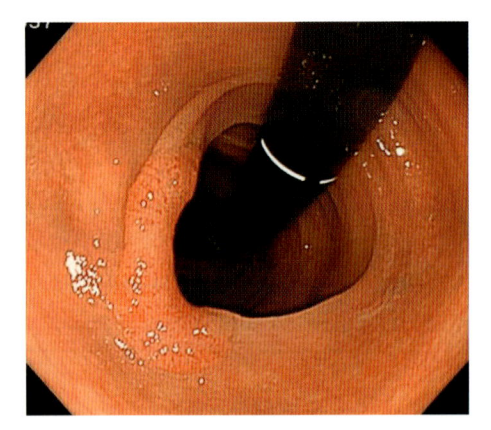

図1　上行結腸でのスコープ反転
LST の全体像が明らかとなった．

> **MEMO**
> **ADR**
> 　大腸内視鏡検査を受けた患者のうち，1個以上の腺腫を発見できた患者の割合．欧米では，症状のない健常男性患者で30％以上，女性患者では20％以上が望ましい ADR とされているが，前処置が良い本邦においては，もう少し高いことが予想される．

Adlerらの試験[9]では，この広視野角に高解像度が加わった最新の大腸内視鏡を評価対象としており，170度と140度の視野角をシンプルに比較した報告ではない．

2）複数のレンズをもつ内視鏡

内視鏡先端に複数のレンズを搭載させることで，広い視野角を得ることを目的とした内視鏡の開発が進んでいる．

① Full Spectrum Endoscopy

通常のレンズに左右側方向に二つのレンズを備えた計三つのレンズが搭載されたFull Spectrum Endoscopy（Fuse®，EndoChoice社）が発表された．3方向からの映像がそれぞれ独立したモニターに映し出されるシステムであり，無作為化比較試験でこの内視鏡システムの大腸腺腫の見逃し率低下が示された[10]．横に広がる三つの独立した画像を同時に見なければならないことは検者への負担が大きいことと，本比較試験において通常内視鏡群の見逃し率が40.8%もあったことを考えると，本内視鏡システムの有効性を示すためには，さらなる検証が必要と考えられる．

② Extra-wide-angle-view colonoscope

従来の140度の直方視レンズに加え，232度の側後方の視野が得られるパノラマレンズをもう一つ内視鏡先端に搭載した広角内視鏡Extra-wide-angle-view colonoscope（オリンパス社）（図2）が同時に開発されている．二つのレンズから得られた画像が一つのモニターに表示されることが特徴である．Full Spectrum Endoscopy同様，観察には慣れが必要と考えられるが，モニターが一つである分，より検者へのストレスが少ないことが考えられる．大腸腺腫の見逃し率低下・病変発見率向上の期待がかかる[11],[12]．現時点でプロト機までの開発であり，今後，内視鏡先端形状や画質のさらなる改良とそれを用いた検証試験の実施が待たれる．

3．内視鏡デバイス

1）内視鏡先端装着アクセサリー

① 透明フード

内視鏡先端に装着する透明フードは，ひだ裏などの病変発見率と挿入性の向上を目的として，一部の施設で用いられている．各内視鏡メーカーが複数の透明フードを発売している．オリンパス社からは，内視鏡先端から2mmと4mm突出する透明フードが発売されている．前者は検査用，後者はESDなどの治療用に適するようにデザインされている．4mmのものをスクリーニングに使用すると，図3のように観察視野が狭くなってしまう．ひだをつぶすように観察しても，より手前の病変は観察しづら

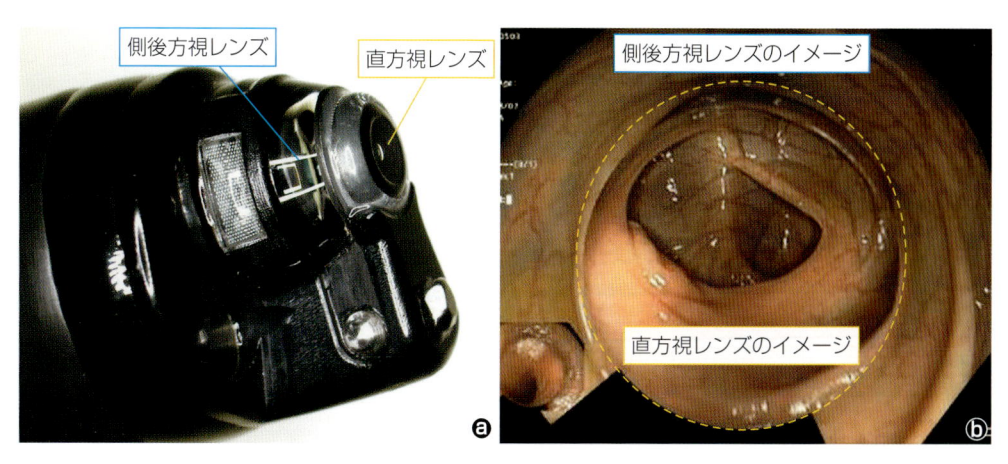

図2 広角内視鏡（第二世代プロトタイプ）
a：先端部
b：オレンジ点線内：直方視野，外：側後方視野

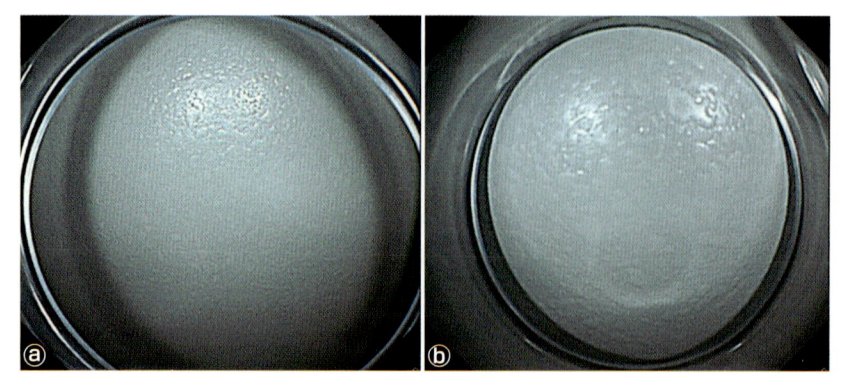

図3 透明フード
a：2 mm フード装着時
b：4 mm フード装着時

いので，目的に合わせた選択をすべきである．
　透明フードの有用性についての比較試験の結果報告が多くなされるようになり，メタ解析の論文も増えてきている．六つの無作為化比較試験をまとめたメタ解析によると[13]，透明フードの装着は ADR を改善させてはいない．
② Endocuff®
　最近発売された Endocuff®（Arc Medical Design 社）は，23 mm の長さの筒型を呈し，表面には計 32 本の針状の突起が同心円状にヒンジ式に固定されている．この針状の突起の一つ一つは柔らかく，放射状に開閉が可能である．閉じた状態でスコープ挿入を行い，開いた状態でスコープ抜去することで安定したひだ裏の観察を行えることが本アクセサリーのコンセプトである（図4）．15％ほど有意に ADR を向上させるという単施設での無作為化比較試験が報告されている[14]．実際の内視鏡検査においては本アクセサリーの構造上，より質の高い前処置が求められるであろう．今後，多施設前向き試験で検証する必要がある．
③ Third Eye Retroscope®
　鉗子孔を通る補助用極細径スコープを反転させて前後二方向を同時に観察する Third Eye Retroscope®（Avantis Medical Systems 社）の開発が報告されている[15]．極細径といっても 3.5 mm の径であり，内視鏡観察には二つの独

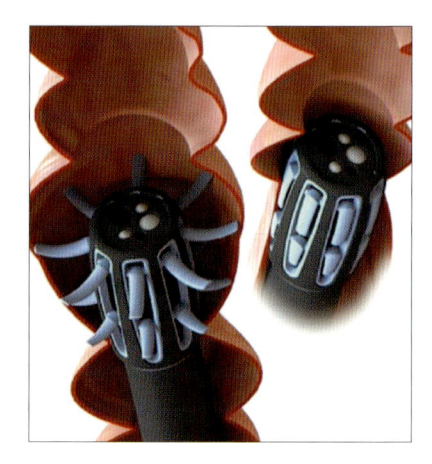

図4　Endocuff

立したモニターが必要で，同時に隈なく観察することは容易ではない．さらには，ディスポーザブルで高価であり，補助用極細径スコープの画像の質に改善が必要であること，お互いの内視鏡光の干渉の問題がある．またポリープ発見後の切除の際には，細径スコープを一度抜去する必要性などの短所があり，このデバイスの発表後，実臨床では広く使用されてはいない．

おわりに

　ADR 向上は，かねてからの解決すべき課題である．内視鏡観察技術の習得・向上の努力は必要ではあるが，内視鏡システムの改善や新機

能が搭載されたことに加え，IEE（画像強調内視鏡）の使用などが，大腸内視鏡を用いた癌スクリーニングの改善・確立により大きく寄与されることを期待したい．

文　献

1) Zauber AG, Winawer SJ, O'Brien MJ, et al：Colonoscopic polypectomy and long-term prevention of colorectal-cancer deaths. N Engl J Med　2012；366：687-696
2) Rex DK, Cutler CS, Lemmel GT, et al：Colonoscopic miss rates of adenomas determined by back-to-back colonoscopies. Gastroenterology 1997；112：24-28
3) Heresbach D, Barrioz T, Ponchon T：Miss rate for colorectal neoplastic polyps：a prospective multicenter study of back-to-back video colonoscopies. Endoscopy　2008；40：284-290
4) Rex DK, Schoenfield PS, Cohen J, et al：Quality indicators for colonoscopy. Am J Gastroenterol　2015；110：72-90
5) Schoenfeld P, Cash B, Flood A, et al：Colonoscopic screening of average-risk women for colorectal neoplasia. N Engl J Med　2005；352：2061-2068
6) Kaminski MF, Regula J, Kraszewska E, et al：Quality indicators for colonoscopy and the risk of interval cancer. N Engl J Med　2010；362：1795-1803
7) Hewett DG, Rex DK：Miss rate of right-sided colon examination during colonoscopy defined by retroflexion：an observational study. Gastrointest Endosc　2011；74：246-252
8) Deenadayalu VP, Chadalawada V, Rex DK：170 degrees wide-angle colonoscope：effect on efficiency and miss rates. Am J Gastroenterol　2004；99：2138-2142
9) Adler A, Aminalai A, Aschenbeck J, et al：Latest generation, wide-angle, high-definition colonoscopes increase adenoma detection rate. Clin Gastroenterol Hepatol　2012；10：155-159
10) Gralnek IM, Siersema PD, Halpern Z, et al：Standard forward-viewing colonoscopy versus full-spectrum endoscopy：an international, multicentre, randomised, tandem colonoscopy trial. Lancet Oncol　2014；15：353-360
11) Uraoka T, Tanaka S, Matsumoto T, et al：A novel extra-wide-angle-view colonoscope：a simulated pilot study using anatomic colorectal models. Gastrointest Endosc　2013；77：480-483
12) Uraoka T, Tanaka S, Oka S, et al：Feasibility of a novel colonoscope with extra-wide angle of view：a clinical study. Endoscopy　2015；47：444-448
13) Ng SC, Tsoi KK, Hirai HW, et al：The efficacy of cap-assisted colonoscopy in polyp detection and cecal intubation：a meta-analysis of randomized controlled trials. Am J Gastroenterol　2012；107：1165-1173
14) Floer M, Biecker E, Fitzlaff R, et al：Higher adenoma detection rates with endocuff-assisted colonoscopy—a randomized controlled multicenter trial. PLoS One　2014；9：e114267
15) Waye JD, Heigh RI, Fleischer DE, et al：A retrograde-viewing device improves detection of adenomas in the colon：a prospective efficacy evaluation（with videos）. Gastrointest Endosc　2010；71：551-556

〔浦岡俊夫〕

1 大腸ポリープ発見率向上のための Strategy
② 画像強調内視鏡検査

Essence

- 画像強調観察（IEE）は内視鏡システムに標準搭載され，大腸スクリーニングにおけるIEEの意義に関する多くの臨床研究が施行されている．
- 複数のメタアナリシスの結果，従来のNBIシステム（EVIS LUCERA，EXERA Ⅱ）は白色光と比較して大腸病変指摘率に差がなく，大腸スクリーニングに有用とはいえない．
- 本邦の前向き多施設試験にて，新規NBIシステム（EVIS LUCERA ELITE）は白色光と比較して大腸病変の検出率を有意に向上した．

はじめに

画像強調観察（Image enhanced endoscopy；IEE）とは，種々の方法によって画像を処理し画像を強調する方法であり，Narrow Band Imaging（NBI）などのデジタル法と，インジゴカルミンなどによる色素法の両者を含めた概念である[1]．大腸内視鏡観察では，インジゴカルミンによる色素散布により大腸病変の描出能は向上することが知られているが[2]，実際の臨床現場において全大腸にインジゴカルミンを散布することは時間とコストの点で非効率的であり現実的でない．現在，より簡便で効率的なIEEが内視鏡システムに標準搭載されており，その臨床的有用性が明らかになりつつある．本稿では，大腸スクリーニングにおけるIEEの現状と今後の可能性について解説する．

Ⅰ．大腸スクリーニングにおけるIEEの現状

IEEのうち広く普及しているNBI，自家蛍光内視鏡システム（Autofuluorescence Imaging System；AFI），Flexible spectral Imaging Color Enhancement（FICE），Blue Laser Imaging（BLI）の原理と大腸スクリーニングに関するこれまでの報告について簡単に述べる．

1. NBI

光の波長依存特性を利用して粘膜表層の微細構造（微小血管構築，腺口模様など）の描出を可能にするシステムである．腫瘍発生に伴う血管新生を高いコントラストで捉え病変境界の視認性を明瞭化することで，通常観察では視認困難な微小病変や表面型腫瘍の拾い上げ診断の精度向上が期待されていたが，大腸腫瘍のスクリーニングにおける有用性に関しては世界的にcontroversialな状況であり，本邦における前向き多施設共同研究では白色光（white light imaging；WLI）と比較し明らかな臨床的有用性を認めなかった[3]．複数のメタアナリシスの結果，NBIは大腸病変の指摘率に差を認めず，WLIと比較して大腸腫瘍のスクリーニングに有用とはいえないことが明らかとなっ

た[4)〜6)]．ただし，これらの結果は従来のNBIシステム（EVIS LUCERA，EXERA Ⅱ）を使用したものである．

2. AFI

内視鏡先端から青色励起光と緑色の参照光を交互に生体組織に照射した際に，粘膜下層から発生する微弱な自家蛍光と反射して戻ってきた緑色の参照光を組み合わせることで，腫瘍組織と正常組織を異なる色調で強調表示するシステムである．WLIと比較し，表面型腫瘍の視認性が向上することが報告されているが[7)]，現時点では拾い上げ診断の有用性に関して肯定的な報告と否定的な報告があるため[8)〜10)]，今後さらなる検討が必要である．

3. FICE

通常内視鏡画像から特定の波長に応じた被写体の分光情報を推定し，臓器粘膜病変部の微細な色変化を強調するシステムであり，FICE画像は通常光で得られた画像をコンピュータで任意に作成可能である．FICEによる大腸病変の拾い上げ診断に関しては，WLIと比較し病変発見率を改善しなかったことが報告されている[11),12)]．

4. BLI

ヘモグロビンの吸収特性と粘膜の散乱特性に基づき，表層にある微細血管と深層にある血管が区別しやすくなるように画像化する技術である．二つの波長のレーザーを照明光とし，その発光強度比を変えることで，通常観察と狭帯域光観察それぞれに適した照明を実現している．

> **MEMO**
> **メタアナリシス**
> 過去に独立して行われた複数の臨床研究のデータを収集・統合し，統計的方法を用いて解析した系統的総説である．エビデンスに基づく医療においてもっとも質の高い根拠となる．

BLI用レーザー光の比率を高め，粘膜表層の微細血管のコントラストを最大限に高めることを狙った「BLIモード」と，BLI用レーザー光と白色用レーザー光とをバランスよく配分し，画像の明るさと血管コントラストの向上を両立させた「BLI-brightモード」を搭載している．これまでBLIにより大腸腫瘍の視認性が向上することは報告されているが[13)]，拾い上げ診断に関する報告はないため今後の検討が待たれる．

Ⅱ. 新規NBIシステムによる大腸スクリーニングの可能性

従来のNBIシステム（EVIS LUCERA，EXERA Ⅱ）はWLIと比べて光量が少なく，とくに中間景の観察において十分な明るさが得られないことが問題であった．2012年4月に欧米で発売されたEXERA Ⅲ，2012年11月に本邦で発売されたEVIS LUCERA ELITEは，いずれも画質の向上とともに，光量と露出時間の増加により，従来のNBIシステムから大幅に明るさが向上しているのが特徴である（図1）．

この新規NBIシステムを使用したスクリーニング大腸内視鏡検査の有用性について，本邦で施行された多施設前向き試験[14)]の結果を簡単に紹介する．この新規NBIシステムの開発に協力した本邦5施設（京都大学，広島大学，東京慈恵会医科大学，京都第二赤十字病院，佐野病院：研究代表者　佐野　寧，事務局　堀松高博）にて，新規NBIシステム（EVIS LUCERA ELITE）を用いて，①WLIとNBI観察，②通常内視鏡（standard colonoscopy；SC，H260AZI，視野角140°）と広角内視鏡（wide angle colonoscopy；WA，HQ290，170°）使用について，各々の組み合わせで4群に割り付けを行い，2×2 factorial designによる無作為化比較試験を施行した（図2）．主要評価項目を標的病変検出率（病変数／人），標的病変は炎症性ポリープを除く上皮性限局性病変とした．なお，S状結腸から直腸の径5mm未満の

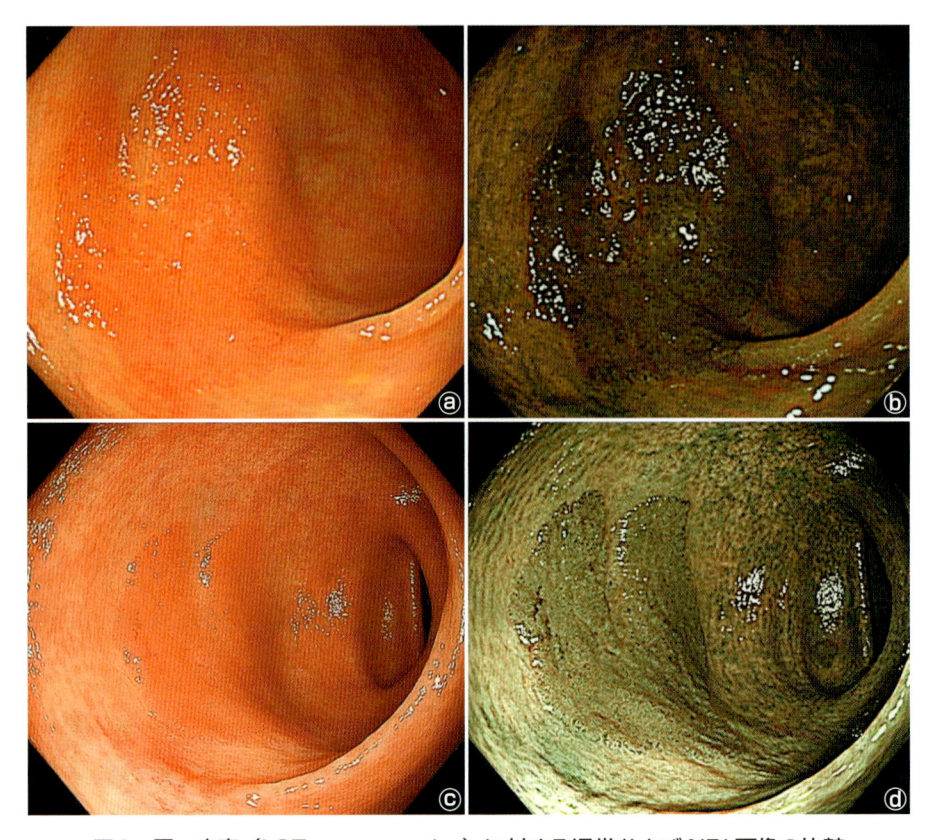

図1 同一病変（LST-non granular）に対する通常およびNBI画像の比較
a：通常観察像（EVIS LUCERA，スコープ H260AZI）
b：NBI観察像（EVIS LUCERA，スコープ H260AZI）
c：通常観察像（EVIS LUCERA ELITE，スコープ H260AZI）
d：NBI観察像（EVIS LUCERA ELITE，スコープ H260AZI）

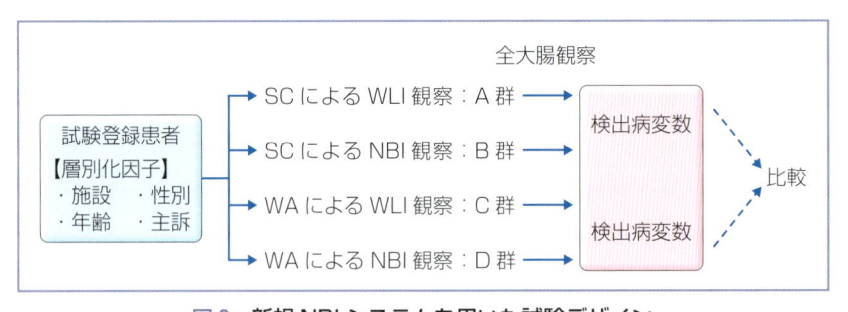

図2 新規NBIシステムを用いた試験デザイン
WLI：white light imaging, NBI：Narrow Band Imaging,
SC：standard colonoscopy, WA：wide angle colonoscopy

内視鏡的に過形成性病変と診断された病変は検討から除外した．本試験の結果，最終的に449名が無作為割り付けされ，除外基準に該当した18名を除いた計431名についてA群（WLI/SC）119名，B群（NBI/SC）100名，C群（WLI/WA）99名，D群（NBI/WA）113名の4群について解析した．主要評価項目である標的病変検出率はNBI（2.00）がWLI（1.54）に

表1 新規 NBI システムを用いた各群における標的病変発見率

病変の内訳, n (/人)	WLI(A+C) n=218	NBI(B+D) n=213	SC(A+B) n=219	WA(C+D) n=212
過形成性ポリープ（HP）	27 (0.12)	40 (0.19)	27 (0.12)	40 (0.19)
SSA/P	2 (0.01)	11 (0.05)	6 (0.03)	7 (0.03)
HP+SSA/P	28 (0.13)	51 (0.24)	33 (0.15)	47 (0.22)
腺腫	296 (1.36)	357 (1.68)	301 (1.37)	352 (1.66)
Tis 癌	4 (0.02)	11 (0.05)	8 (0.04)	7 (0.03)
T1 癌	6 (0.03)	6 (0.02)	5 (0.02)	7 (0.03)
病変数合計, n	335	425	347	413
標的病変発見率（病変数 / 人）	1.54	2.00	1.58	1.95
	p=0.031		p=0.087	

* : <0.05

SSA/P : sessile serrated adenoma/ polyp
WLI : white light imaging, NBI : Narrow Band Imaging, SC : standard colonoscopy,
WA : wide angle colonoscopy

〔Horimatsu T, et al : Int J Colorectal Dis 2015 ; 30 : 947-954[14] より一部改変〕

表2 新規 NBI システムを用いた各群における部位別の標的病変発見率

局在	WLI(A+C) n=218	NBI(B+D) n=213	P 値	SC(A+B) n=219	WA(C+D) n=212	P 値
盲腸	0.15	0.15	0.978	0.16	0.14	0.688
上行結腸	0.34	0.51	0.042	0.35	0.5	0.064
横行結腸	0.44	0.5	0.472	0.37	0.57	0.029
下行結腸	0.12	0.17	0.238	0.13	0.17	0.439
S 状結腸	0.37	0.48	0.137	0.42	0.43	0.854
直腸 S 状部	0.05	0.08	0.252	0.07	0.06	0.520
上下部直腸	0.06	0.1	0.251	0.08	0.08	0.936

WLI : white light imaging, NBI : Narrow Band Imaging, SC : standard colonoscopy,
WA : wide angle colonoscopy

〔Horimatsu T, et al : Int J Colorectal Dis 2015 ; 30 : 947-954[14] より一部改変〕

比べて有意に高かった（表1）．局在別の検討では上行結腸において NBI が WLI に比べて有意に高かった（表2）．肉眼型別の検討で表面型病変の検出率が WLI に比べて NBI で有意に高く，腫瘍径別の検討では NBI，WA ともに径 5 mm 以下の標的病変検出率が高かった（表3）．以上の結果から，新規 NBI システム（EVIS LUCERA ELITE）を用いた大腸スクリーニング検査は WLI に比べて臨床的に有用と考えられた．なお，広角内視鏡は大腸病変の検出率を向上させる傾向はみられたが有意ではなかった．

おわりに

大腸スクリーニングにおける IEE の現状と，新規 NBI システムを用いた本邦の多施設共同試験の結果について述べた．従来の IEE では WLI に比べて大腸病変拾い上げ診断能に関する明らかな優位性はなかったが，より高画

表3 新規NBIシステムを用いた各群における肉眼型と腫瘍径別にみた標的病変発見率

	WLI（A+C）	NBI（B+D）	P値	SC（A+B）	WA（C+D）	P値
肉眼型（/人）						
隆起型	0.89	1.09	0.165	0.84	1.14	0.042
表面型	0.65	0.91	0.047	0.77	0.81	0.583
腫瘍径（mm）						
≤5	1.08	1.38	0.053	1.07	1.4	0.039
6〜9	0.32	0.4	0.305	0.34	0.38	0.623
≥10	0.14	0.21	0.136	0.17	0.17	0.984

WLI：white light imaging, NBI：Narrow Band Imaging, SC：standard colonoscopy, WA：wide angle colonoscopy

〔Horimatsu T, et al：Int J Colorectal Dis 2015；30：947-954[14] より一部改変〕

素で明るい光源システムに改良された新規NBIシステムEVIS LUCERA ELITEはWLIと比べてスクリーニングに有用であった．今後の追試や大規模試験が必要であるが，このEVIS LUCERA ELITEにより将来的には大腸スクリーニングにおけるIEEの位置づけが変わっていくことが期待される．

文献

1) Tajiri H, Niwa H：Proposal for a consensus terminology in endoscopy：how should different endoscopic imaging techniques be grouped and defined? Endoscopy 2008；40：775-778
2) Omata F, Ohde S, Deshpande GA, et al：Image-enhanced, chromo, and cap-assisted colonoscopy for improving adenoma/neoplasia detection rate：a systematic review and meta-analysis. Scand J Gastroenterol 2014；49：222-237
3) Ikematsu H, Saito Y, Tanaka S, et al：The impact of narrow band imaging for colon polyp detection：a multicenter randomized controlled trial by tandem colonoscopy. J Gastroenterol 2012；47：1099-1107
4) Pasha SF, Leighton JA, Das A, et al：Comparison of the yield and miss rate of narrow band imaging and white light endoscopy in patients undergoing screening or surveillance colonoscopy：a meta-analysis. Am J Gastroenterol 2012；107：363-370
5) Jin XF, Chai TH, Shi JW, et al：Meta-analysis for evaluating the accuracy of endoscopy with narrow band imaging in detecting colorectal adenomas. J Gastroenterol Hepatol 2012；27：882-887
6) Dinesen L1, Chua TJ, Kaffes AJ：Meta-analysis of narrow-band imaging versus conventional colonoscopy for adenoma detection. Gastrointest Endosc 2012；75：604-611
7) Oka S, Tamai N, Ikematsu H, et al：Improved visibility of colorectal flat tumors using image-enhanced endoscopy. Dig Endosc 2015；27：S35-S39
8) Matsuda T, Saito Y, Fu KI, et al：Does autofluorescence imaging videoendoscopy system improve the colonoscopic polyp detection rate?—a pilot study. Am J Gastroenterol 2008；103：1926-1932
9) Takeuchi Y, Inoue T, Hanaoka N, et al：Autofluorescence imaging with a transparent hood for detection of colorectal neoplasms：a prospective, randomized trial. Gastrointest Endosc 2010；72：1006-1013
10) Kuiper T, van den Broek FJ, Naber AH, et al：Endoscopic trimodal imaging detects colonic neoplasia as well as standard video endoscopy. Gastroenterology 2011；140：1887-1894
11) Chung SJ, Kim D, Song JH, et al：Efficacy of computed virtual chromoendoscopy on colorectal cancer screening：a prospective,

randomized, back-to-back trial of Fuji Intelligent Color Enhancement versus conventional colonoscopy to compare adenoma miss rates. Gastrointest Endosc 2010;72:136-142
12) Aminalai A, Rösch T, Aschenbeck J, et al：Live image processing does not increase adenoma detection rate during colonoscopy：a randomized comparison between FICE and conventional imaging（Berlin Colonoscopy Project 5, BECOP-5）. Am J Gastroenterol 2010;105:2383-2388
13) Yoshida N, Hisabe T, Hirose R, et al：Improvement in the visibility of colorectal polyps by using blue laser imaging. Gastrointest Endosc 2015;82:542-549
14) Horimatsu T, Sano Y, Tanaka S, et al：Next-generation narrow band imaging system for colonic polyp detection：a prospective multicenter randomized trial. Int J Colorectal Dis 2015;30:947-954

（岡　志郎，田中信治）

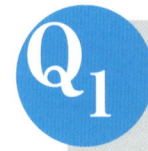

Q1 大腸カプセル内視鏡のポリープ発見の感度は？

A 6mm以上のポリープで90％前後の感度であるが，前処置やバッテリーの問題など解決すべき課題は多い

2006年に初めて登場した大腸カプセル内視鏡は，2013年に医薬品医療機器総合機構（PMDA）に承認され，さらに2014年には保険収載され臨床現場で使える環境となってきた．現在，用いられているのは第2世代の大腸カプセル内視鏡：PillCam® COLON 2（Covidien社）である．このPillCam COLON 2の6mm以上の大腸ポリープ発見の感度は84～94％（表）と報告されている[1〜4]．

まずHartmannらの報告[3]を紹介する．45例のうち大腸カプセル内視鏡で6mm以上のポリープがあると診断されたのは12例で，そのうちgold standardである全大腸内視鏡検査で確かに6mm以上のポリープがあると確認されたのは10例であった．一方，大腸カプセル内視鏡で6mm以上のポリープがないと診断されたのは33例であり，そのうち全大腸内視鏡検査で確かにないことが確認されたのは32例であった．つまりtrue positiveは10例，false positiveは2例，false negativeは1例，true negativeは32例である．そのため感度は91％（10/11），特異度は94％（32/34）[3]と計算される．

次に本邦で行われた治験の成績[4]を紹介する．この治験では要治療病変（6mm以上のポリープで医師が要治療と判断したもの）を有する66例が検討対象である．この66例のうち大腸カプセル内視鏡で要治療病変が発見されたの

表 第2世代の大腸カプセル内視鏡：PillCam COLON 2の大腸ポリープに対する感度・特異度

	Eliakim[1]	Spada[2]	Hartmann[3]	Saito[4]
発表年	2009	2011	2012	2015
ジャーナル	Endoscopy	Gastrointest Endosc	Endoscopy	Gastrointest Endosc
参加国	Israel	European Union	German	Japan
施設数	5施設	8施設	記載なし	3施設*
使用カプセル	第2世代大腸カプセル	第2世代大腸カプセル	第2世代大腸カプセル	第2世代大腸カプセル
症例数	n=104	n=117	n=45	n=66
平均年齢	49.8歳	60歳	55歳	59.7歳
Polyp≧6mm				
感度	89％	84％	91％	94％
特異度	76％	64％	94％	NA

＊：本邦の治験は国内6施設の共同研究として行った．症例のエントリーは3施設に限定して行った．

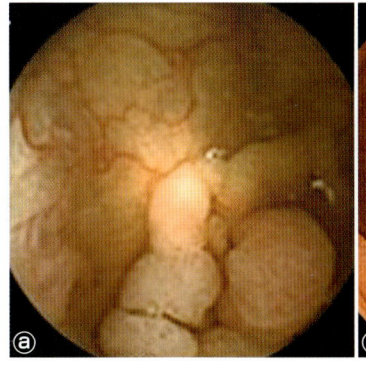

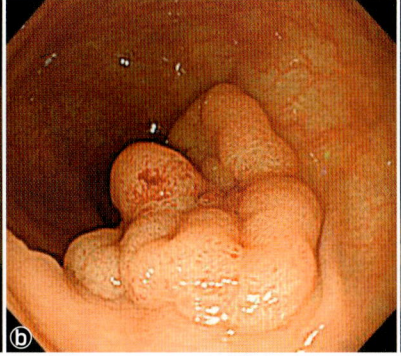

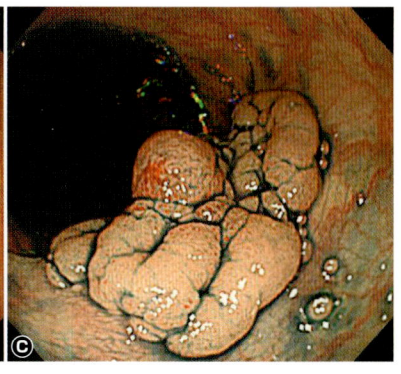

図 大腸 LST-G 病変の1例

a：大腸カプセル内視鏡画像，b：大腸内視鏡画像（インジゴカルミン散布前），c：大腸内視鏡画像（インジゴカルミン散布後）

S状結腸に30 mm大のIs+IIa（LST-G）を認める．後日，同病変に対しESDが施行された．well differentiated tubular adenocarcinoma，深達度：mの大腸癌であった．

は62例，その感度は94％であった[4]．一方，要治療病変が発見されなかったのは4症例であった．そのうち2例はバッテリー時間内にカプセルは体外へ排出されず，その最終画像は上行結腸およびS状結腸であった．つまり，その肛門側の大腸はカプセル画像に描出されておらず，描出されていない部位に存在する要治療病変も当然ながら描出できていない．また，1例は洗浄度が不良であり，これがカプセル画像上で要治療病変の発見ができなかった原因と考えられた．残りの1例は病変を通過時にバッテリーはきちんと作動し，かつ洗浄度も良好であり，カプセルで病変が発見されない理由ははっきりとしない．

これらの結果を鑑みると，腸管前処置をいかに良好にさせるか，そして大腸カプセルをバッテリー時間内にいかに体外に排出させるか，といった点はやはり重要であることがわかる．大腸カプセルが病変検出に有効であった1例を提示する（図）．大腸カプセルの画質自体には問題はない．現在，浮かび上がってきている課題をひとつひとつ克服していくことで，大腸カプセルの感度はさらに向上していくであろう．

文　献

1) Eliakim R, Yassin K, Niv Y, et al：Prospective multicenter performance evaluation of the second-generation colon capsule compared with colonoscopy. Endoscopy 2009；41：1026-1031
2) Spada C, Hassan C, Munoz-Navas M, et al：Second-generation colon capsule endoscopy compared with colonoscopy. Gastrointest Endosc 2011；74：581-589
3) Hartmann D, Keuchel M, Philipper M, et al：A pilot study evaluating a new low-volume colon cleansing procedure for capsule colonoscopy. Endoscopy 2012；44：482-486
4) Saito Y, Saito S, Oka S, et al：Evaluation of the clinical efficacy of colon capsule endoscopy in the detection of lesions of the colon：prospective, multicenter, open study. Gastrointest Endosc 2015；82：861-869

（角川康夫，松本美野里，斎藤　豊）

Q2 CT colonographyのポリープ発見率は？

A CT colonographyのポリープ発見率は，10 mm以上の隆起性病変を診断対象とした場合，大腸内視鏡検査に匹敵する

　CT colonography（CTC）はCTを用いた大腸の三次元的診断の総称である．他の大腸検査法と比較して，前処置の負担が軽く受容性に優れ，安全かつ簡便に施行可能，検査処理能力に優れ，画像診断の客観性・再現性が高い，などの利点を有する．本邦においてはCT検査における大腸CT加算として2012年に保険診療の適応となり，以降急速に普及しつつある．大腸CT撮影加算を算定するためには，「他の検査で大腸悪性腫瘍が疑われる被検者に対して，16列以上のマルチスライスCTを使用し，（CTC用の）直腸用チューブを用いて炭酸ガスを注入し，下部消化管をCT撮影した上で三次元画像処理を行う」ことが必要である．

　ACRIN National CTC Trial（アメリカ），IMPACT Trial（イタリアなど），Munich colorectal cancer trial（ドイツ），SIGGAR Trial（イギリス），COCOS trial（オランダ）など，欧米から複数の多施設共同無作為化試験が報告されており，10 mm以上の隆起性病変を診断対象とした場合，CTCの病変検出能は大腸内視鏡検査に匹敵するとされている．ACRIN National CTC Trialでは，CTCによるポリープ検出感度は10 mm以上で90％，7〜10 mm大で84％[1]，IMPACT Trialでは6 mm以上のadvanced neoplasiaにおいて感度85.3％，特異度87.8％[2]，Munich colorectal cancer trialでは6〜9 mmの腺腫において感度91.3％，特異度93.1％，10 mm以上の腺腫において感度92.0％，特異度97.9％を示した[3]（図）．5 mm未満の病変や表面型腫瘍の検出能に関しては，現時点では，専門家間でも論争の的になっている．

　SIGGAR Trialは，大腸癌と大きなポリープに対する，CTCと注腸造影検査（BE）の診断精度を比較した報告である．実臨床において大腸癌を示唆する症状を有する患者を対象とし，CTC群はBE群に比べ有意に高い検出能を示した（7.3％ vs 5.6％）[4]．既存の大腸検査であるBEに対してCTCの優位性が示され，CTCの大腸癌検査における位置づけを考えるうえで意義が大きい．この結果を受け欧州消化器内視鏡学会（ESGE）と欧州消化器腹部放射線学会（ESGAR）は，CTCの臨床的適応に関するガイドラインにおいて，大腸癌診断を目的とした放射線画像検査としてCTCを推奨しBEは推奨しないとの見解を示した．

　CTCによる病変検出能は，とくに初期の報告において，ばらつきがあることが知られている．試験の対象集団の設定，検査食・下剤・経口造影剤などの前処置法，CT撮影条件，三次元画像処理に用いたワークステーション，コンピュータ支援検出（computer-aided detection；CAD）の併用の有無，などの諸条件の組み合わせが異なるためである．また，食事事情・体格などの違いや，使用可能な薬剤・検査機器・診断機器の違い，大腸診断学の違いなどにより，欧米から報告された方法論をそのまま本邦のCTCに当てはめようとすることには慎重であるべきである．

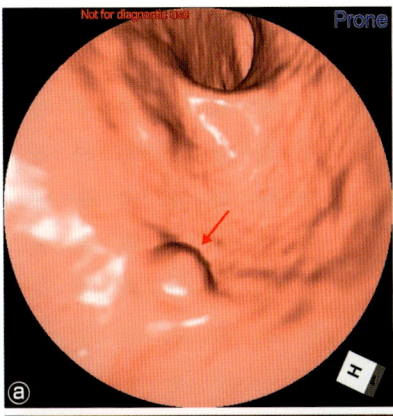

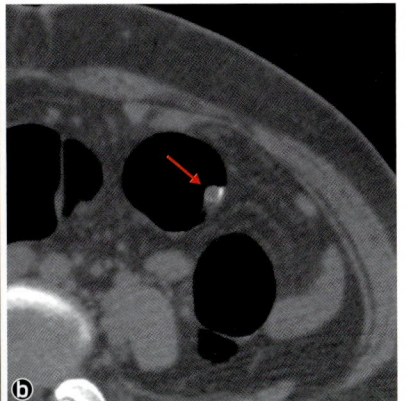

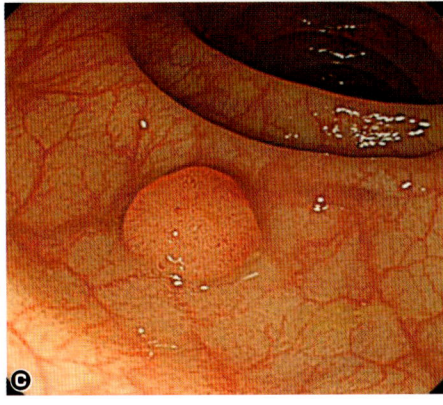

図
a：仮想内視鏡画像．S 状結腸に 6 mm 大のポリープを認める（矢印）．前処置で用いた経口造影剤の付着のため，病変の形状は若干修飾されて描出されている．
b：CT（水平断像）．大腸内腔に突出する隆起性病変を認める．病変の辺縁には，前処置で使用した経口造影剤が付着している．
c：大腸内視鏡画像．CTC で指摘された部位に一致してポリープを認める．内視鏡的に切除され，病理学的に腺腫と診断された．

　今後は，すでに大腸検査法の一つとして認められた CTC のさらなる精度向上を進めるとともに，確実に CTC の有用性を検証できるような，本邦における多施設共同無作為化試験が必要である．

文　献

1) Johnson CD, Chen MH, Toledano AY, et al：Accuracy of CT colonography for detection of large adenomas and cancers. N Engl J Med 2008；359：1207-1217
2) Regge D, Laudi C, Galatola G, et al：Diagnostic accuracy of computed tomographic colonography for the detection of advanced neoplasia in individuals at increased risk of colorectal cancer. JAMA 2009；301：2453-2461
3) Graser A, Stieber P, Nagel D, et al：Comparison of CT colonography, colonoscopy, sigmoidoscopy and faecal occult blood tests for the detection of advanced adenoma in an average risk population. Gut 2009；58：241-248
4) Atkin W, Dadswell E, Wooldrage K, et al：Computed tomographic colonography versus colonoscopy for investigation of patients with symptoms suggestive of colorectal cancer（SIGGAR）：a multicentre randomised trial. Lancet 2013；381（9873）：1194-1202

〈三宅基隆，飯沼　元〉

Q3 NBIとBLIの違いは？

A 大腸ポリープの診断においてBLIとNBIはやや画像が異なるものの同様の内視鏡診断が可能である

　Narrow Band Imaging（NBI）は，キセノン光に対して特殊なフィルターを用いてヘモグロビンの吸収特性である410 nmおよび540 nmに中心波長をもつ狭帯域光観察である[1]．粘膜の微細血管模様（vessel pattern）や表面構造（surface pattern）を鮮明に描出することができ大腸ポリープ診断において世界的に用いられている[2]．

　一方で，Blue Laser Imaging（BLI）はレーザー光を用いており，410 nmと450 nmの波長を有する二つのレーザー光と明るさを確保するための450 nmのレーザーにより励起される蛍光体による光が組み合わされた短波長の狭帯域光観察である[3]．NBIとの違いは，①やや短波長であること，②レーザー光の波長幅が2 nmと狭いこと（NBIの狭帯域光の波長幅は30 nm）が挙げられる．またBLIには2つのモードがある．通常のBLIモードは拡大観察や近景観察に有用であり，一方で450 nmレーザーの出力を上げた明るい狭帯域光観察であるBLI-brightモードは，遠景での観察や暗い視野において効果を発揮する（図1）．

　大腸病変に対するBLI拡大観察の有用性については，多施設共同研究を行い広島分類や佐野分類を用いてNBIと同等の診断精度が得ら

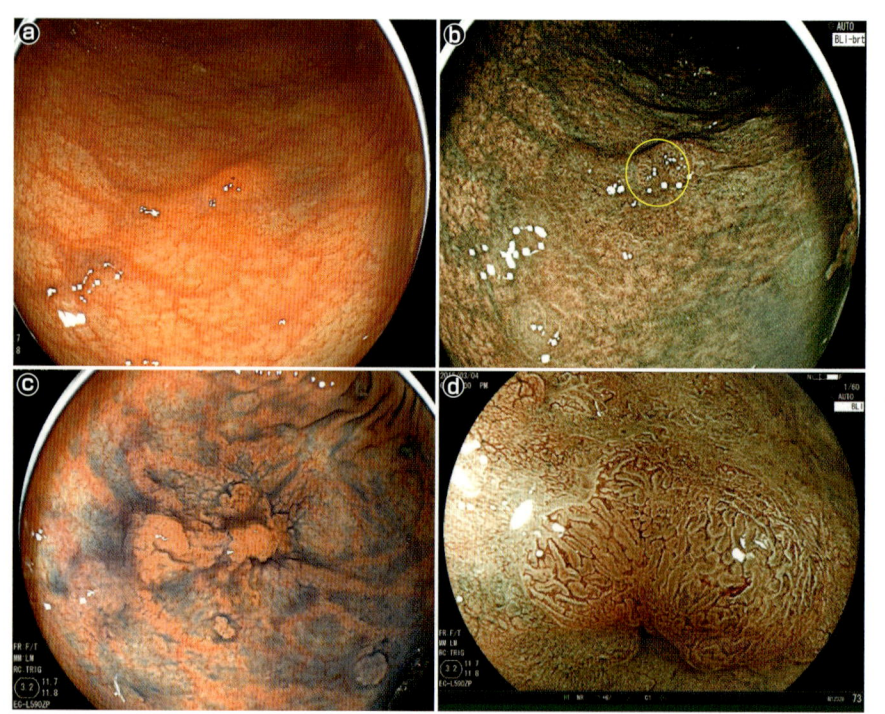

図1　直腸の長径15 mmの腺腫内癌（Tis）
a：白色光観察で発赤調の平坦な隆起性病変を認めるも辺縁はやや unclear．
b：BLI-bright 遠景観察．病変辺縁は明瞭に視認される．黄丸部が癌部．
c：腫瘍表面は凹凸不整を伴いやや大きめの顆粒を腫瘍右側に認める．また周囲のひだ集中を伴う．
d：癌部のBLI拡大観察．vessel patternは口径不同はなく均一であり整なパターンであるがsurface patternに不整を有する．

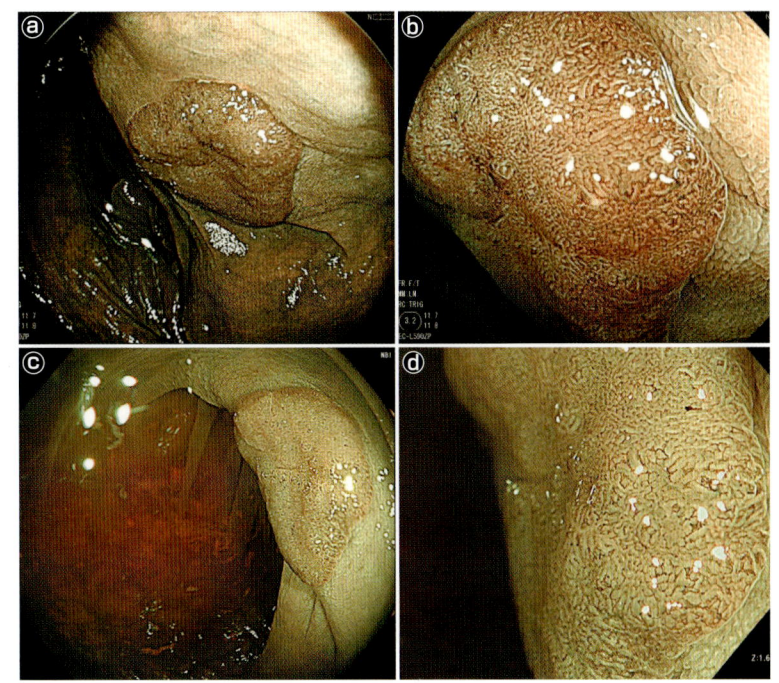

図2 上行結腸 15 mm の
high grade adenoma
a：BLI-bright 遠景像
b：BLI 拡大像
c：NBI 遠景像
d：NBI 拡大像
BLI 拡大像では surface pattern が
より白色調に鮮やかに描出される.

れたことを報告している[4]. その概要は 104 病変の腺腫から T1b 癌の腫瘍性病変を対象とし, 同一病変に対して BLI および NBI 拡大観察を行い広島分類 (surface pattern 主体の診断) および佐野分類 (vessel pattern 主体の診断) を用いて診断し, 病理組織診断との正診率などを検討している. 結果は正診率は, 広島分類で BLI 74.0％ (77/104) および NBI 77.8％ (81/104), 佐野分類で BLI 73.0％ (76/104) および NBI 75.9％ (79/104) でありほぼ同等の診断能であった. また同一腫瘍における BLI および NBI の診断の一致率は広島分類で 74.0％, 佐野分類で 81.7％であった. BLI 画像と NBI 画像の比較を行うと BLI 拡大観察においては surface pattern が NBI に比してより白色調に観察される特徴がある (図2).

ポリープの発見のための遠景観察については, 明るい視野の BLI-bright モードが有用である. われわれは, 動画を用いた臨床研究でポリープの視認性 (発見しやすさ) が BLI-bright モードで白色光に比して良好となることを報告している[5]. 現在 BLI-bright による大腸ポリープの発見について多施設共同研究が進行中でありその結果が待たれる.

文　献

1) Sano Y, Ikematsu H, Fu KI, et al：Meshed capillary vessels by use of narrow-band imaging for differential diagnosis of small colorectal polyps. Gastrointest Endosc　2009；69：278-283
2) Hayashi N, Tanaka S, Hewett DG, et al：Endoscopic prediction of deep submucosal invasive carcinoma：validation of the narrow-band imaging international colorectal endoscopic (NICE) classification. Gastrointest Endosc　2013；78：625-632
3) Yoshida N, Yagi N, Inada Y, et al：Ability of a novel blue laser imaging system for the diagnosis of colorectal polyps. Dig Endosc 2014；26：250-258
4) Yoshida N, Hisabe T, Inada Y, et al：The ability of a novel blue laser imaging system for the diagnosis of invasion depth of colorectal neoplasms. J Gastroenterol　2014；49：73-80
5) Yoshida N, Hisabe T, Hirose R, et al：Improvement in the visibility of colorectal polyps using blue laser imaging (with video). Gastrointest Endosc　2015；82：542-549

（吉田直久, 廣瀬亮平, 内藤裕二）

2 腫瘍・非腫瘍の鑑別
① 通常・拡大内視鏡

Essence

- 通常観察における腫瘍・非腫瘍性病変の内視鏡的特徴所見の違いについて述べる.
- 拡大観察における腫瘍・非腫瘍性病変の内視鏡的特徴所見の違いについて述べる.

はじめに

通常観察において病変部の腫瘍・非腫瘍を鑑別することは内視鏡診断の第一歩であり，この鑑別が最終的な治療方針を決定するといっても過言ではない．昨今の電子内視鏡システム機器の開発・発展により画像解像度も格段に改善され，拡大内視鏡を用いなくても腫瘍・非腫瘍の鑑別が比較的容易となっている．しかしながら拡大観察を加えることでpit pattern観察がより詳細に観察可能となり，腫瘍・非腫瘍の鑑別に一助となることはいうまでもない．

本稿では類似の形態を呈する2症例を供覧し（図1, 2），通常・拡大観察における腫瘍・非腫瘍の鑑別点について要点を詳述する．

I. 通常観察における腫瘍・非腫瘍の鑑別 (表)

1. 肉眼形態・表面性状からみた鑑別点

大腸上皮性腫瘍で鑑別を要する病変には良性腫瘍である腺腫性病変 (tubular adenoma；TA) と非腫瘍性病変である過形成性ポリープ (hyperplastic polyp；HP) が大部分である．また炎症性変化を伴った病変とも鑑別が必要になる場合もある．一般にTAでは隆起型・表面型ともに発赤調を呈する（図1a）のに対し，HPでは正色調から白色調を呈する（図2a）のがほとんど[1]である．これはTAでは腺管密度が増すとともに血管増生がより豊富となっていることに起因すると考えられる．一方，HPでは杯細胞が増生し，粘液貯留が豊富なためと考えられる．

昨今，HPにその発生起源をもつと考えられる鋸歯状病変（serrated lesion；SL）の臨床病理学的特徴が報告されている（別項参照）[1〜3]が，本項ではHPに関してのみ解説する．すなわちSL病変に対しては，病理組織診断基準が病理医間でまちまちであり，現段階では確実に腫瘍・非腫瘍の鑑別を行うまでに至っていないからである．

また表面性状の鑑別点としてTAでは腫瘍異型度に応じてさまざまであるが，一般的に凹凸不整を呈する（図1b）が，HPでは表面性状が平滑で粘液に被覆されている場合が多い（図2a, b）．絨毛腺腫でも腫瘍表面に多量の粘液付着が認められることが多く，消泡剤入りの微温湯で水洗する必要がある．これら病変はHPと容易に鑑別可能である[3]．

2. 色素撒布を用いた鑑別法

拡大内視鏡に頼ることなく，高解像度の通常観察ではインジゴカルミン撒布によるpit pattern観察がある程度であれば可能である．ま

2 腫瘍・非腫瘍の鑑別 ①通常・拡大内視鏡

表 非腫瘍・腫瘍性病変の内視鏡所見の比較

		非腫瘍性病変 （過形成性ポリープ）	腫瘍性病変 （腺管腺腫）
通常 （非拡大） 観察	表面構造・色調	平滑・白色調	凹凸不整・発赤調
	腫瘍部境界辺縁	境界不明瞭	境界明瞭
	粘液付着の有無	鋸歯状病変では多量	少量で水洗で剥奪しやすい
拡大 観察	pit pattern 分類	Ⅱ型 pit 主体	腺管腺腫ではⅢs～ⅢL 型 pit 絨毛腺腫ではⅣ 型 pit 主体
	染色性	良好	粘膜内病変主体では良好（強い 粘液付着がある場合は不良）

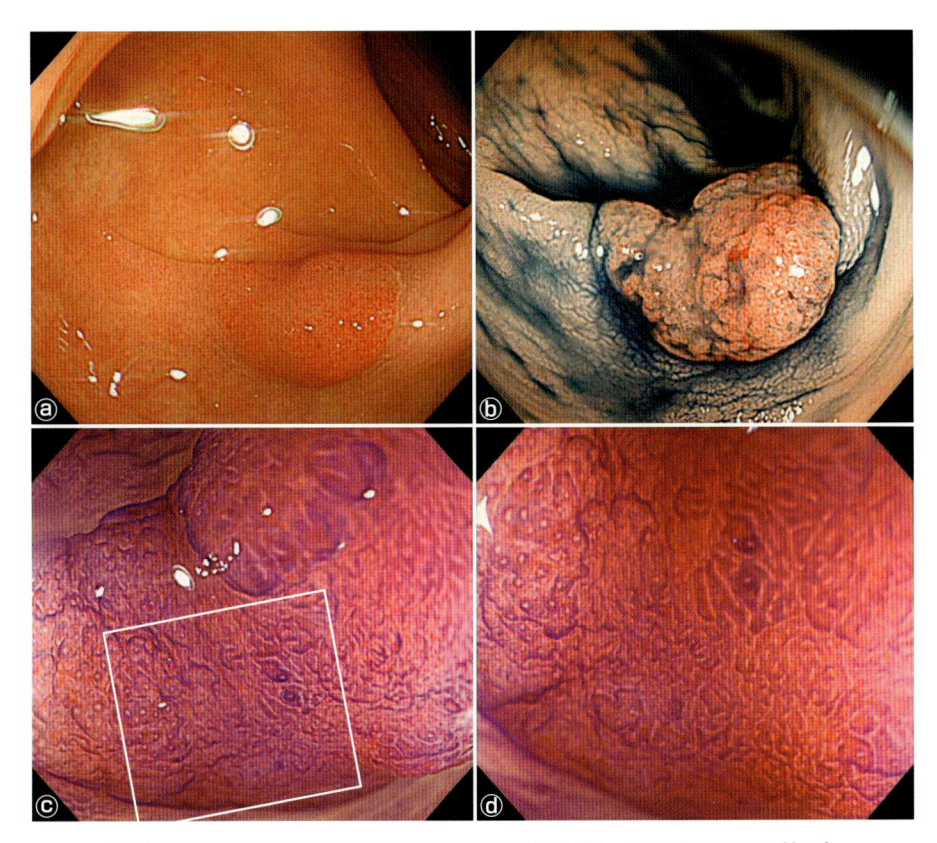

図1 腫瘍性病変の各種内視鏡像（オリンパス社製，CF-FH260AZI 使用）

a：通常内視鏡所見．S状結腸にみられた病変．屈曲部にみられる病変で周囲正常粘膜と比べてわずかな隆起を示す．径約 10 mm 大の強発赤調粘膜として認められる．

b：色素内視鏡所見．インジゴカルミン液を撒布すると境界が明瞭となり，腫瘍部左側に浅い陥凹面が認められる．陥凹局面は不明瞭ながらも凹凸不整を呈し，また SM 浸潤を示唆する所見は皆無である．送気による伸展性も良好である．

c, d：クリスタルバイオレット染色による拡大内視鏡所見．弱拡大（c）とcの白枠部の強拡大（d）を示す．通常観察でみられた陥凹部に一致してⅥ型 pit（軽度不整）を呈し，隆起部ではⅠ型とⅢL 型 pit が混在する所見であった．以上から内視鏡治療（EMR）を選択した．

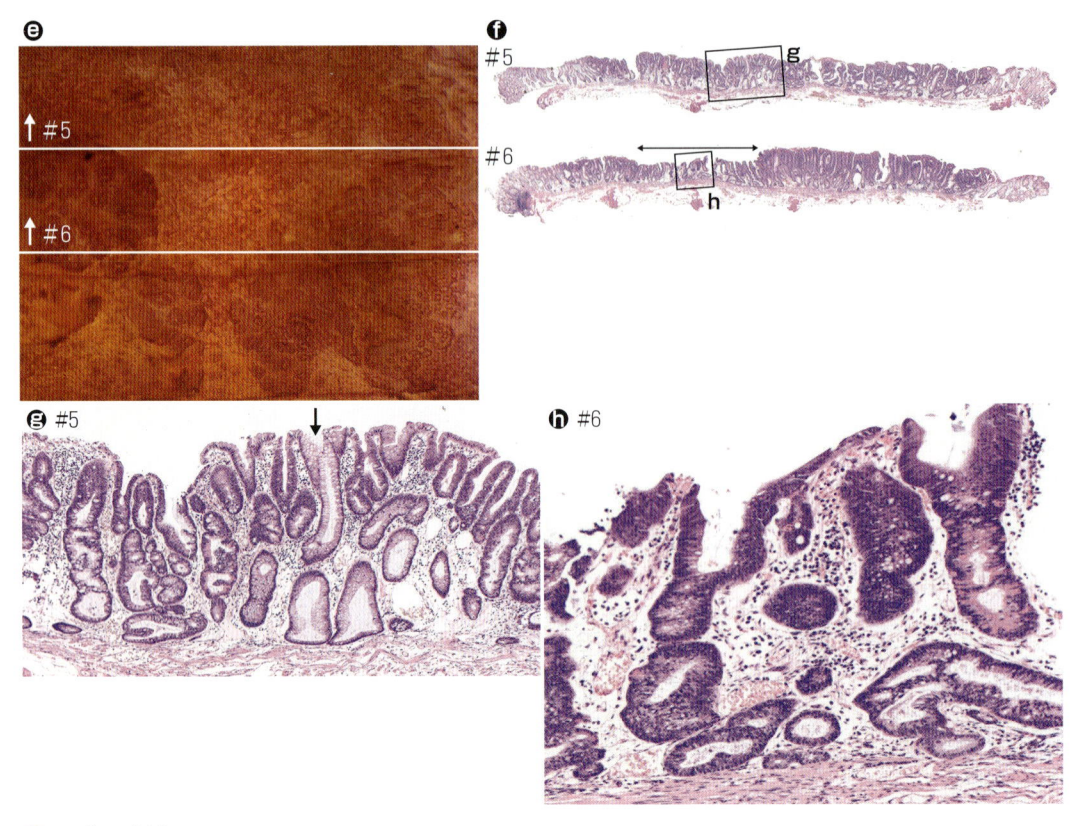

図1 (つづき)

e：実体顕微鏡像（矢印の方向に面出しを施行）．12×10 mm 大の LST-NG 病変．中心陥凹と隆起を含む形で割面を作成した．
f：ルーペ像．四角枠内を g, h に中〜強拡大像で示す．#6 に陥凹部の範囲を矢印で示した．
g：病変部の中拡大像．粘膜表層から中層に腫瘍腺管の増生を認める．一部で正常腺管の混在を認め（矢印部），このため拡大内視鏡所見でIIIL＋I型 pit を呈したと考えられる．
h：病変部の強拡大像．一方，陥凹部では粘膜全層性に腫瘍腺管の増生を認める．腺管密度が高く，一部の腺管では構造異型を伴った強い異型性を示しており，腺腫内癌と診断された．SM 浸潤は認めない．

ず色素撒布前に十分な水洗で粘液除去を行うことが重要である．表面性状の詳細観察と併せて，TA で特徴的なIIIL型 pit を主体とした管状 pit は，HP に特徴的なII型 pit や正常粘膜でみられる I 型 pit と鑑別が可能である．以上の点からも色素撒布は行うべき手技の一つであり，場合によっては画像強調観察（次項参照）が有用となる場合もある．

II. 拡大観察における腫瘍・非腫瘍の鑑別（表）

拡大観察は術前の内視鏡診断では必須と考えられる．利点として腫瘍・非腫瘍の鑑別や病変の深達度診断に有用な情報を得られる点が挙げられる．

通常白色光観察の後，画像強調観察を行ってから色素撒布を行うべきである．色素撒布による拡大観察では pit pattern の観察が中心となる[4),5)]．非腫瘍性病変ではII型 pit が観察される（図 2c, d）のに対して，IIIL型 pit（図 1c, d）は隆起型主体の腺腫，IIIs型 pit は陥凹型腺腫でみられるのが特徴である．IV型 pit は絨毛状腺腫に特徴的であるが古典的鋸歯状腺腫（traditional serrated adenoma；TSA）でも同様の pit pattern を呈する[2)]．V型 pit は異型度

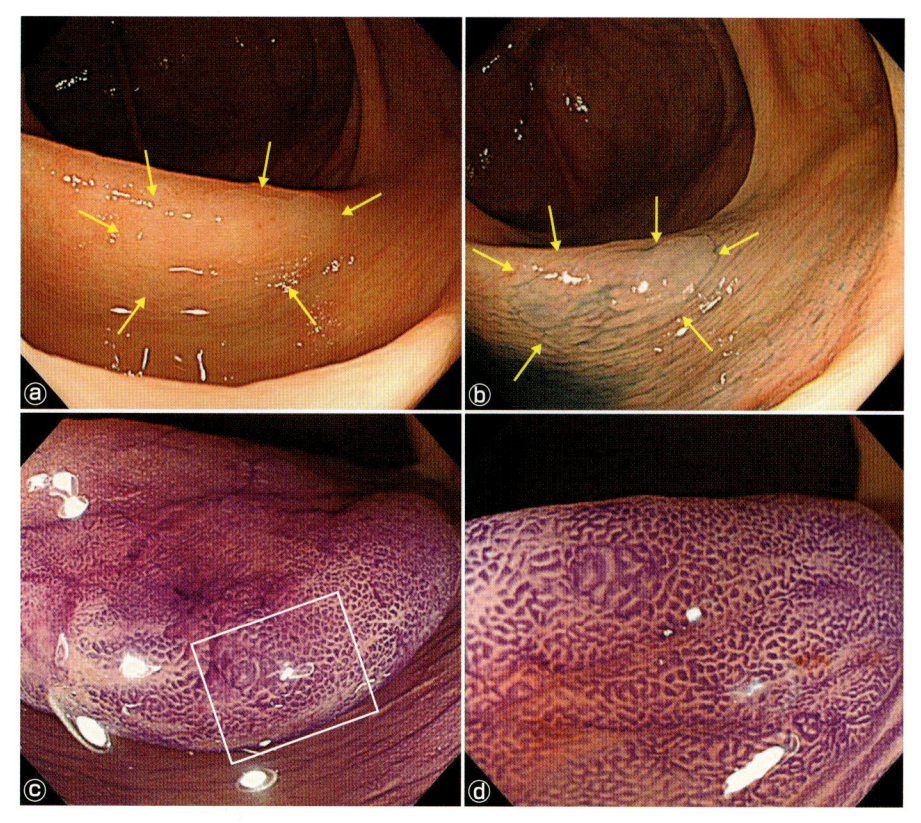

図2 非腫瘍性病変の各種内視鏡像（オリンパス社製，CF-FH260AZI 使用）

a：通常内視鏡所見．上行結腸にみられた径約10mm大の表面隆起型病変．正常周囲粘膜より若干の褪色調粘膜として認識される（矢印内）．脱気にて観察すると柔らかい印象を受ける．

b：色素内視鏡所見．正常粘膜との境界は不明瞭．表面性状も平滑で無名溝に類似した所見もみられる．sessile serrated adenoma/polyp（SSA/P）と異なって，強い粘液付着はみられない．

c, d：クリスタルバイオレット染色による拡大観察．弱拡大（c），cの白枠部の強拡大（d）写真を示す．一見，III_L 型 pit 様所見を呈するも，個々の pit を詳細に観察すると星芒状の開口部を呈した腺管（II型 pit）が密に増生している．以上からSLと診断可能で，SSA/Pとの鑑別を要する．SSA/Pで特徴的な著明に拡張した腺管開口部はみられないことからHPであることが推察される．腫瘍径が大きく内視鏡切除（EMR）を選択した．

MEMO
拡大内視鏡観察での鑑別における限界

S状結腸〜直腸領域で観察されるHPは腫瘍径が5mm前後のII型 pit を呈する典型例である．しかし図2で呈示される病変のような腫瘍径が10mmを超える粗大病変ではpitが密在し，病理診断同様，III_L 型 pit との鑑別に難渋する場合もある．

が高い粘膜内癌からSM軽度浸潤癌，高度浸潤癌で多く観察される．以上から拡大観察の利点として腫瘍・非腫瘍の鑑別と同様に深達度診断にも威力を発揮する（別項参照）と考えられる．

おわりに

腺腫（TA）と非腫瘍（HP）の鑑別は表面性

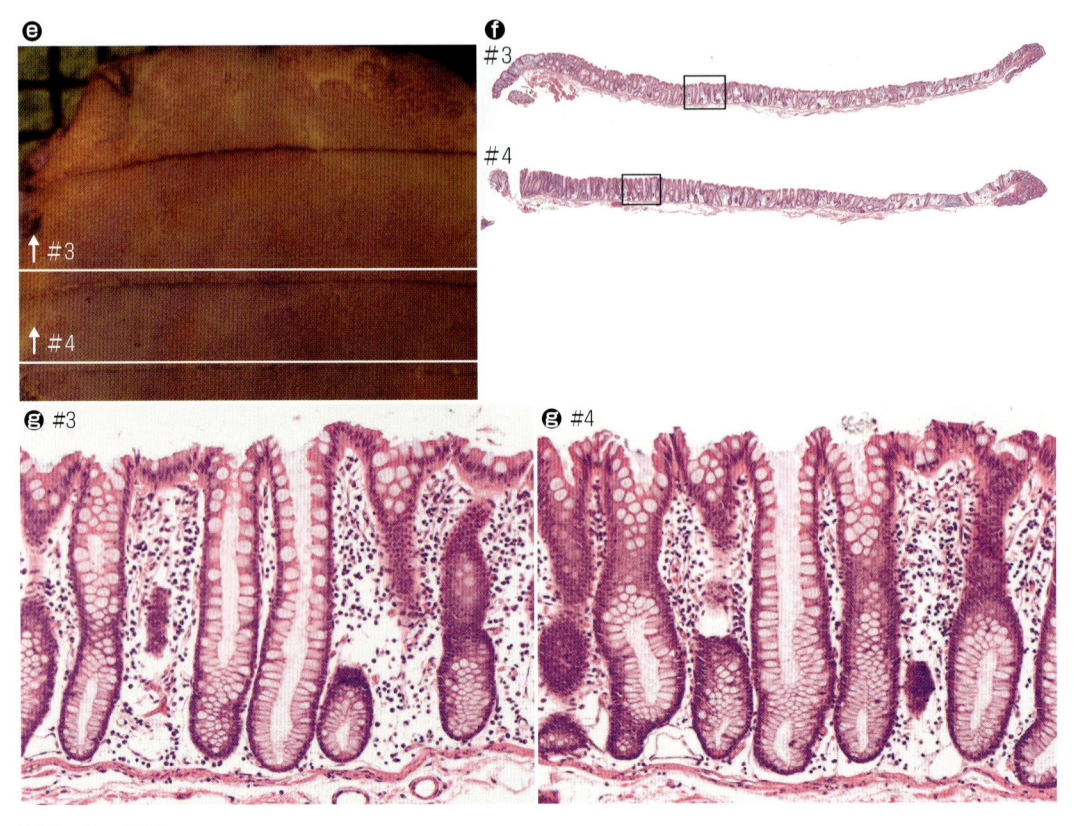

図2 (つづき)

e：実体顕微鏡像（矢印の方向に面出しを施行）．12×8 mm 大のⅡa 病変．矢印方向へ面出しを行った．
f：ルーペ像．四角枠内を g，h に強拡大像で示す．
g：病変部の強拡大像．粘膜表層にわずかに鋸歯状構造を有する腺管の増生をみる．腺管の異常分岐や腺底部での囊胞状拡張，逆 T 字型，L 字型腺管はみられず SSA/P との鑑別は可能である．表層分化が保たれており，全体的に杯細胞の増生が強く，goblet cell rich 型の過形成性ポリープと診断した．

状，色調からほぼ通常観察で鑑別可能である．しかしながら，場合によって困難な病変もみられ，このような場合には拡大観察も鑑別に寄与することを頭の片隅に置いて頂ければ幸いである．

文　献

1) 斎藤彰一，池上雅博，小野雅史，他：Serrated adenoma と Mixed hyerplastic adenomatous polyp の臨床病理学的検討．Gastroenterol Endosc　1998；40：12-21
2) Kimura T, Yamamoto E, Yamano HO, et al：A novel pit pattern identifies the precursor of colorectal cancer derived from sessile serrated adenoma. Am J Gastroenterol　2012；107：460-469
3) Nakao Y, Saito S, Ohya T, et al：Endoscopic features of of colorectal serrated lesions using image-enhanced endoscopy with pathological analysis. Eur J Gastroenterol Hepatol　2013；25：981-988
4) 工藤進英：大腸 pit pattern 診断．2005，医学書院，東京
5) 工藤進英：1．拡大内視鏡．北野正剛 編：消化器内視鏡の最前線．2008，22-25，日本メディカルセンター，東京

（斎藤彰一，池上雅博）

2 腫瘍・非腫瘍の鑑別
② 画像強調内視鏡

Essence

- 腫瘍・非腫瘍診断では，通常白色光観察の正診率は59〜84％と低いが，色素拡大観察では95.6％ともっとも高くgold standardである．
- 拡大NBI観察でも血管診断による腫瘍・非腫瘍の正診率は90％を超えNBI観察は拡大色素観察の役割を置き換えたといえる．
- 血管だけでは診断できない腫瘍性病変もあり，JNET分類で定義されているように血管と表面構造の二つで診断することが重要である．

はじめに

大腸は，消化管の中でもっとも腫瘍性病変が発生する臓器であるが，過形成性ポリープなどの摘除が不要な非腫瘍性病変と摘除が必要な腫瘍性病変を正確に鑑別することは臨床的に非常に重要である．過形成性ポリープを腺腫と誤診し摘除すると無用な治療偶発症を増加させることになり，一方で腺腫を過形成性ポリープと診断し放置すると発癌に繋がる可能性がある病変を大腸に残してしまうからである．

I．内視鏡による大腸の腫瘍・非腫瘍診断

大腸腫瘍を摘除するには，内視鏡診断精度が高ければ，腫瘍と内視鏡診断した病変だけを切除すればよいのであるが，白色光による腫瘍/非腫瘍の診断精度は59〜84％と報告されており，通常白色光観察による内視鏡診断には限界があった[1]．本邦では工藤らの提唱する，拡大色素観察によるpit pattern診断が普及し，より精度の高い腫瘍・非腫瘍診断が可能となった．2004年Fuらは，通常白色光，非拡大色素観察，拡大色素観察による腫瘍・非腫瘍診断の正診率はそれぞれ，84.0％，89.3％，95.6％と報告しており，拡大色素観察が内視鏡診断のgolden standardであることが示された[2]．しかしながら，色素の使用は，時間がかかることから，必ずしもスクリーニング検査において広く普及しているとはいえないのが現状である．

一方，2006年Narrow Band Imaging（NBI）の登場により，腫瘍・非腫瘍診断は大きな転換期を迎えることになる．NBIは，病変の表面構造も強調するが，表面の血管を強調させる技術として開発された．

II．大腸血管の構築像

大腸の血管の走行については，2001年Konerdingらが大腸手術標本を使用し電子顕微鏡による大腸血管の3D構築像を詳細に報告した（図1）[3]．大腸（直腸・結腸および盲腸）の正常粘膜の表面血管は腺管周囲を六角形に取り囲

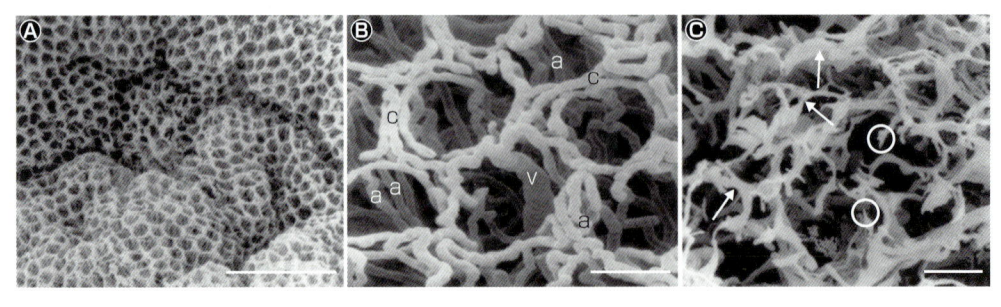

図1 3D electron micrograph of colorectal vascularity
A：正常大腸粘膜の表面血管像．腺管周囲を囲む血管が集まり規則的な蜂巣状構造を呈する．
B：Aの拡大像．らせん状の毛細血管(c)が集まり六角形を構成している．（a：細動脈　v：細静脈）
C：大腸癌の表面血管像（拡大）．癌の血管は，口径不同（矢印）や途絶（○）を示す．
〔Konerding MA, et al：Br J Canner　2001；84：1354-1362[3)]より転載〕

んでおり全体として蜂巣状（honeycomb like）構造を呈している（図1A）．個々の血管は緩やかならせん状をしており，粘膜下層〜粘膜固有層の動脈から分岐し粘膜上皮表層へ向かい腺管開口部を約2/3周した後に静脈系となり下行していく（図1B）．また大腸癌になると，血管の口径不同や途絶といった不整所見を伴い蜂巣状構造が崩れていく（図1C）．血管径については，正常大腸粘膜では8.6±1.8 μm〜12.4±1.9 μm（※ほとんど10 μm未満），腺腫では13.1±3.3 μm，癌では18.3±1.8 μm〜19.8±7.6 μmと異型度が上昇するにつれて血管径が太くなる．これら血管の評価は従来の白色光では限界があったがNBIの登場により血管の診断学は大きく発展を遂げた．

Ⅲ．拡大NBI観察による腫瘍・非腫瘍の鑑別

2006年には，世界に先駆けて大腸病変の血管分類である佐野分類（capillary pattern分類）が本邦から提唱され（図2），われわれは拡大NBI観察で腺管開口部を取り囲む蜂巣状血管〔Meshed capillary（MC）vessel〕が腫瘍性病変で観察され非腫瘍との鑑別に有用であることを報告してきた（図3）[4), 5)]．2009年Horimatsuらにより，非腫瘍である過形成性ポリープの血管（n＝25）と腫瘍である低異型度腺腫の血管（n＝45）の相違について詳細な臨床病理学的検討が報告された[6)]．拡大NBI観察で観察されたMC vesselは，低異型度腺腫では98％（44/45）であったが，過形成性ポリープでMC vesselが観察されたのは，わずか8％（2/25）であった．また細い血管（血管径φ≦10 μm）の個数は両者に差はなかったが，中間血管（φ11〜20 μm）および太い血管（φ＞20 μm）は，低異型度腺腫に有意に多く存在していた．拡大NBI観察で視認可能なMC vesselは，11 μm以上の血管を反映しており，低異型度腺腫と過形成性ポリープの鑑別に有用であると報告された．MC vesselの腫瘍・非腫瘍鑑別における臨床的有用性はprospective studyでも証明され，MC vesselの腫瘍性病変に対する診断能は，感度96.4％，特異度92.3％，正診率95.3％と高く，拡大NBI観察は腫瘍・非腫瘍診断において，従来の拡大色素観察の役割を置き換えたといえるだろう[7)]．

Capillary pattern	I	II	IIIA	IIIB
Schema				
Endoscopic findings				
Capillary characteristics	Meshed capillary vessels (−)	・Meshed capillary vessels (+) ・Capillary vessel surrounds mucosal glands	Meshed capillary vessels characterized by: blind ending, branching and curtailed irregularly ・Lack of uniformity ・High density of capillary vessels	・Nearly avascular or loose micro capillary vessels

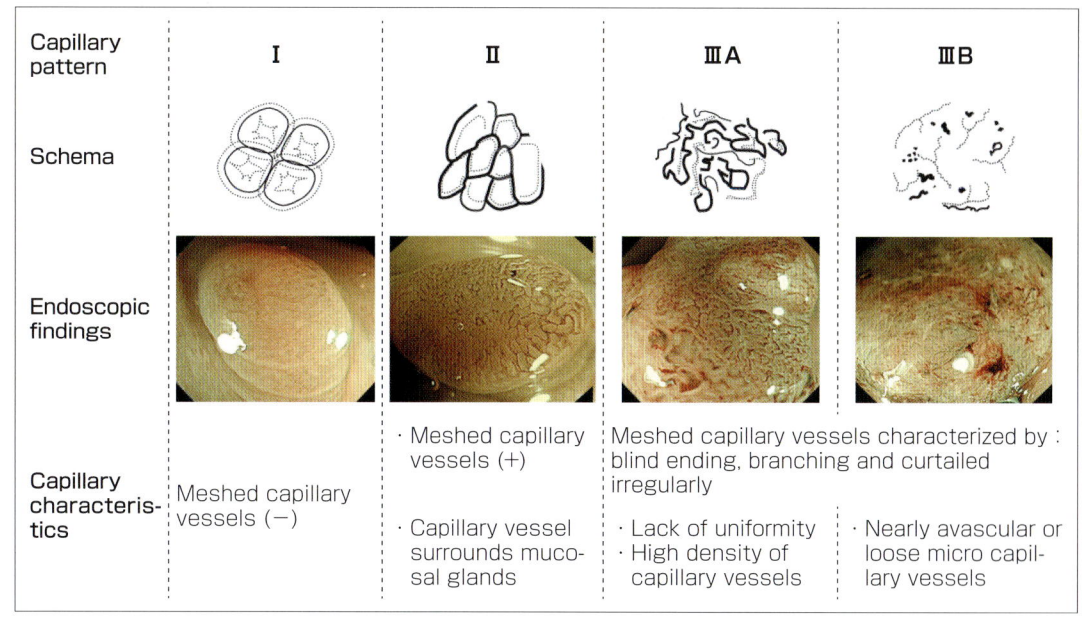

図2　Capillary Pattern Classification（佐野分類）

〔Sano Y, et al：Dig Endosc　2006；18：S44-S51[5] より引用〕

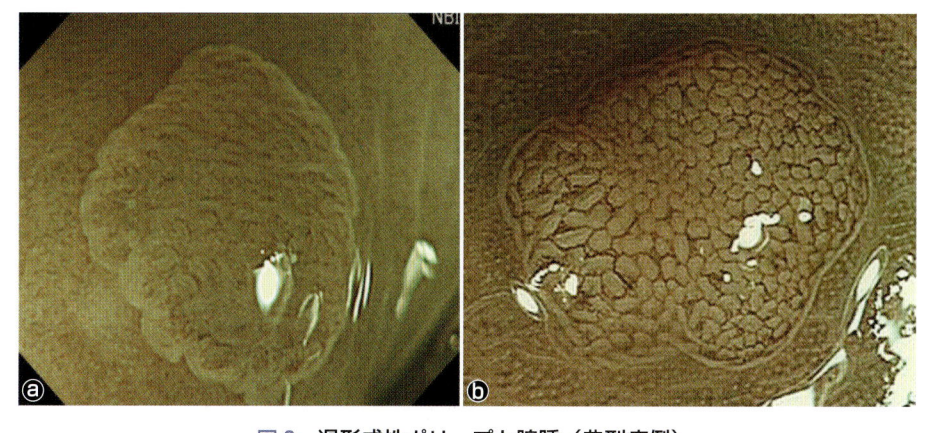

図3　過形成性ポリープと腺腫（典型症例）
a：過形成性ポリープ．茶色の淡い微細血管を認めるが病変全体として明瞭ではない．
b：腺腫．拡張した六角形の茶色蜂巣状血管（meshed capillary vessel；MCV）が明瞭に観察される．

おわりに

　NBIによる血管診断の有用性は明白であるが，実臨床では，血管はほとんど視認されない場合でも，表面構造だけで腫瘍性病変と診断される症例も時に経験する（図4）．これは血管の診断学だけでは限界があることを意味しており，NBIは血管と表面構造の両方で診断していくことが重要であることを示唆している．2014年に統一されたJapan NBI Expert Team（JNET）大腸拡大NBI分類でも，vessel patternとsurface patternの診断項目で診断することが定義されており，是非周知されたい（表）[8]．

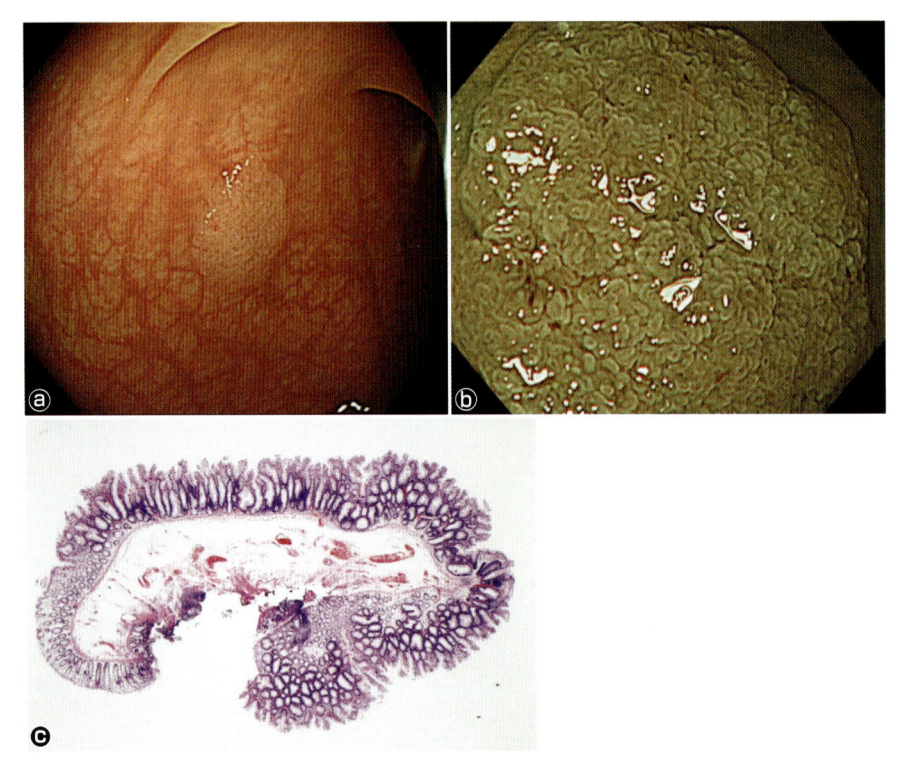

図 4　腺腫（血管視認不良例）
a：白色光観察．10 mm 大の褪色調で扁平な隆起を認める．
b：NBI 拡大観察．血管は視認されないが表面構造は比較的均一な乳頭状を呈しており，腺腫が疑われる．
c：病理．EMR 治療後病理：Tubulovillous adenoma with mild atypia

表　JNET 大腸拡大 NBI 分類

NBI	Type 1	Type 2A	Type 2B	Type 3
Vessel pattern	・認識不可[※1]	・口径整 ・均一な分布（網目・らせん状）[※2]	・口径不同 ・不均一な分布	・疎血管野領域 ・太い血管の途絶
Surface pattern	・規則的な黒色または白色点 ・周囲の正常粘膜と類似	・整（管状・樹枝状・乳頭状）	・不整または不明瞭	・無構造領域
予想組織型	過形成性ポリープ	腺腫〜低異型度癌 （Tis）	高異型度癌 （Tis/T1a）[※3]	高異型度癌 （T1b〜）

[※1]　認識可能な場合，周囲正常粘膜と同一径．
[※2]　陥凹型においては，微細血管が点状に分布されることが多く，整った網目・らせん状血管が観察されないこともある．
[※3]　T1b が含まれることもある．

〔佐野　寧，他：INTESTINE　2015；19：5-13[7)] より引用〕

文　献

1) Ignjatovic A, East JE, Suzuki N, et al：Optical diagnosis of small colorectal polyps at routine colonoscopy（Detect InSpect ChAracterise Resect and Discard；DISCARD trial）：a prospective cohort study. Lancet Oncol 2009；10：1171-1178

2) Fu KI, Sano Y, Kato S, et al：Chromoendoscopy using indigocarmine dye spraying with magnifying observation is the most reliable method for differential diagnosis between non-neoplastic and neoplastic colorectal lesions：a prospective study. Endoscopy 2004；36：1089-1093

3) Konerding MA, Fait E, Gaumann A：3D microvascular architecture of pre-cancerous lesions and invasive carcinomas of the colon. Br J Cancer 2001；84：1354-1362

4) Machida H, Sano Y, Hamamoto Y, et al：Narrow-band imaging in the diagnosis of colorectal mucosal lesions：a pilot study. Endoscopy 2004；36：1094-1098

5) Sano Y, Horimatsu T, Fu KI, et al：Magnifying observation of microvascular architecture of colorectal lesions using a narrow band imaging system. Dig Endosc 2006；18：S44-S51

6) Horimatsu T, Sano Y, Kaneko K, et al：Relationship between MVD and meshed-capillaries using magnifying NBI colonoscopy in colorectal precursor lesions. Hepatogastroenterology 2009；56：372-377

7) Sano Y, Ikematsu H, Fu KI, et al：Meshed capillary vessels by use of narrow-band imaging for differential diagnosis of small colorectal polyps. Gastrointest Endosc 2009；69：278-283

8) 佐野　寧, 田中信治, 工藤進英, 他（The Japan NBI Expert Team：JNET）：The Japan NBI Expert Team（JNET）大腸拡大 Narrow Band Imaging（NBI）分類. INTESTINE 2015；19：5-13

〈岩舘峰雄, 佐野　寧, 藤盛孝博〉

3 腺腫・癌の鑑別

Essence

- 大腸ポリープの内視鏡治療の適応決定に関して腺腫と癌の鑑別は必須である.
- 通常内視鏡検査において, 10 mm 以上の腫瘍径, 表面の凹凸, 陥凹が癌を疑う重要な所見である.
- pit pattern 観察や NBI・BLI などの不整所見を併用することで正診率が高まる.

はじめに

　大腸腫瘍の内視鏡治療の適応を決定するに当たっては確実な内視鏡診断が必須である. 通常内視鏡診断に加えて工藤・鶴田らの pit pattern 分類を用いた色素内視鏡や Narrow Band Imaging（NBI）および Blue Laser Imaging（BLI）などの画像強調内視鏡を用いた診断が病理組織とよく相関しており一般臨床で使用されている[1)〜4)]. とくに腺腫と癌の鑑別は重要であり, それにより治療法として polypectomy, 内視鏡的粘膜切除術（EMR）, 内視鏡的粘膜下層剥離術（ESD）および外科切除が選択される. 本稿では大腸病変に対する腺腫と癌の鑑別について各種内視鏡診断法の精度を詳説する.

Ⅰ. 腫瘍径と担癌率

　腺腫と癌の鑑別において重要な客観的所見の一つは腫瘍径である. 本邦では一般に長径 5 mm 以上のポリープに対して内視鏡治療がガイドラインでも推奨されているが, それは 5 mm を超えるポリープが癌を含んでいる可能性があるからである[5)].

　ポリープのサイズ別の担癌率について京都府立医科大学消化器内科および関連 10 施設において 2010〜2012 年に長径 5〜20 mm の腫瘍性ポリープを認め EMR で治療を行った連続的な 624 例の解析を行った臨床研究の成績を示す. 長径 5〜10 mm のポリープの担癌率は 4.4％ であり, 一方で長径 11〜20 mm のポリープの担癌率は 17.5％ であった[6)]（表 1）. さらに, 長径 20 mm 以上のポリープについては同時期に当院で ESD を行った 490 病変におけるサイズ別の担癌率を示す. 長径 20〜29 mm では担癌率 45.1％, 長径 30〜50 mm では 55.2％ であり, 長径 51 mm 以上では 85.2％ であった[7)].

　山野らも大腸ポリープの大きさと担癌率について報告しているが, 長径 5 mm 未満は 0.4％,

表1　大腸ポリープにおける腫瘍径と担癌率

	治療法	病変数	担癌率(%)
5〜10 mm	EMR	516	4.4
11〜20 mm	EMR	108	17.5
20〜29 mm	ESD	189	45.1
30〜50 mm	ESD	220	55.2
51 mm〜	ESD	36	85.2

〔文献 6), 7) より〕

長径 5 mm 以上 10 mm 未満では 3.4％，長径 10 mm 以上 15 mm 未満では 12％，長径 15 mm 以上 20 mm 未満では 20.7％，長径 20 mm 以上 25 mm 未満では 26.6％，長径 25 mm 以上 30 mm 未満では 32.1％であったとしておりわれわれの成績とほぼ同等である[8]．

担癌率を考慮すると 10 mm までのポリープであれば担癌率は低く 95％以上の可能性で腺腫であるため断端の確保が不確実な polypectomy でよいと考えられる．しかしながら，小さい腫瘍径でも癌病変は存在するため確実な内視鏡診断のもとでの治療法の選択が望まれる．一方で 10〜20 mm のポリープでは担癌率は 20％弱であり確実な診断のもとで EMR による確実

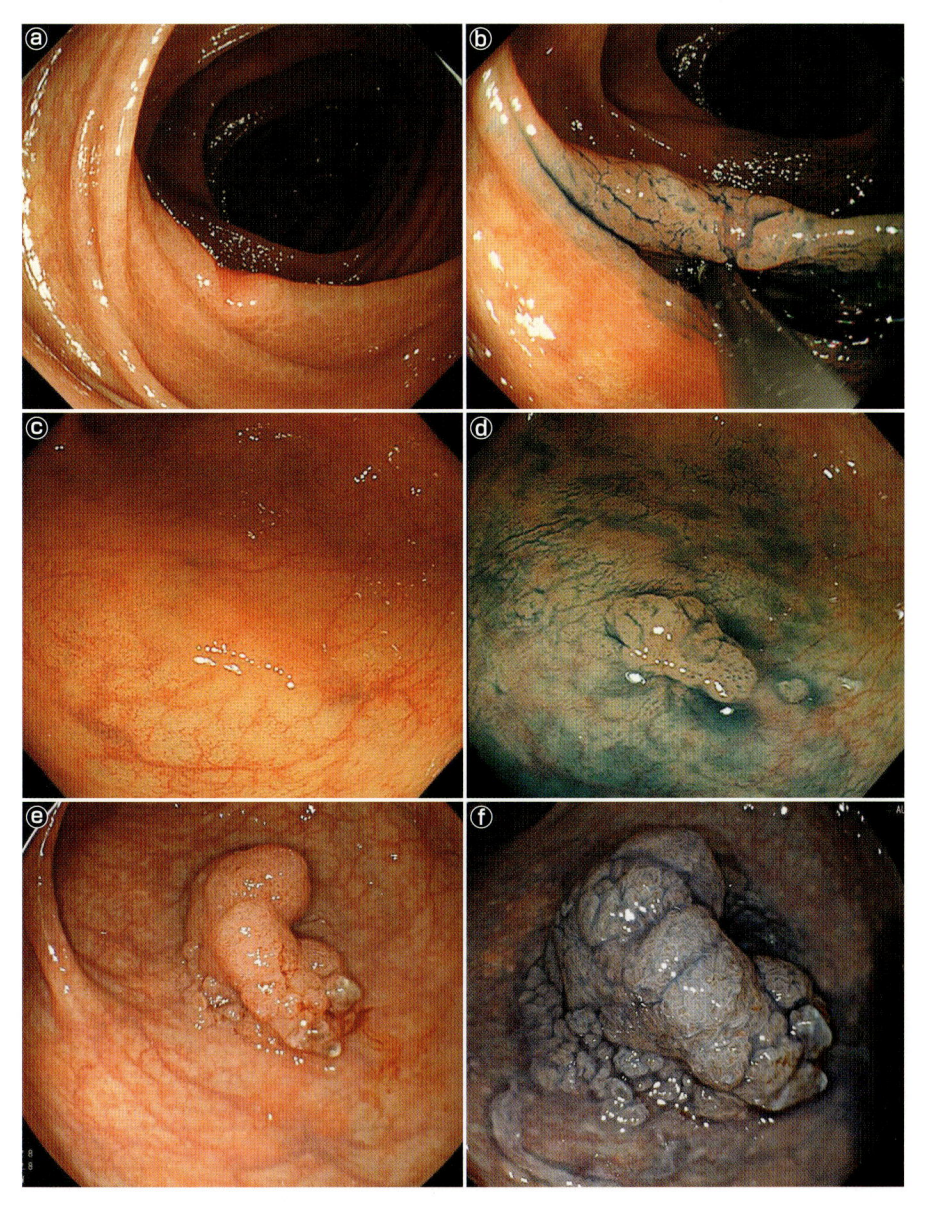

図1　通常内視鏡における癌を疑う所見

a：陥凹（上行結腸の粘膜内癌，Ⅱc，8 mm）　　b：腫瘍 1a のインジゴカルミン像
c：凹凸不整（直腸の粘膜内癌，Ⅱa，7 mm）　　d：腫瘍 1c のインジゴカルミン像
e：結節（直腸の粘膜内癌，Ⅱa＋Ⅰs，20 mm）　f：腫瘍 1e のインジゴカルミン像

な一括切除が望まれる．

II．腺腫と癌の鑑別

1．通常内視鏡診断

　大腸病変の腺腫と癌の鑑別においては，通常内視鏡診断がもっとも重要であるといっても過言ではない．すなわち，通常内視鏡診断で癌を疑う病変を拾い上げることができなければ精密検査である拡大内視鏡観察がなされないまま治療されることとなり，十分な断端が確保されなかったり，分割切除となったりという問題が生じうる．

　通常内視鏡観察において癌を疑う所見としては，前述したようにまずは腫瘍径が重要であり大きさ10 mm以上の病変では担癌率が10％以上であるためとくに慎重な内視鏡観察を行うことが重要である．具体的な内視鏡所見については，佐田らは，表面の凹凸不整，結節の有無，陥凹，辺縁不整が有意に癌病変で頻度が高かったと報告している[9]（図1）．また河野らは，腫瘍表面色調の不均一さや陥凹が癌を疑う重要な所見であると述べている．いずれの所見においてもインジゴカルミン散布を行うことでより明瞭に所見が得られるため癌を疑う病変ではぜひ施行したい．またこれ以外にもT1b癌を考慮する所見でもある緊満感，表面の崩れ，ひだ集中像，陥凹内隆起，潰瘍なども腺腫と癌を鑑別するうえでは重要な所見である[10]．しかしながら，通常内視鏡診断だけでは腺腫と癌の鑑別が難しい病変も少なからず存在し，そのような病変には次項に述べるpit pattern観察やNBI・BLI拡大観察などを適宜併用することが望まれる．

2．pit pattern診断

　大腸腫瘍の診断においては工藤・鶴田らのpit pattern分類が病理組織とよく相関しており一般臨床で広く用いられている[1), 11)]（図2, 3）．

　悪性の指標はV型pit patternであり，不整の程度に応じてVI型軽度不整，VI型高度不

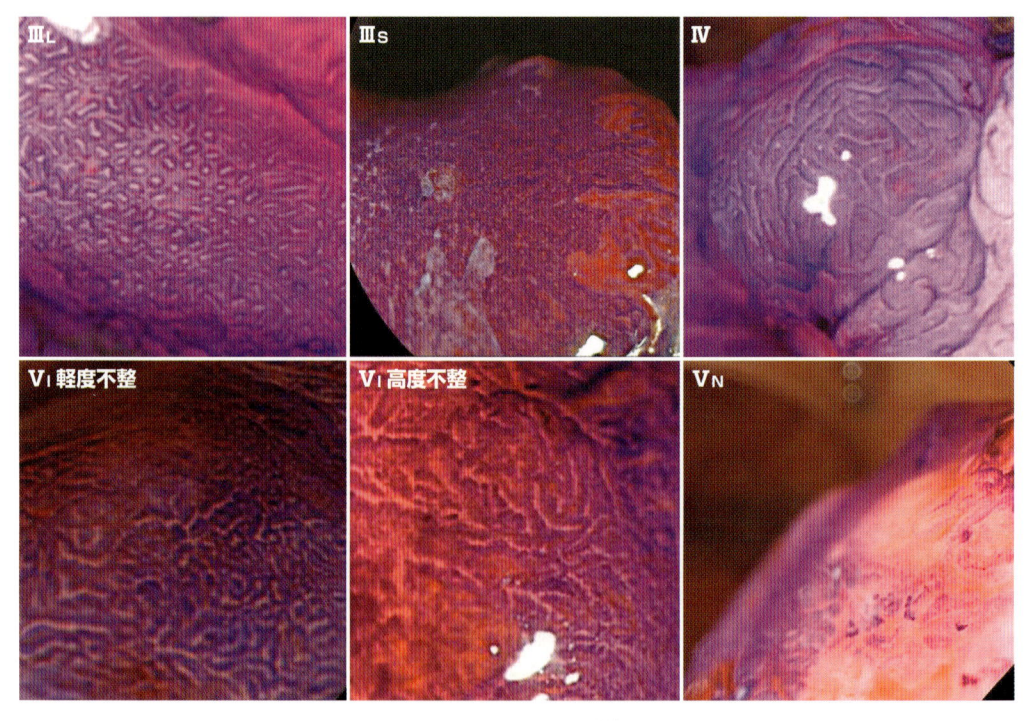

図2　pit pattern分類

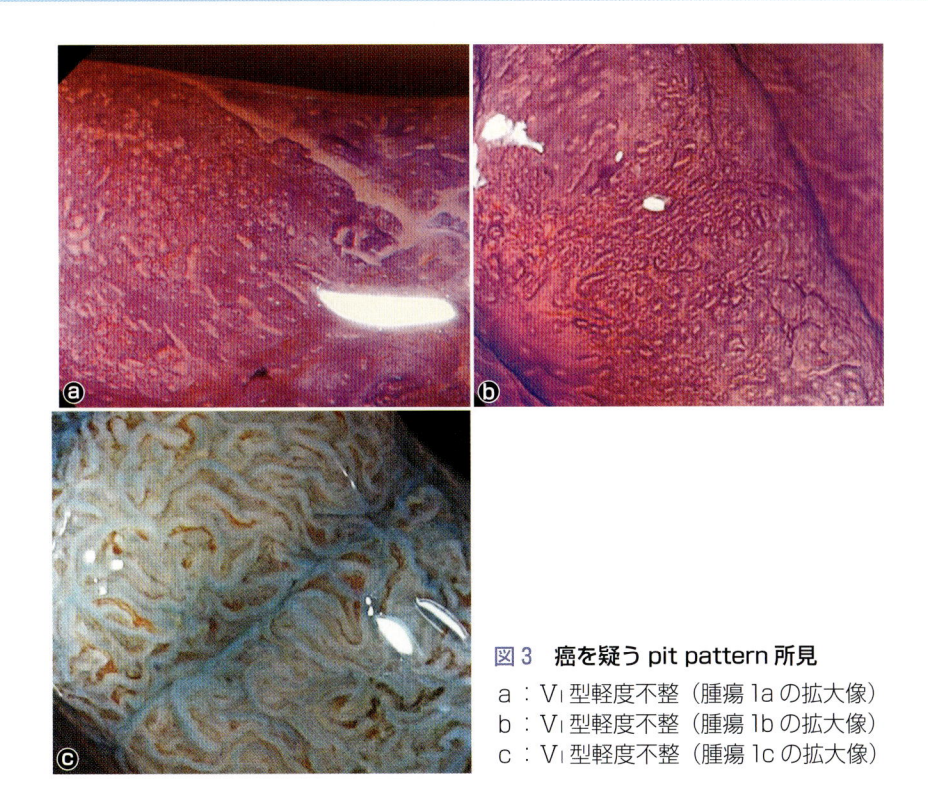

図3 癌を疑う pit pattern 所見
a：V_I型軽度不整（腫瘍1aの拡大像）
b：V_I型軽度不整（腫瘍1bの拡大像）
c：V_I型軽度不整（腫瘍1cの拡大像）

表2 大腸ポリープにおける pit pattern と病理組織診断

	III_L	III_S	IV	V_I 軽度不整	V_I 高度不整	V_N	計
腺腫	83.8% (31/37)	83.3% (5/6)	80.0% (24/30)	36.7% (11/30)	0	11.8% (2/17)	73
Tis-T1a	16.2% (6/37)	16.7% (1/6)	20.0% (6/30)	50.0% (15/30)	60.0% (6/10)	5.9% (1/17)	35
T1b	0	0	0	13.3% (4/30)	40.0% (4/10)	82.3% (14/17)	22
計	37	6	30	30	10	17	130

整，およびV_N型の3パターンに分類される．病理との対応については，当院で行った腫瘍性病変130病変の検討において，V_I型軽度不整は腺腫およびT1b癌を一部含むがおもにTis癌の指標であり，V_I型高度不整は全例癌でありT1b癌を40％に認め，V_N型は全例T1b癌となる（表2）[11]．

一方で良性の指標としては管状のIII_L型pit，小型円形のIII_S型pit，樹枝状のIV型pitがあげられる．III_L・III_S型はおもに腺腫，IV型は腺腫が主ではあるが，粘膜内癌も1/5程度含まれる．V型pitを癌の指標，III_L，III_S，IV型pitを腺腫とした際に，感度82.2％，特異度79.4％，正診率84.6％であり，他の報告とほぼ同等の成績である[11), 12)]．

3. NBI・BLI 診断

NBIにおいてはこれまで種々の分類が用いられてきたが，2015年にJNET分類（p.68，表）という日本におけるNBI統一分類が発表され

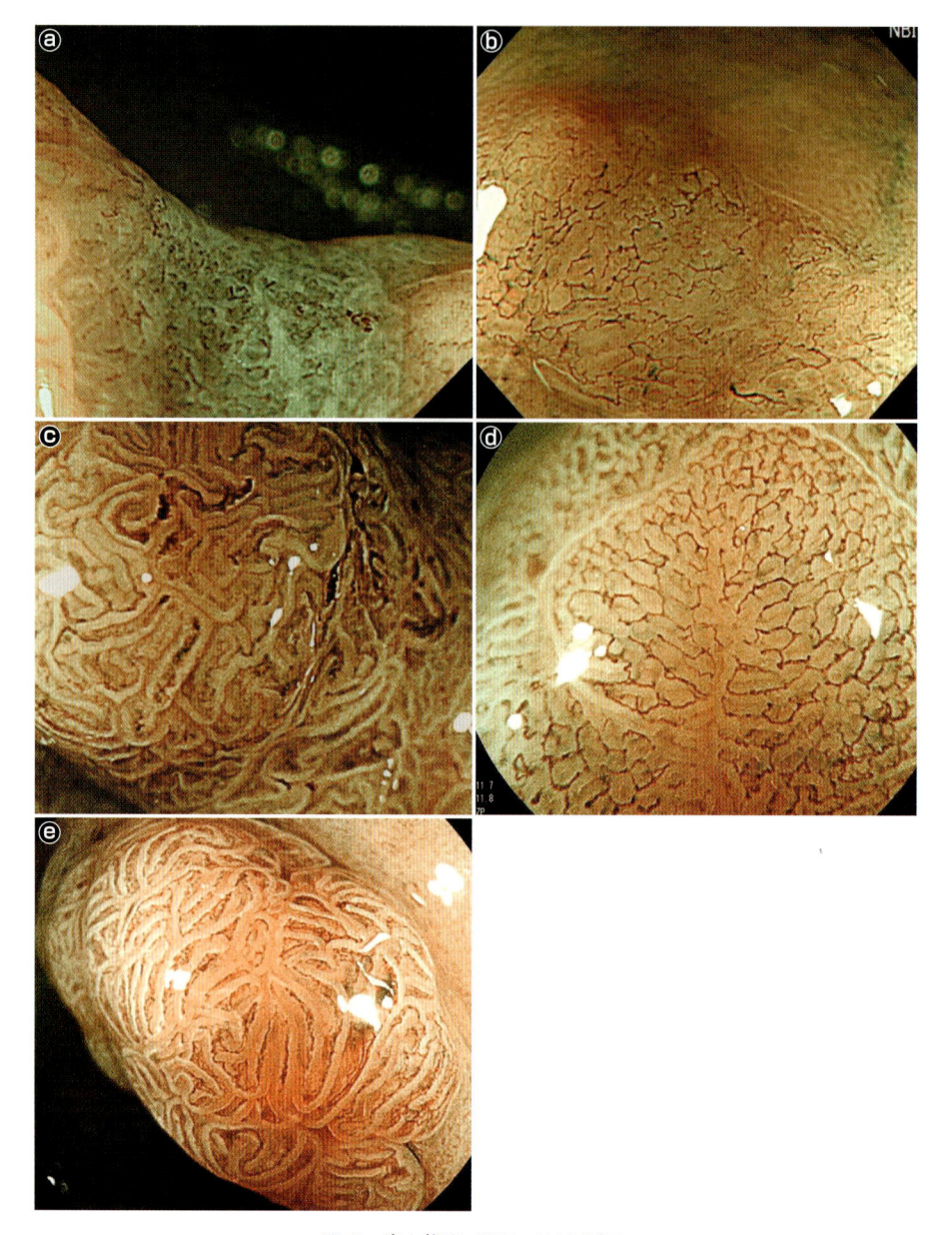

図4 癌を疑うNBI・BLI所見

a：NBI像．surface patternおよびvessel patternとも不整を示す癌（腫瘍1a, bの拡大像）．
b：NBI像．surface patternおよびvessel patternとも不整を示す癌（腫瘍1c, dの拡大像）．
c：BLI像．surface patternおよびvessel patternとも不整を示す癌（腫瘍1e, fの拡大像）．
d：BLI像．surface patternは管状およびvessel patternとも整な腺腫．
e：BLI像．surface patternは樹枝状，vessel patternは整な腺腫．

たので本稿ではそれを用いて解説する[13]．surface patternおよびvessel patternの読所見を合わせて診断することとなるが双方とも不整所見が癌を示唆する所見となる．vessel patternでは口径不同や太い血管の途絶，無血管野，血

MEMO

腺腫と癌を診断するには各種観察法における不整所見を把握することが重要である．診断に苦慮する際は各種観察法を用いて総合的に診断を行いたい．

管の不均一分布などが認められた際には癌を疑う所見となる．逆に口径不同のない結果や均一な分布は腺腫を示すこととなる．Surface patternでは，不整所見，無構造所見であれば癌を疑い，樹枝状，管状，乳頭状などの整な所見は腺腫となる（図4）．

NBI，BLIによる拡大観察の腺腫・癌の鑑別能は，NBIにおいては感度83.3％，特異度77.4％，正診率82.7％，一方，BLIにおいては感度90.4％，特異度77.6％，正診率85.0％であり，他の報告とほぼ同等の成績である[4), 14), 15)]．またBLIに関しての報告ではあるが，長径20 mm以上の腫瘍に関しては腺腫・癌の鑑別能については正診率75.8％であり，20 mm未満の腫瘍の正診率92.6％に比して有意に低値であった[15)]．

おわりに

大腸ポリープの腺腫・癌の鑑別について詳述した．通常内視鏡で癌を疑う病変を拾い上げ，色素内視鏡，NBI，BLIなどを用いて，確実な診断のもとで内視鏡治療を行うことが重要である．

文献

1) Kudo S, Hirota S, Nakajima T, et al：Colorectal tumours and pit pattern. J Clin Pathol 1994；47：880-885
2) Sano Y, Ikematsu H, Fu KI, et al：Meshed capillary vessels by use of narrow-band imaging for differential diagnosis of small colorectal polyps. Gastrointest Endosc 2009；69：278-283
3) Yoshida N, Naito Y, Kugai M, et al：Efficacy of magnifying endoscopy with flexible spectral imaging color enhancement in the diagnosis of colorectal tumors. J Gastroenterol 2011；46：65-72
4) Yoshida N, Hisabe T, Inada Y, et al：The ability of a Novel blue laser imaging system for the diagnosis of invasion depth of colorectal neoplasms. J Gastroenterol 2014；49：73-80
5) 日本消化器病学会 編：大腸ポリープ診療ガイドライン2014．2014，南江堂，東京
6) Yoshida N, Naito Y, Inada Y, et al：Multicenter study of endoscopic mucosal resection using 0.13％ hyaluronic acid solution of colorectal polyps less than 20 mm in size. Int J Colorectal Dis 2013；28：985-991
7) 吉田直久，内藤裕二，小木曽聖，他：ESD/EMRの治療成績からみた大腸腫瘍に対する治療法の使い分け．消化器内科 2013；57：256-264
8) 山野泰穂，黒田浩平，吉川健二郎，他：大腸腫瘍性病変の臨床病理学的特性からみた内視鏡治療の適応と実際—スネアEMRの観点から．胃と腸 2007；42：1053-1059
9) 佐田美和，小林清典：腫瘍の良悪の鑑別．田中信治 編：症例で身につける消化器内視鏡シリーズ 大腸腫瘍診断（改訂版）．2014, 85-91, 羊土社, 東京
10) 河野弘志，鶴田修，唐原健，他：腫瘍性疾患の診断．消化器内視鏡 2007；19：443-449
11) 吉田直久，若林直樹，長谷川大祐，他：大腸腫瘍性病変に対する拡大内視鏡観察における不整pitのスコア化と病理組織診断との相関性の検討．Gatroenterol Endosc 2007；49：1806-1814
12) Hayashi N, Tanaka S, Kanao H, et al：Relationship between narrow-band imaging magnifying observation and pit pattern diagnosis in colorectal tumors. Digestion 2013；87：53-58
13) 佐野寧，田中信治，工藤進英，他：The Japan NBI Expert Team(JNET) 大腸拡大Narrow Band Imaging(NBI)分類．INTESTINE 2015；19：5-13
14) Kanao H, Tanaka S, Oka S, et al：Narrow-band imaging magnification predicts the histology and invasion depth of colorectal tumors. Gastrointest Endosc 2009；69：631-636
15) Yoshida N, Yagi N, Inada Y, et al：Ability of a novel blue laser imaging system for the diagnosis of colorectal polyps. Dig Endosc 2014；26：250-258

（吉田直久，小木曽聖，内藤裕二）

4 深達度診断
① 通常・色素内視鏡から NBI まで

Essence

- 拡大内視鏡を用いた深達度診断の際の，NBI・インジゴカルミン色素・クリスタルバイオレット染色による診断手順とその利用方法．
- 白色光通常観察～拡大観察の肉眼型別にみた深達度診断方法．
- JNET 分類を用いた際の NBI 下拡大観察による深達度診断方法と Type 2B の重要性．
- 拡大内視鏡診断の臨床分類，Non-invasive と Invasive pattern の診断方法．

はじめに

　内視鏡による深達度診断学は，拡大内視鏡による pit 診断，そして Narrow Band Imaging (NBI) などの画像強調診断により，飛躍的に進歩してきている．それ以前は，通常倍率の白色光（White light；WL）観察により，腫瘍表面の凹凸不整（いびつ性，ダルマ型など），陥凹やびらん，分葉溝の消失，緊満感（硬さ），ひだ集中やひだのひきつれなどのさまざまな所見から深達度診断がなされてきた．現在は，WL 通常観察の診断学を基本に，NBI や色素拡大観察による詳細な観察から正確な診断・治療がなされている．本稿では，WL 通常観察～NBI・色素拡大観察による深達度診断について解説する．

I．内視鏡による深達度診断手順

NBI による通常観察で病変を発見
↓
NBI 拡大観察
↓
WL 通常観察
↓
0.4％インジゴカルミン色素（IC）通常観察
↓
IC 拡大観察

上記観察で SM 癌が疑われた場合

0.05％クリスタルバイオレット（CV）染色下拡大観察

1. JNET 分類を用いた深達度診断手順

1）JNET 分類 Type 2A の場合

　NBI で通常観察，さらに拡大観察により Japan NBI Expert Team（JNET）による大腸拡大 NBI 分類（以下，JNET 分類，P.68，表)[1]で判定し Type 2A の腺腫性ポリープと診断できれば，IC 拡大観察で工藤・鶴田分類[2,3]の

Ⅲ型，Ⅳ型 pit を確認し，内視鏡切除を行う．

2）JNET 分類 Type 2B の場合

JNET 分類でもっとも重要なのは Type 2B の診断である．Type 2B は高異型度癌で M・SM 癌の診断に迷う病変を対象と考えており，CV 染色による pit 診断まで行うべき病変である．NBI 拡大観察で Type 2B の診断後は，WL の通常観察〜拡大観察までを行うが，WL 通常観察では病変の硬さなどを判断するためにも軽視してはいけない．その後，IC 色素散布により通常観察〜拡大観察を行うが，Ⅲs，ⅢL，Ⅳ型 pit と診断された場合でも，CV 染色下拡大観察による確認を行う．CV 染色を行う際には，Non-traumatic（NT）tube[4] を用いて，腫瘍表面にのみ染色されるように滴下染色を行う．適度な染色状態を得るためには，一度全体を滴下染色し，その数十秒後に粘液除去を含めて病変の表面を水洗し，適度な染色状態を確認しながら染色・水洗の操作を繰り返す．腫瘍表面の pit 観察にも NT-tube が有用である．腫瘍表面

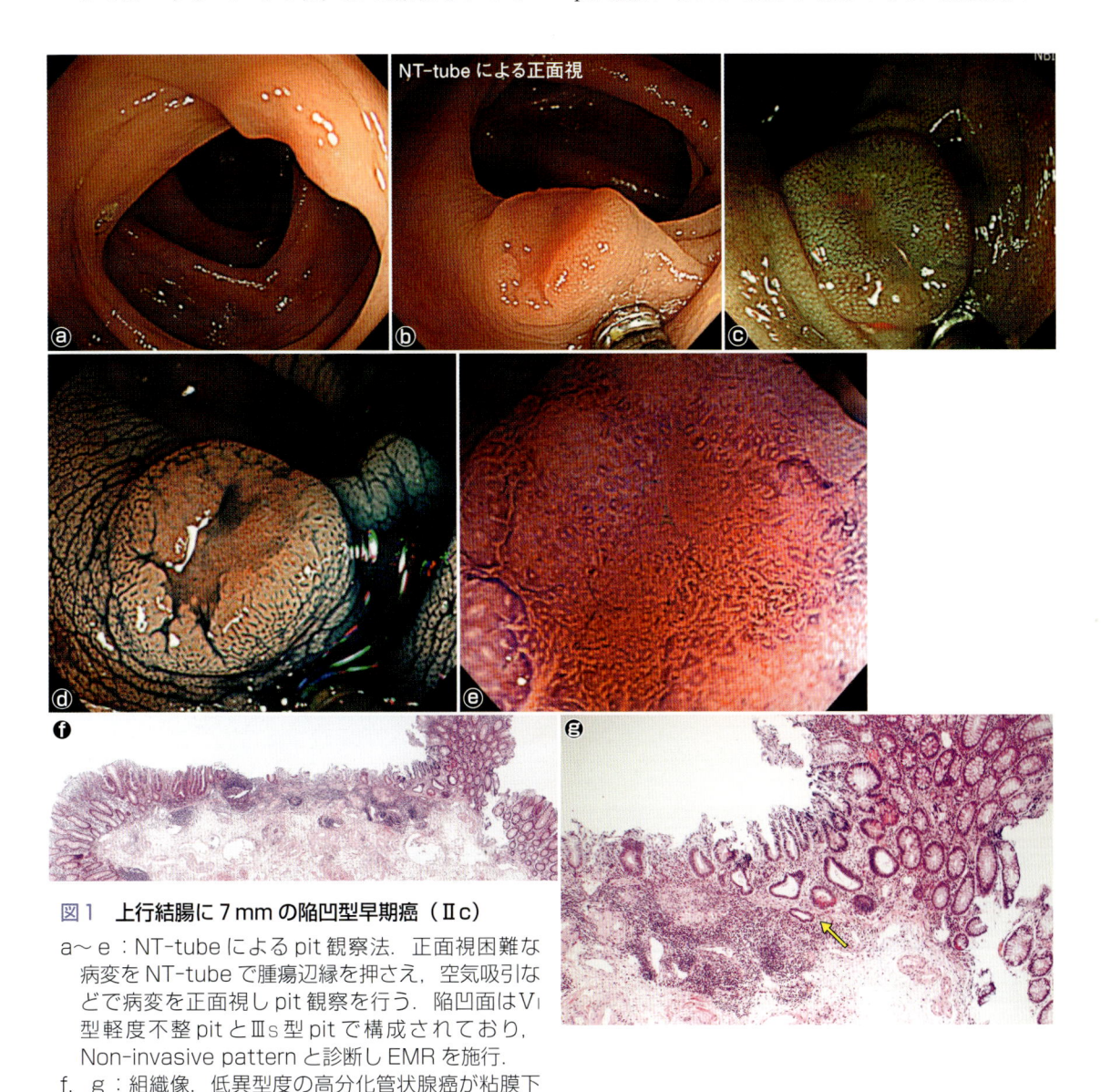

図1　上行結腸に 7 mm の陥凹型早期癌（Ⅱc）

a〜e：NT-tube による pit 観察法．正面視困難な病変を NT-tube で腫瘍辺縁を押さえ，空気吸引などで病変を正面視し pit 観察を行う．陥凹面はⅤI 型軽度不整 pit とⅢs 型 pit で構成されており，Non-invasive pattern と診断し EMR を施行．

f，g：組織像．低異型度の高分化管状腺癌が粘膜下層に1腺管のみ浸潤（黄色矢印）．

を正面視するために腫瘍基部の健常粘膜に NT-tube を押し当て，空気吸引操作により腫瘍を近づけるなどで，もっとも焦点の合った pit 画像が得られるように心がける（図1）．

→腫瘍全体像や正面像を捉えるには，順方向からの視野にとらわれず，反転法による観察や体位変換も有効である．

3）JNET 分類 Type 3 の場合

JNET 分類 Type 3 では，T1b 以深癌を抽出するものである．WL 通常（色素）観察でも T1b 以深癌を高い信頼度で診断可能であれば，IC 拡大観察までにとどめ，CV 染色は必須としない．

Ⅱ．肉眼型別の深達度診断

早期大腸癌の治療方針を決定するうえで，深達度診断，とくに SM 深部浸潤（T1b，SM2 以深：粘膜下層への浸潤≧1,000 μm）の有無が重要となる．

1．隆起型
1）Ip や Isp 型早期癌
〈通常観察〉

①体位変換による茎の形状を確認する．Ip では，stalk invasion の有無を診断するために茎の形状が大事である．stalk 内に massive invasion をきたしている場合には，まれではあるが頭部腫瘍に連続して茎が太く，いわば蛇が卵を飲み込んだ形状を呈することもある．また，NT-tube などの鉗子を使用し，茎の部分を tube で押し当て，その硬さから stalk invasion の有無を判断する．②腫瘍頭部の観察では，polypoid growth（PG 型）/non-polypoid growth（NPG 型）[5]の判定を行う．PG 型では，分葉溝の消失や緊満感（図2），表面の構造において潰瘍（決壊）や陥凹，びらんなど，または無構造様所見の有無を確認し，それらいずれかの所見がみられる場合には NBI 拡大観察に加え CV 染色下拡大観察にて pit 診断を行う（図2）．

NPG 型では，陥凹面の存在や陥凹辺縁の境界における段差の程度や不整性，陥凹内の結節状隆起などに注目する．

〈拡大観察〉

隆起型腫瘍の場合には，Ip や Isp の PG 型を示す病変の拡大観察所見では，ほとんどがⅢL〜Ⅳ型 pit であり，組織学的には管状腺腫〜管状絨毛腺腫のことが多く，腺腫内癌の病変でも明らかな V 型 pit を示す病変は少ない．V 型 pit を疑う場合には，CV 染色下拡大観察を行うが（図2①），隆起型腫瘍の拡大観察 pit 診断は，表面型腫瘍に比べ診断能に限界があるため，通常観察診断や生検診断による desmoplastic reaction（DR）の有無を参考にすることも大切である（図2②）．

一方，NPG 型の Ip・Isp 病変では，表面・陥凹型と同様の診断を行う．NT-tube で腫瘍頸部を押さえ，腫瘍頭部を動かないように固定した状態で表面構造を詳細に観察する．この場合にも NBI 拡大→IC 拡大→CV 染色下拡大まで行い，V 型 pit の有無を確認し，後述する Invasive，Non-invasive pattern[6)〜10)]を診断する．

2）Is 型早期癌
〈通常観察〉

病変全体の緊満感・硬さに注目し，色素散布下では腫瘍全体の分葉溝消失や通常観察でみる無構造様所見の有無を判定する．この所見の拾い上げは，Ip や Isp の腫瘍部についても同様である．

2．表 面 型

表面隆起型（Ⅱa）や表面平坦型（Ⅱb）の SM 癌は少なく，Ⅱa やⅡb の形態で SM 癌を疑う病変は，ほとんどが側方発育型腫瘍−非顆粒型（LST-NG）[9),11)]である．表面陥凹型（Ⅱc）やⅡa＋Ⅱc（表面隆起・陥凹型）では，通常観察において深達度を判定する際に，陥凹面の大きさ，陥凹辺縁の段差や陥凹周囲の反応性隆

JNET 分類 Type 2B

分葉溝消失・緊満感・小陥凹

VI型軽度不整 pit（Non-invasive pattern）

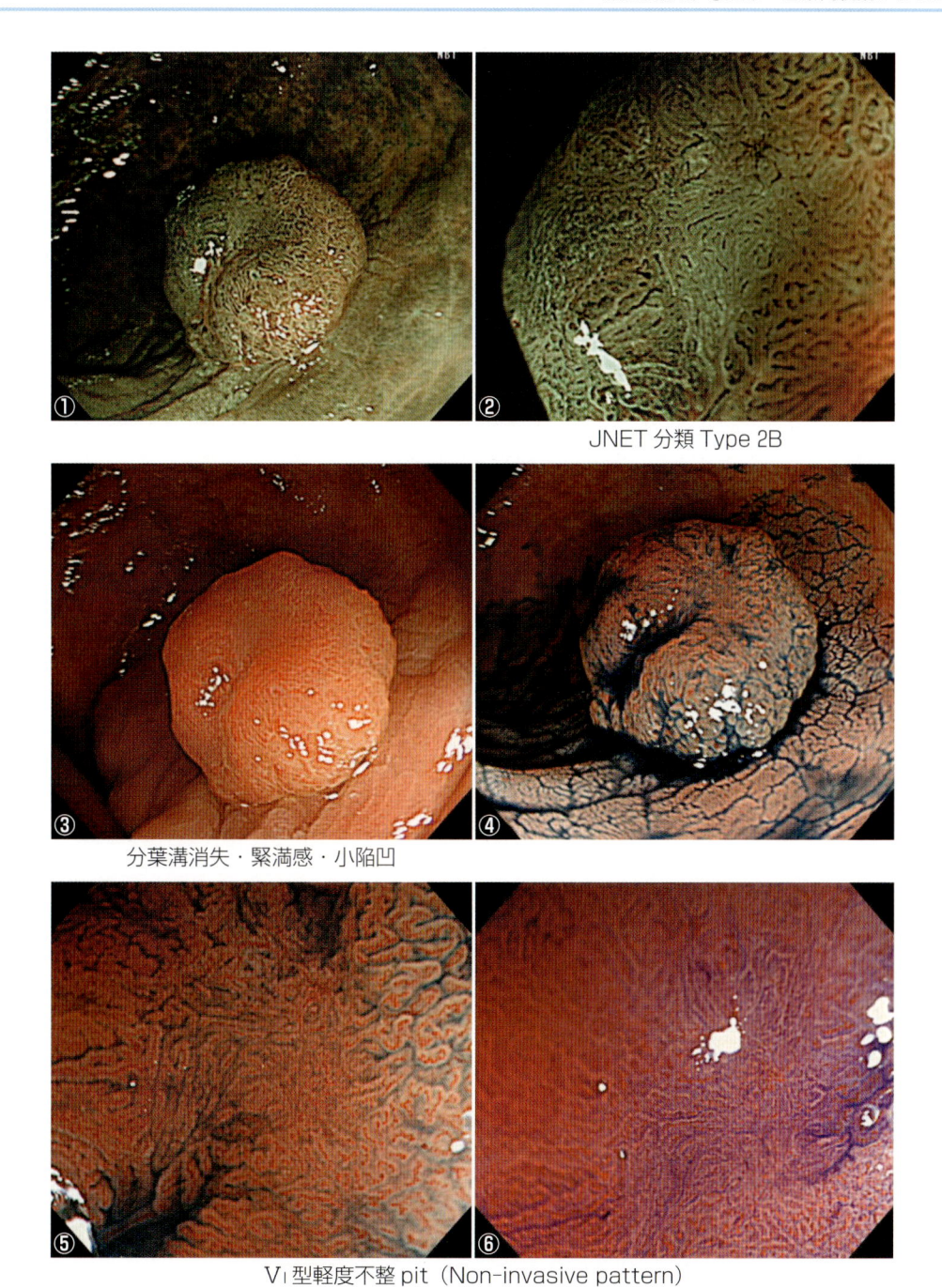

図2①　直腸（Ra）の大きさ12mmのIs+IIc型早期癌

　内視鏡診断手順を示す．①NBIで発見⇒②小陥凹面のNBI拡大にてJNET分類Type 2Bと診断⇒③WL通常観察で分葉溝消失・緊満感・小陥凹を認識⇒④IC観察で確認⇒⑤IC拡大観察⇒⑥CV染色下拡大観察ではVI型軽度不整pitで，陥凹面も小さく，陥凹辺縁の境界も不明瞭であることからNon-invasive patternと診断．
　総合診断としてSM1〜2に迷う病変としてEMRを施行．

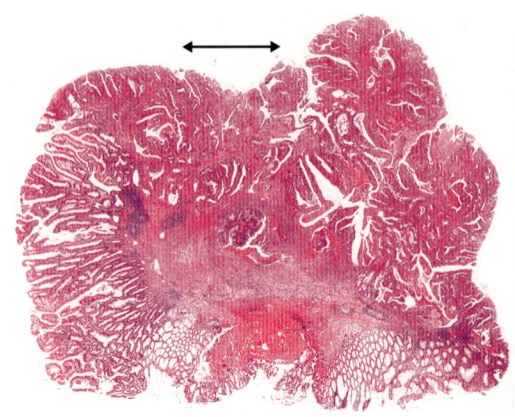

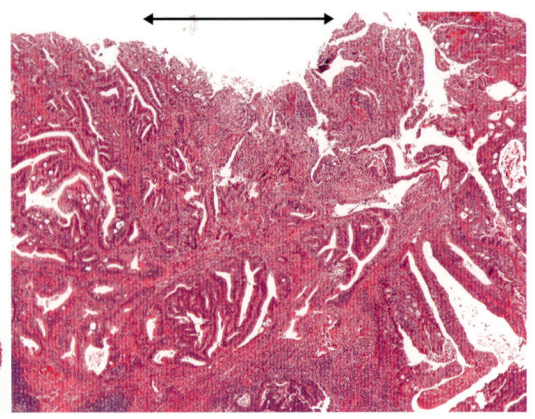

図2②　EMR切除標本の組織像

腺腫併存の中分化腺癌＞高分化腺癌の早期癌であり，粘膜筋板は破壊消失しており SM 浸潤距離は 3,000 μm 以上，脈管内侵入は陰性であった．外科的追加手術を行い，リンパ節転移は陰性（0/22）．矢印で示すきわめて小範囲ではあるが，V_I 型高度不整 pit を想定する DR（＋）の癌腺管を認める．NBI および pit 拡大観察による深達度診断が困難な症例と考える．

起，陥凹面の形状（棘状不整・面状不整），陥凹面の無構造様所見，陥凹周囲のひだのひきつれやひだ集中像などから深達度診断を行う（図1）．

3. 側方発育型腫瘍（laterally spreading tumor；LST）[9), 11)]

LST は，径 10 mm 以上の表層（側方）発育型腫瘍を表す用語であり，肉眼型分類には含めずニックネーミングとして使用され，LST には granular-type（LST-G）と non-granular type（LST-NG）に大別される．

1）LST-G（顆粒均一型と結節混在型）

LST-G は，腺腫癌化説に基づく病態であり，隆起型の深達度診断に準じて診断する．LST-G は，顆粒均一型と結節混在型に細分類されるが，これは深達度診断の補助診断として重要である．顆粒均一型は，この名称のとおり顆粒・結節が均一な形態で，かつ全体像がⅡa 様の隆起で構成されるものである．LST の用語は，肉眼型分類ではなくニックネーミング的に使用されるため，われわれは肉眼型を最初に示し，LST を付記する形で，Ⅱa（LST-G）などと表記している．すなわちⅡa（LST-G）は顆粒均一型 LST-G を示す表記であり，顆粒結節が均一であることは，一様に腺腫で構成される病変と考える．一方，結節混在型は，粗大結節状隆起の存在に加え，顆粒均一成分を伴う病態であり，通常の肉眼分類の Is＋Ⅱa 型（またはⅡa＋Is 型）の形態として表現され，われわれは Is＋Ⅱa（LST-G）と表記している．

このような Is＋Ⅱa（LST-G）を深達度診断する際には，粗大結節状隆起部に注目して，通常の隆起型に対する診断としての緊満感や分葉溝消失などに加え，結節の大きさが 10 mm 以上，表面にびらん・陥凹の存在に注目することが重要である．今までのさまざまな報告からも Is＋Ⅱa（LST-G）の場合には，粗大結節状隆起部に癌を認め，SM 浸潤はこの結節隆起部に多く認める．したがって，この隆起部に対する詳細な観察が求められる．

2）LST-NG（扁平・平坦隆起型と偽陥凹型）

LST-NG は，扁平・平坦隆起型と偽陥凹型の形態に亜分類されている．LST-NG においても，その表記は LST-G 同様に肉眼型に併記する形式で，扁平・平坦隆起型はⅡa（LST-NG），偽陥凹型はⅡc（LST-NG）またはⅡa＋Ⅱc（LST-NG）という表現型を用いている．

両型ともに de novo 様発育の病変であり，とくに偽陥凹型については陥凹型の診断に準ずる．しかし，この病変で大事なことは，陥凹型が垂直浸潤型の浸潤形式をとるのに対し，本病変は多中心性の SM 浸潤形式をとることや，粘膜筋板が保持された状態で粘膜下層内に塊状浸潤をきたす特徴を有する．また，ひだ集中像があっても，粘膜内病変であることが多く，この要因としては粘膜下層の線維化や，腫瘍自体の硬さによる影響などが挙げられるが，その確証は得られていない．偽陥凹型の LST-NG の通常観察における深達度診断で重要な所見は，陥凹内にみられる結節状隆起が挙げられ，中村ら[12]は，これを"非顆粒内隆起"という所見名で表現している．この所見の重要なことは，前述したように LST-NG は粘膜筋板を保持した状態で SM に塊状浸潤を示すため，表面の pit は明らかな VI 型高度不整 pit を示さず IIIL・IIIs 型 pit や VI 型軽度不整 pit で構成されることがある．したがって，拡大観察診断にかたよる診断ではなく，腫瘍全体の硬さに注目した通常観察の診断学として，腸管内への送気・吸気の出し入れによる病変の空気変形所見も参考にしたい．

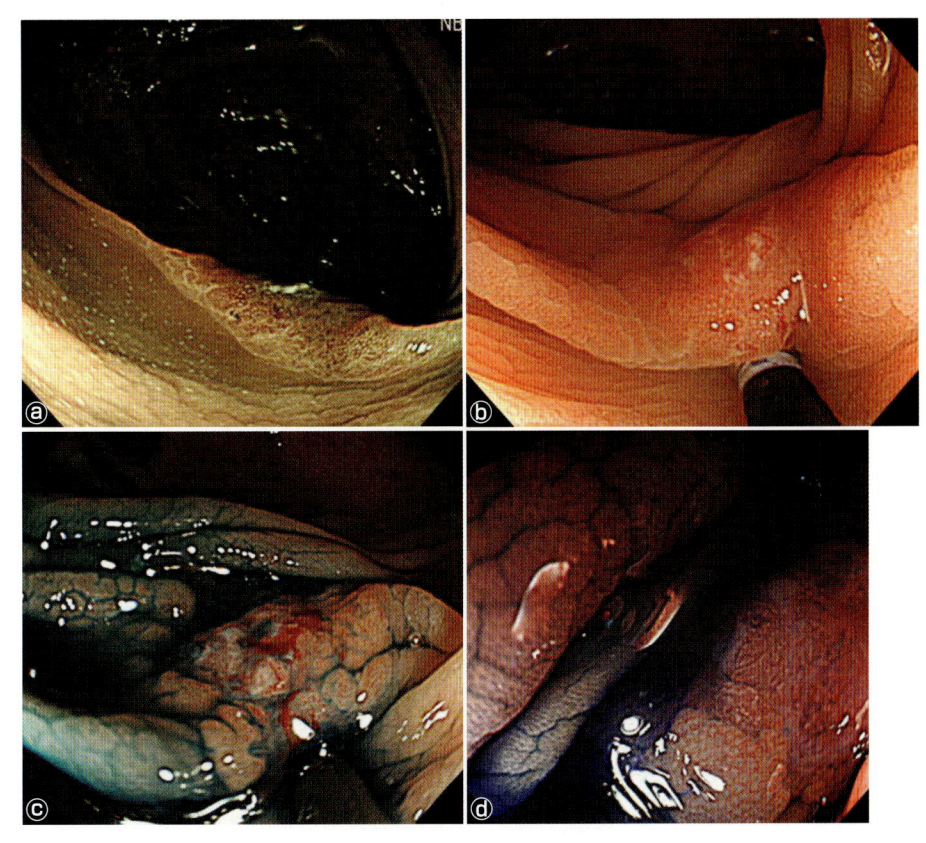

図 3　症例　90 歳代，男性

a：NBI 観察下で発見された横行結腸の 13 mm，IIc（LST-NG）．
b：陥凹様の中央部にはわずかな結節状隆起を伴う．
c：IC 散布下の観察で，結節状隆起が明瞭化．
d：CV 染色下の拡大観察では，結節状隆起部においても VI 型軽度不整 pit を認める．陥凹面に一致して VI 型 pit を認めるものの，軽度不整の V 型 pit であり，Invasive pattern とは診断できない．

Non-lifting sign(+)

局注を追加

2分割EPMR

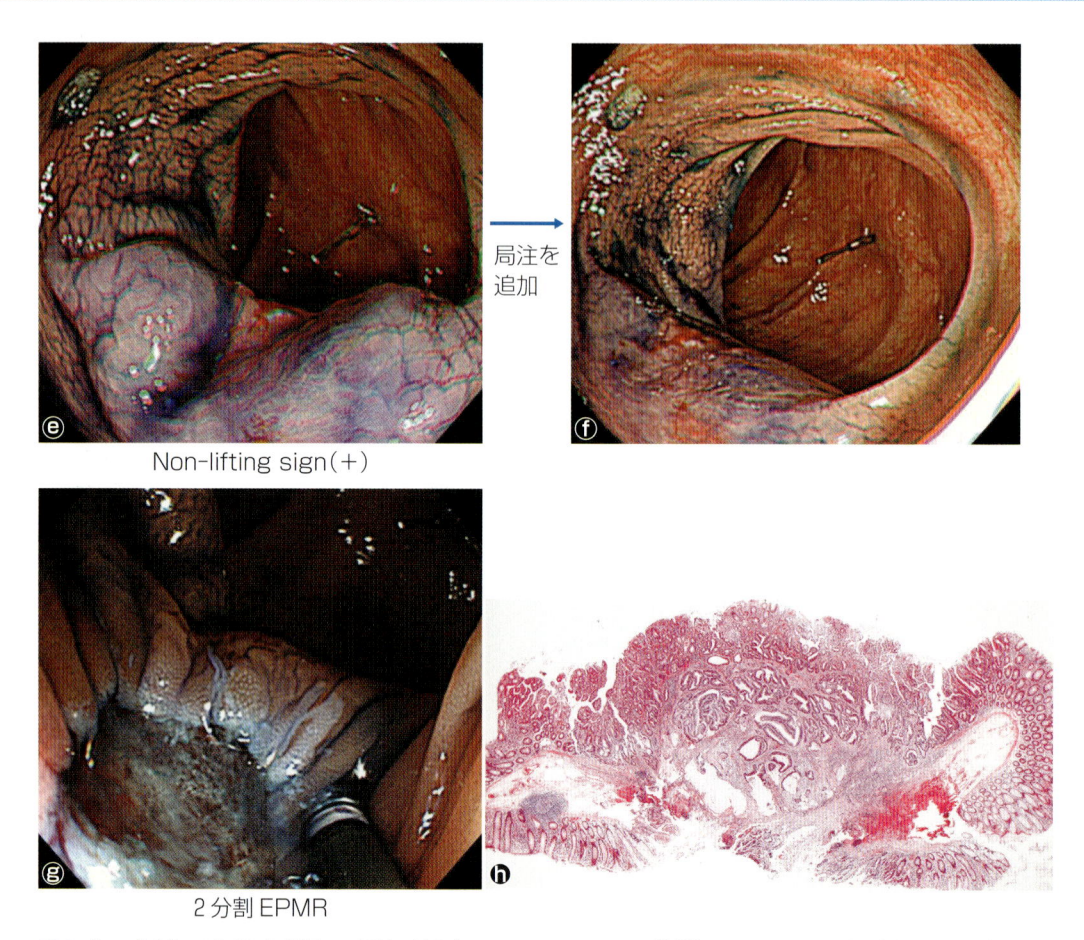

図3（つづき） EMRを試みて局注するもnon-lifting sign陽性．さらに局注を追加し2分割にてEPMRを試みた．組織学的にはVM（+），ly1（+）の高分化＞中分化管状腺癌であった．癌浸潤は粘膜筋板が保持された状態で，粘膜下層への塊状浸潤が認められ，粘膜を押し上げた状態にある（非顆粒内隆起に相当）．SM癌巣の露出像とは異なり，粘膜内病変が残存しているため，VI軽度不整pitに留まる所見である．

【症　例】（図3）

90歳代，男性．横行結腸に大きさ13 mm，LST-NG様の陥凹型早期癌（IIc）をNBI観察下で発見（図3a）．通常観察では陥凹面にわずかに結節様隆起を認め，中村らの"非顆粒内隆起"に相当し[12]，SM massive癌を疑う所見である（図3b, c）．CV染色下拡大観察では，陥凹面に一致してVI型軽度不整pitは認めるものの，明らかなInvasive pattern，SM2以深癌の診断には至らなかった（図3d）．しかしながら通常観察と拡大観察からは，表面構造は比較的保たれていながら，陥凹内の結節状隆起が存在することからLST-NGに特徴的な粘膜筋板が保持されたSM massive癌を疑う所見と判断した．

通常であれば，組織生検を行い治療方針の決定を行うが，本症例は，90歳代の超高齢者であり，局所切除を第一選択と考え，本人の同意のもと発見時にEMRを試みた．ムコアップ®を局注したところ，明らかなnon-lifting sign陽性であり，この所見からもSM massive癌を強く疑った（図3e）．しかしながら，外科的手術の選択肢よりも診断・治療を兼ねた内視鏡切除がよいと判断し，局注を追加することで不十分ではあるが腫瘍病変をliftingさせ，2分割EPMRにて水平断端陰性を拡大観察で確認し

完全摘除を試みた（図3f, g）．切除標本（図3h）上では，高分化管状腺癌＞中分化管状腺癌，深達度SM massiveで，浸潤最深部には癌細胞を伴うmucous lakeを認め，垂直断端は陽性（VM1）と診断され，脈管内侵入も軽度陽性（ly1）であったことから，外科的手術の適応と判断し，当該病院を紹介した．術前精査では，間質性肺炎，心疾患のため外科的開腹手術によるリスクは高く，手術適応外と判断された．

その後，内視鏡治療半年後の内視鏡検査では内視鏡治療後の瘢痕を認めるのみで，明らかな腫瘍遺残，局所再発は認めておらず，約3年を経過した現在でも無再発生存を確認している．

Ⅲ．NBI観察による深達度診断

近年では，NBIが早期大腸癌の深達度診断にも有用であるという報告がなされている．通常光観察からワンタッチ操作での切り替えが可能なこのNBIシステムは，病変表面の血管所見（vascular pattern）および表面構造（surface pattern）を拡大観察下に捉えることにより，病変の質的診断のみならず深達度診断にも応用されている．しかしながら，CV染色下拡大診断（pit pattern診断）に勝るものではなく，あくまでもNBI下拡大観察診断は補助診断であり，CV染色による拡大pit診断が深達度診断のgold standardである．NBI観察による診断としてNICE分類が提唱されたが，この分類は通常観察による分類であり，拡大観察によるものではない．したがって，深達度診断については拡大観察によるJNET分類が推奨される．

JNET分類では，血管所見のVessel patternと表面構造のSurface pattern，二つのカテゴリーよりType 1, 2A, 2B, 3の4型に分類され，前述したように深達度診断に重要となるのはType 2Bである．Type 2Bは，Vessel patternでは血管の口径不同，不均一な分布，Surface patternでは不整または不明瞭の所見から診断し，予想される組織型は，高異型度癌で深達度はTisからT1aでT1bも含まれる．このことからType 2Bが内視鏡治療か外科的手術の適応性を決めるうえで重要な分類型と考える．そのためType 2B，またはType 2BとType 3に迷うような病変では，CV染色を行い，拡大観察によるpit診断を行う．

Ⅳ．拡大観察によるpit pattern深達度診断

拡大観察では，「工藤・鶴田分類」のⅠ型〜Ⅴ型pitのpit pattern分類が広く用いられている．われわれは，その工藤・鶴田分類をmodifyする形で，pit pattern分類を三つに大別（Non-neoplastic, Non-invasive, Invasive pattern）し，より治療方針決定に即した「臨床分類」として日常臨床に活かしてきた．臨床分類を提唱した当初は，SM深部浸潤癌に相当するVI-invasive patternを「pit構造の配列が乱れ，pitの輪郭がギザギザした不整形（VI）pitが，陥凹面やびらん，結節などの領域性に一致して認められるもの」と定義している[6〜10]．

2004年の箱根コンセンサスミーティング以降，VN型をより厳密に評価することにより，過大手術症例数の減少に繋がった[13]．しかし，逆にVI型pit patternの幅は広がり，pit診断による治療方針決定が難しくなったともいえる．そのため，VI型pitを軽度不整と高度不整に細分類したものの，主観が伴いやすい「pitの不整性の程度（VI型pit）」だけで外科的手術と内視鏡治療の選択を判断するのではなく，「領域性」というもう一つの要素を組み込むことで深達度診断の精度を高めたのが，Invasive patternである．

したがって，箱根コンセンサスミーティング以降，Invasive patternの定義は，① VI型高度不整pit，② 領域性：通常観察において認識可能な陥凹面や結節・発赤域．その領域の大きさは，表面型で3 mm，隆起型で6 mm以上の

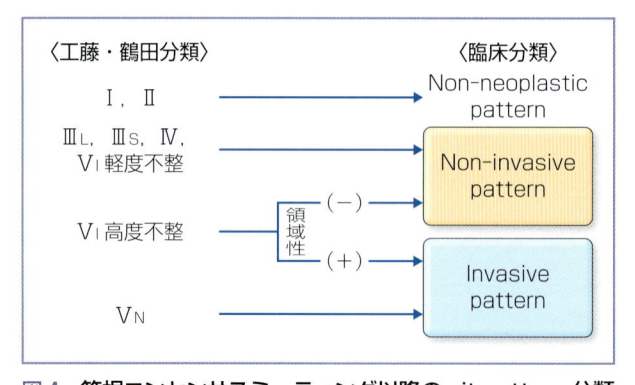

第2章　大腸ポリープの発見と鑑別診断

図4　箱根コンセンサスミーティング以降のpit pattern分類
Invasive patternはV_I型高度不整pitに領域性を有したものとしている.

Invasive pattern（A, B）------▶ 領域性*＆V_I型高度不整pit
Non-invasive pattern（C, D）

*領域性：通常観察において認識可能な陥凹面や結節・発赤域．その領域の大きさは，表面型で3mm，隆起型で6mm以上のもの．

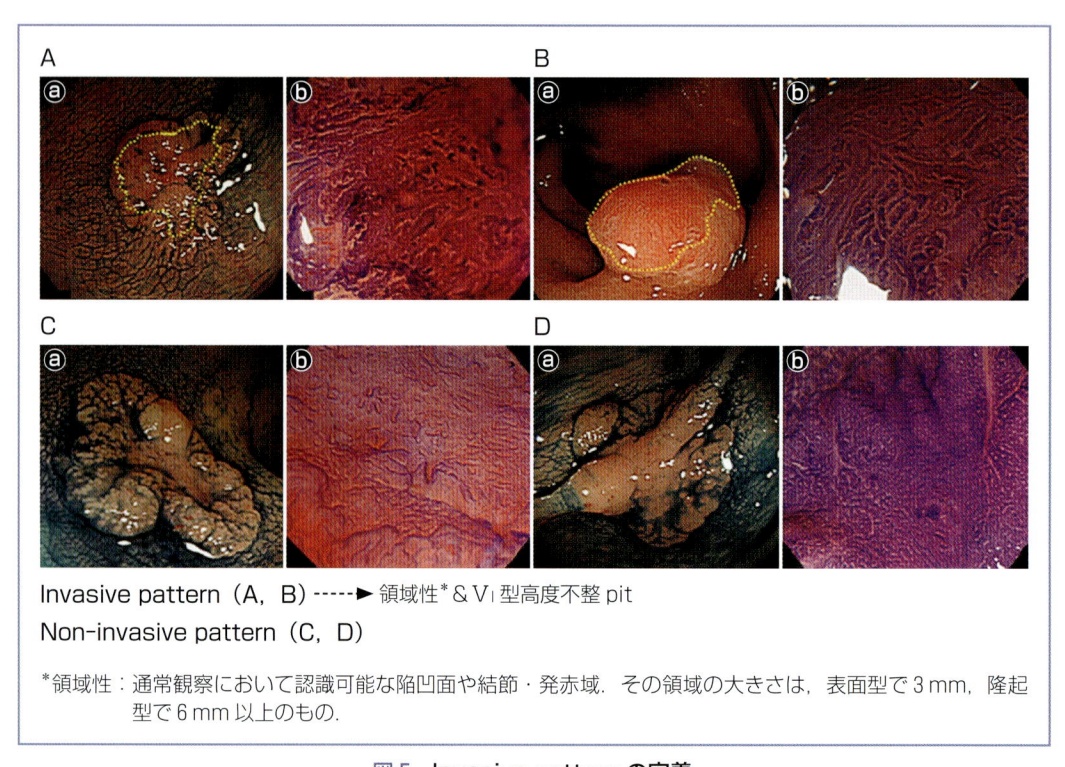

図5　Invasive patternの定義

〔松田尚久, 藤井隆広, 他：カレントテラピー　2012;30:389-396[8]より転載・修正〕

もの．この両者の所見を組み合わせることで，V_I型pit patternを手術適応のV_I-Invasiveと内視鏡治療適応のV_I-Non-invasiveとに大別している（図4〜6）.

おわりに

内視鏡による深達度診断は，拡大内視鏡やNBIなどの画像強調診断の開発により飛躍的に進歩してきている．さらには，多くの乱立していたNBI下拡大観察分類もJNET分類とい

Invasive pattern とは？
　V₁型高度不整 pit と Non-V 型 pit の境界が，通常・拡大観察においてわずかな段差や一線を画した明瞭な境界（いわゆる front 形成）として捉えられる．その境界線がほぼ全周に辿ることができ，その局面（領域）に一致してV₁型高度不整 pit が存在すれば SM2 以深癌である可能性がきわめて高い．その根拠として，V₁型高度不整 pit は高異型度の癌腺管であることがほとんどであり，それが領域性を有する場合には，粘膜筋板破壊性の癌塊として存在し，SM2 以深癌を内視鏡像から想定できることになる．

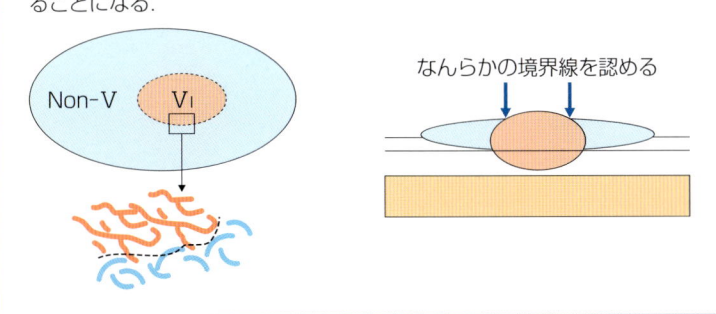

図6　Invasive pattern の解釈

う統一分類によって，言語の共通化がはかられ，診断学のさらなる向上が期待されつつある．しかし，現状の NBI 下拡大観察による診断は深達度診断の補助診断として有用であるものの，クリスタルバイオレット染色下拡大観察による pit 診断を凌駕するものではないことを認識しておく必要がある．

文　献

1) 佐野　寧，田中信治，工藤進英，他：The Japan NBI Expert Team (JNET) 大腸拡大 Narrow Band Imaging (NBI) 分類. INTESTINE　2015；19：5-13
2) 工藤進英：大腸 pit pattern 診断. 2005, 医学書院，東京
3) 工藤進英：早期大腸癌—平坦・陥凹型へのアプローチ. 1993, 医学書院，東京
4) Fujii T, Hasegawa RT, Saitoh Y, et al：Chromoscopy during colonoscopy. Endoscopy 2001；33：1036-1041
5) Shimoda T, Ikegami M, Fujisaki J, et al：Early colorectal carcinoma with special reference to its development *de novo*. Cancer　1989；64：1138-1146
6) Matsuda T, Fujii T, Saito Y, et al：Efficacy of the invasive/non-invasive pattern by magnifying chromoendoscopy to estimate the depth of invasion of early colorectal neoplasms. Am J Gastroenterol　2008；103：2700-2706
7) 藤井隆広，松田尚久：大腸 sm 癌に対する色素内視鏡と拡大観察. 消化器外科　2005；28：689-695
8) 松田尚久，斎藤　豊，坂本　琢，他：大腸内視鏡検査：通常観察から拡大観察・画像強調観察. カレントテラピー　2012；30：389-396
9) 藤井隆広，下田忠和：国立がんセンター大腸内視鏡診断アトラス. 2004, 医学書院，東京
10) 藤井隆広：大腸 sm 癌に対する内視鏡治療の基本. 消化器内視鏡　2006；18：281-286
11) 藤井隆広：側方発育型腫瘍（LST）を中心に. 消化器外科　2002；25：1637-1642
12) 中村尚志，山村彰彦，入口陽介，他：内視鏡観察で捉えた非顆粒内隆起部の所見が治療方針決定に有用であったⅠ＋Ⅱa 型（LST 非顆粒型）大腸 sm3 [ly (＋) (ss)] 癌の1例. 早期大腸癌　2005；9：357-364
13) 工藤進英，倉橋利徳，樫田博史，他：大腸腫瘍に対する拡大内視鏡観察と深達度診断—箱根シンポジウムにおけるV型亜分類の合意. 胃と腸　2004；39：747-752

（藤井隆広）

4 深達度診断
② 画像強調内視鏡

Essence

- 統一したNBI拡大観察所見としてJNET分類が提案され，その確立に向けた議論がなされている．
- JNET分類における分類基準は，基本的に組織異型度に基づいている．
- 深達度診断におけるNBI拡大観察の位置づけは，クリスタルバイオレット染色の必要性に対する篩分けと考えるべきである．
- 内視鏡治療と外科治療のボーダーライン病変については，色素拡大観察によるpit pattern診断がもっとも信頼性が高い．

はじめに

近年，早期大腸癌の内視鏡治療適応の拡大が話題となっており，極論的にはpT1（SM）癌とpT2（MP）癌の鑑別，すなわち技術的に内視鏡治療適応可能か否かが焦点になる可能性がある．しかしながら，pT1b癌は治療法によらず一定頻度の局所リンパ節・遠隔転移再発があることや，非連続性浸潤の可能性，あるいはpT1b癌の内視鏡的なR0切除の技術的難易度の問題など解明すべき事項が種々あるため，現時点ではpT1bと診断される病変は外科的腸切除を考慮すべきである[1]．すなわち，治療前内視鏡検査におけるpT1b癌を正確に診断することが内視鏡医にとって最重要課題であることには変わりがない．

深達度診断においては，非拡大通常光観察，画像強調内視鏡であるnarrow-band imaging（NBI）systemやflexible spectral imaging color enhancement（FICE），blue laser imaging（BLI）などを用いた拡大観察，色素法を用いた拡大観察（pit pattern診断）などの診断法が確立している．本稿では画像強調内視鏡（NBI中心）を用いた深達度診断について概説する．

I．深達度診断におけるNBI拡大観察の意義

拡大観察を用いた深達度診断は，「非拡大通常光観察→画像強調内視鏡観察→色素拡大内視鏡観察」の順で行われているのが一般的であろう．色素内視鏡観察は，画像強調観察に比較すると色素散布から染色までの工程があるとはいえ，実臨床における最終判断としてもっとも信頼度の高い方法である[2)~6)]．

近年の画像強調観察，とくにNBI拡大における深達度診断の有用性に関する臨床研究結果をみると，色素拡大観察に匹敵する成績が報告されていることから，診断体系の在り方は徐々に簡略化される可能性はある[7)~10)]．しかし，深達度評価のgold standardである病理組織像

と詳細に一対一の対比を繰り返してきた色素拡大観察法と比較すると，NBI拡大所見は間接的な所見と考えられる．さらに，診断modalityとしてはまだ歴史が浅く，細かな所見に関する議論が必要であることなどを鑑みると少なくとも色素拡大観察を凌駕するものではない．

Ⅱ．NBI拡大分類

NBI拡大観察では，vascular patternとsurface patternの両者が評価されている．それらの所見に関しては，本邦からは佐野分類，広島分類，昭和分類，慈恵分類などが提唱され活発に議論されてきた[7)〜10)]．一方で，欧米では非拡大観察でも適用できる簡便な所見として，NICE分類[11)]が提唱された．

NBI観察について先駆け的存在である本邦でありながら，複数の分類を用いて議論がなされていることは，NBIの世界的な普及を考慮すれば好ましくない．また，種々の分類については表記の違いこそあれ，実際は概ね共通した所見を評価しているものと考えられる．すなわち，本邦の先進施設が一体となった拡大分類を提示することはNBIにおける拡大観察の重要性について広く発信するうえでも重要であろう．そのような背景から2011年に「国立がん研究センター研究開発費 研究費」（斎藤豊班）においてNBI拡大の統一分類を作成すべくThe Japan NBI Expert Team（JNET）が結成され，議論が行われている[12)]．よって，NBI拡大所見を学ぶに当たっては，JNETが提唱する分類（p. 68，表）について理解するのがより効率的である．

Ⅲ．pT1b癌のNBI所見

前述のようにNBI拡大所見を学ぶうえでは，JNET分類の変遷を理解するのがもっとも良いのだが，その基本的コンセプトについては誤解のないようにしておく必要がある．

JNET分類は，基本的に腫瘍性病変の異型度と分類を照らし合わせることを主たる基準としており，低異型度癌がType 2A，高異型度癌がType 2BとType 3になる．浸潤癌には高異型度癌が多いことから，結果的にpT1b癌は後者に含まれてくる．そのなかで，「色素拡大観察をしなくても（拡大観察しなくても）深部浸潤癌とわかるような病変」のNBI拡大所見がおもにType 3に分類されるだろう．そもそもJNET分類をどのように運用すべきかを考慮すると，色素拡大内視鏡観察を要する病変に対する篩分けと位置付けるならば，それが妥当な臨床的な考えと思われる．すなわち，Type 2Bとされるものが，色素拡大観察が推奨されるわけである．

Ⅳ．JNET分類 Type 3とType 2B

上記のJNET分類の意義を考えると，Type 3とType 2Bが深達度を考慮するうえで理解すべき所見となってくる．Type 3は，「無血管野」「太い血管の断絶・途絶」「血管開大」「腫瘍内の太く，蛇行した異型血管」「surface patternの消失」のうち，「無血管野」「太い血管

MEMO

vascular patternとsurface pattern

NBIは短波長光を用いて，消化管表層の微小血管網を通常光より強いコントラストで観察し，そのパターンにより病変の質的診断あるいは量的診断を行っていく．それがいわゆる"vascular pattern"である．一方，pit開口部と腺窩辺縁上皮は白色調に観察され，間接的にpit構造を推定（pit様構造）することができる．これが"surface pattern"である．どちらの所見を重視するべきか議論がなされているものの，実際には両者が明瞭に観察される病変ばかりでなく，片方のみで判断せざるを得ない病変も少なからず存在する．よって，両者を補完的に用い，病変ごとに信頼性の高い所見で判断していくことが現実的であろう．

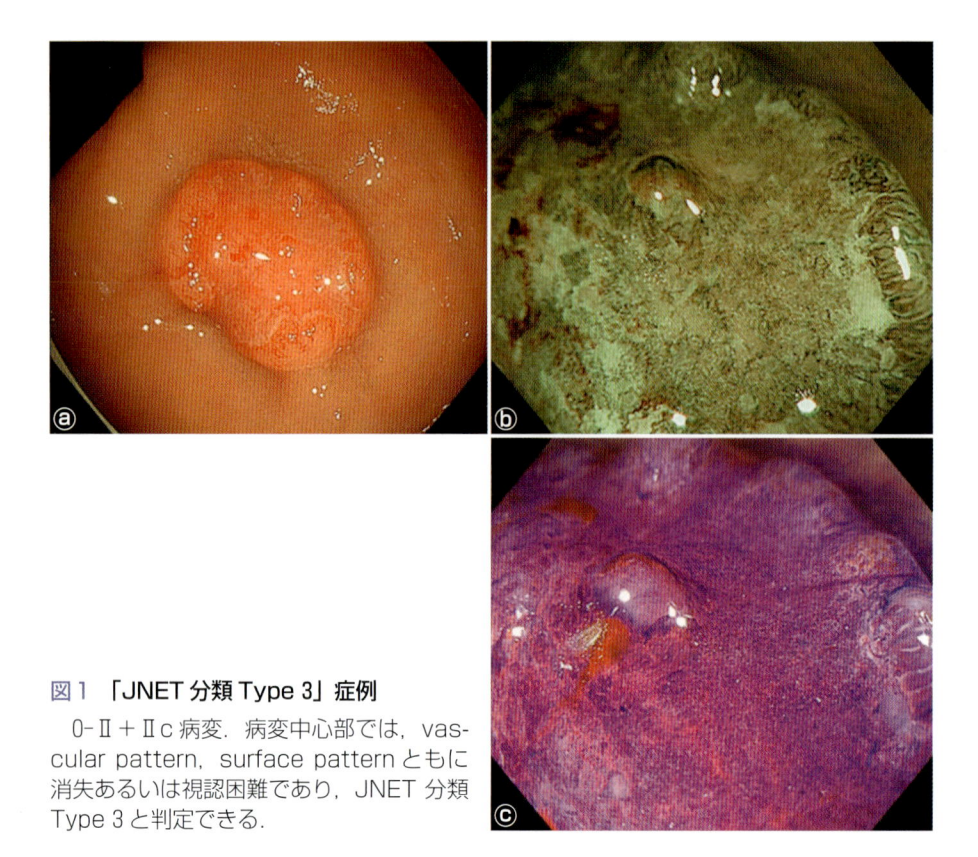

図1 「JNET 分類 Type 3」症例

0-Ⅱ+Ⅱc 病変．病変中心部では，vascular pattern, surface pattern ともに消失あるいは視認困難であり，JNET 分類 Type 3 と判定できる．

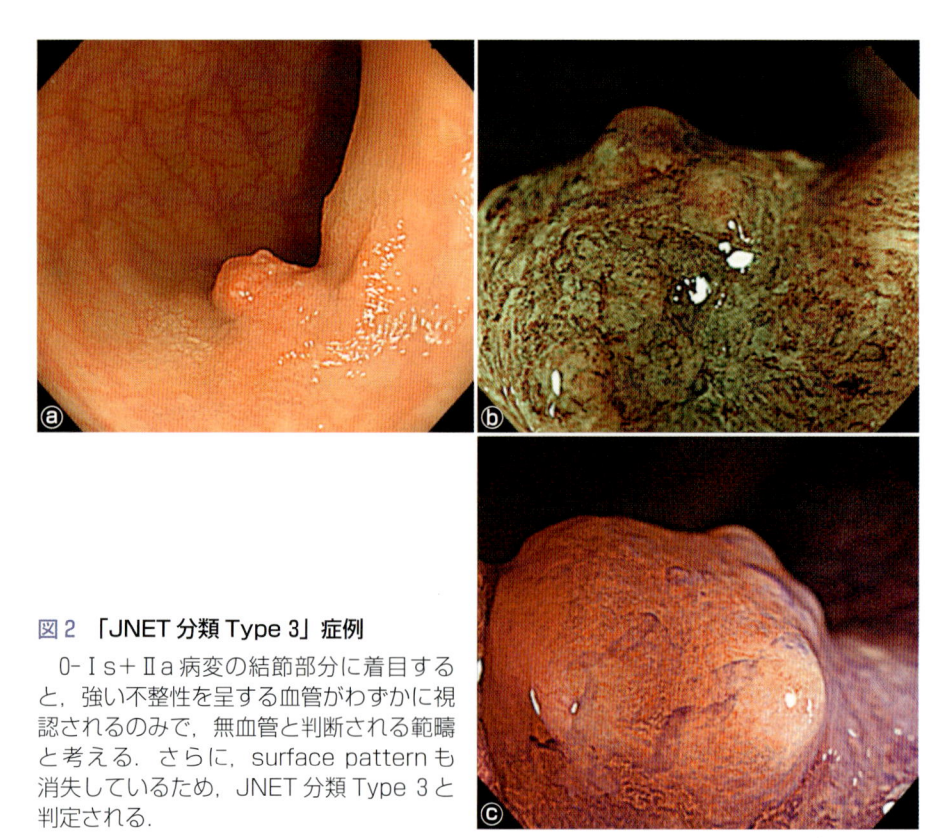

図2 「JNET 分類 Type 3」症例

0-Ⅰs+Ⅱa 病変の結節部分に着目すると，強い不整性を呈する血管がわずかに視認されるのみで，無血管と判断される範疇と考える．さらに，surface pattern も消失しているため，JNET 分類 Type 3 と判定される．

4 深達度診断 ②画像強調内視鏡

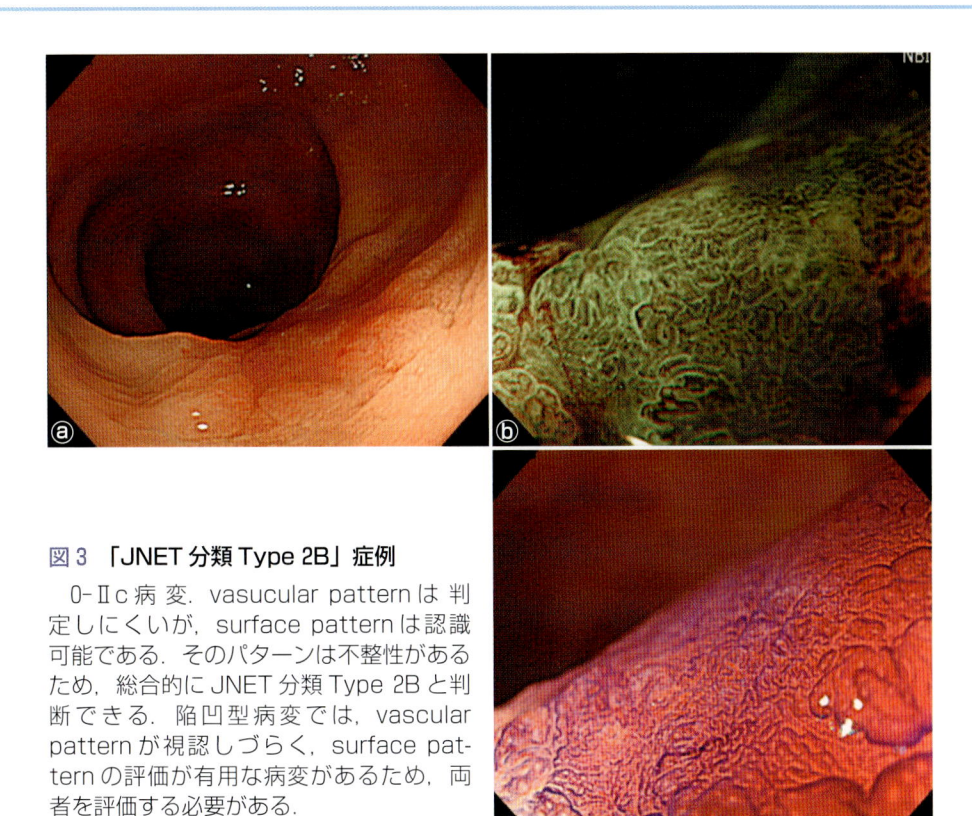

図3 「JNET分類 Type 2B」症例
　0-Ⅱc病変．vasucular patternは判定しにくいが，surface patternは認識可能である．そのパターンは不整性があるため，総合的にJNET分類 Type 2Bと判断できる．陥凹型病変では，vascular patternが視認しづらく，surface patternの評価が有用な病変があるため，両者を評価する必要がある．

の断絶・途絶」「surface patternの消失」が診断能における有意所見として抽出された．これらのkey termsは佐野分類の3B，広島分類のC3，昭和分類のsparse patternと共通する所見であり，pT1b以深癌の指標としては信頼度の高い所見であるといえる．

　一方，JNET分類2Bも3と同様に高異型度癌の指標として考えられているが，その棲み分けにおいて，「most likely histology pathology」，すなわち深達度が適応される．Type 2Bは「pTis・T1a＞pT1b」，Type 3は「pTis・T1a≪pT1b」ということになる．JNET分類2Bは，「口径不同」「不均一な分布」といった不整性を呈するvascular patternならびに「不整または不明瞭」なsurface patternと定義される．現状の2Bは非常に所見の多様性が高いことから，実際には比較的理解しやすい2Aと3に当てはまらない所見が2Bとすれば，概ね合致するものと思われる．本章では典型的と考えられるJNET分類3ならびにJNET分類2B症例について提示する（図1〜3）．

おわりに

　NBI拡大による深達度診断についての現状について述べた．NBI拡大も高精度に深達度診断が可能であることは既存の臨床研究結果から十分に理解可能ではある．一方，個々の所見と病理所見である組織像との対比が難しいために，正確な対比によりその診断学が確立した色素拡大に取って代わるmodalityとはいえないのが現状である．すなわち，NBI所見に関する病理組織像との対比により，個々の所見に病理組織学的特徴の裏付けがなされるまでは深達度診断においては「どのような病変に対して色素拡大（クリスタルバイオレット染色）を行う必要があるのか？」という篩分け的存在として扱っていくのが，妥当と考えられる．

文献

1) 大腸癌研究会 編：大腸癌治療ガイドライン 医師用 2014 年版. 2014, 金原出版, 東京
2) Kudo S, Tamura S, Nakajima T, et al：Diagnosis of colorectal tumorous lesions by magnifying endoscopy. Gastrointest Endosc 1996；44：8-14
3) Matsuda T, Fujii T, Saito Y, et al：Efficacy of the invasive/non-invasive pattern by magnifying chromoendoscopy to estimate the depth of invasion of early colorectal neoplasms. Am J Gastroenterol 2008；103：2700-2706
4) Kobayashi Y, Kudo SE, Miyachi H, et al：Clinical usefulness of pit patterns for detecting colonic lesions requiring surgical treatment. Int J Colorectal Dis 2011；26：1531-1540
5) Sakamoto T, Saito Y, Nakajima T, et al：Comparison of magnifying chromoendoscopy and narrow-band imaging in estimation of early colorectal cancer invasion depth：a pilot study. Dig Endosc 2011；23：118-123
6) Tanaka S, Hayashi N, Oka S, et al：Endoscopic assessment of colorectal cancer with superficial or deep submucosal invasion using magnifying colonoscopy. Clin Endosc 2013；46：138-146
7) Wada Y, Kudo SE, Kashida H, et al：Diagnosis of colorectal lesions with magnifying narrow-band imaging system. Gastointest Endopsc 2009；70：522-531
8) Kanao H, Tanaka S, Oka S, et al：Narrow-band imaging magnification predicts the histology and invasion depth of colorectal tumors. Gastrointestinal Endosc 2009；69：631-636
9) Ikematsu H, Matsuda T, Emura F, et al：Efficacy of capillary pattern type IIIA/IIIB by magnifying narrow band imaging for estimating depth of invasion early colorectal neoplasms. BMC Gastroenterol 2010；10：33
10) Saito S, Tajiri H, Ohya T, et al：The benefit of using narrow-band imaging systems for observation of capillary networks before determining of treatments for early colon cancer. Dig Endosc 2011；23：120-125
11) Hewett DG, Kaltenbach T, Sano Y, et al：Validation of a simple classification system for endoscopic diagnosis of small colorectal polyps using narrow-band imaging. Gastroenterology 2012；143：599-607
12) 佐野 寧, 田中信治, 工藤進英, 他：The Japan NBI Expert Team（JNET）大腸拡大 Narrow Band Imaging（NBI）分類. INTESTINE 2015；19：5-13

（坂本　琢, 松田尚久, 斎藤　豊）

Q4 危険な小型 SM 浸潤癌は診断可能か？

A 詳細な拡大内視鏡診断（NBI・pit pattern 診断）を行えば可能である

大きさ 10 mm 以下のポリープを的確に SM 高度浸潤癌と診断し適切な治療方針を導く深達度診断をするには，通常内視鏡所見に加えて NBI・色素（pit pattern）拡大内視鏡診断が必須である．すなわち，通常観察にて病変の表面性状に，癌性びらん，無構造化，凹凸不整，面状陥凹，深い陥凹，陥凹内隆起，などの所見（領域性）に一致して，NBI 拡大観察にて佐野

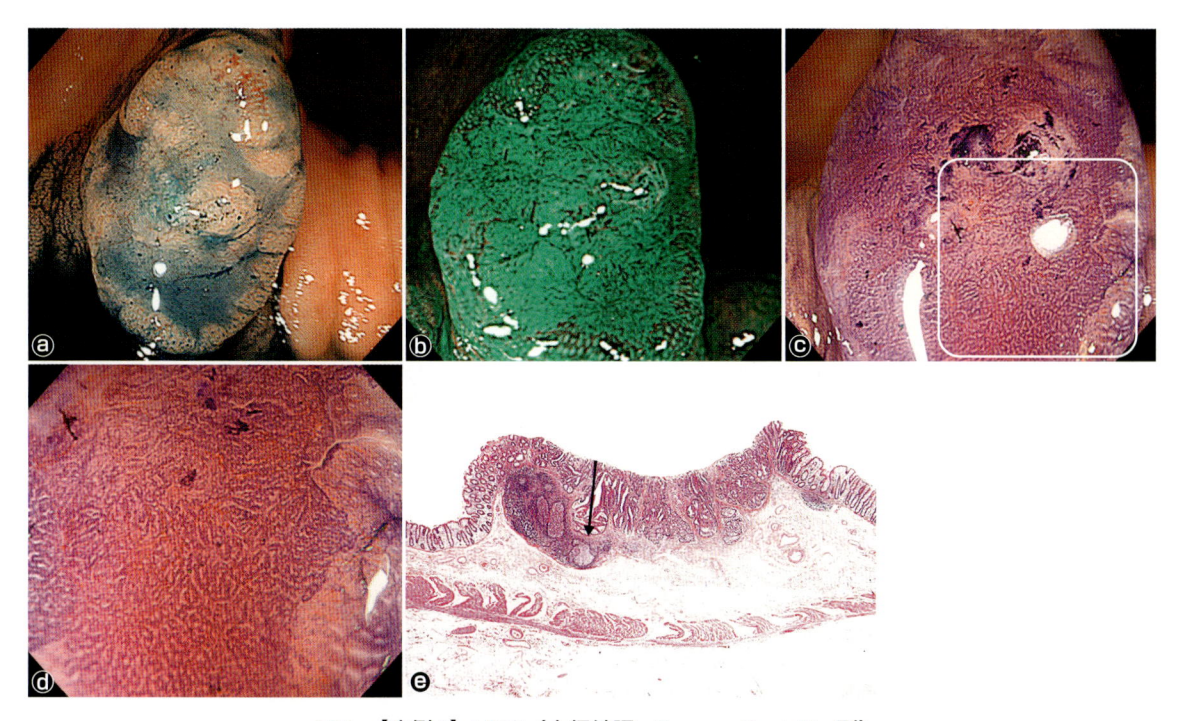

図 1 【症例 1】 NPG（上行結腸・9 mm・Ⅱa＋Ⅱc 型）

a：色素（0.2％ インジゴカルミン散布）観察弱拡大像．面状陥凹・陥凹内隆起部が観察される．病変の立ち上がりから辺縁隆起部は非腫瘍性構造より，NPG の陥凹型と診断する．
b：陥凹面・陥凹内隆起部の NBI 観察弱拡大像．capillary pattern type ⅢB が観察される．
c，d：陥凹面・陥凹内隆起部の色素（0.02％ クリスタルバイオレット染色）観察弱拡大像．陥凹面でⅤ₁型高度不整の pit pattern を認め，その領域内に口径不同の不整形微小 pit が不規則に分布する irregular micro pit pattern（IM pit pattern）[4] が観察され中分化管状腺癌からなる SM 高度浸潤癌と診断した．なお，陥凹内隆起部は染色不良であった．
e：外科手術標本のルーペ像（H.E. 染色）．中分化管状腺癌からなる SM 高度浸潤癌であり，粘膜筋板は完全に破壊・断裂され癌表層部より浸潤最深部までを測定し pSM1,275 μm であった．ly0，v0，pN0．NPG 型で腺腫成分はなかった．

分類の capillary pattern type ⅢB[1] およびクリスタルバイオレット染色下にてⅤⅠ型高度不整やⅤN型の pit pattern[2] が観察されれば，確信をもって SM 高度浸潤癌と診断ができる．

さらに，病変周囲健常粘膜の粘膜下膨隆所見や内視鏡的伸展不良所見も SM 高度浸潤癌の指標となる．

われわれの報告[3] では，10 mm 以下の SM 癌 61 病変に対する拡大内視鏡観察を用いた治療法の結果からみた深達度診断の negative pre-

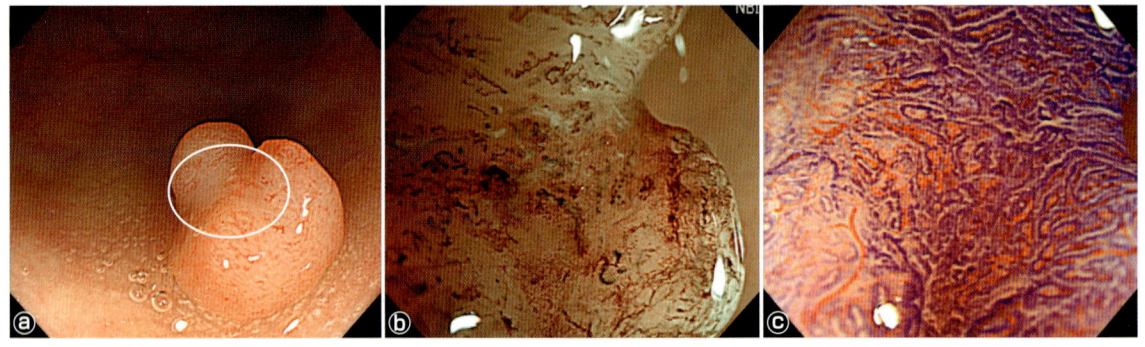

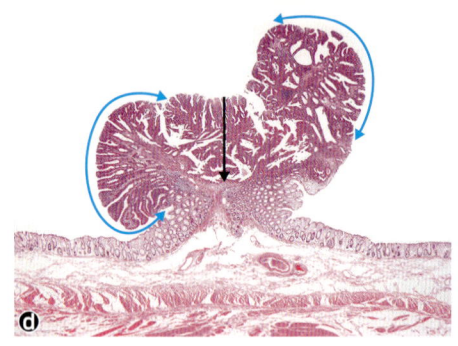

図2 【症例2】PG（S状結腸・7 mm・Ⅰs型）
a：通常観察近接像．病変起始部から辺縁隆起部は腫瘍構造を認める PG 型のⅠs型で，表面頂部の凹凸不整の陥凹面で癌を疑う．
b：2a の白枠の NBI 観察強拡大像．凹凸不整の陥凹面（領域性）に一致して capillary pattern type ⅢB が観察される．
c：2a の白枠の色素（0.02 % クリスタルバイオレット染色）観察強拡大像．凹凸不整の陥凹面（領域性）に一致してⅤⅠ型高度不整の pit pattern が観察され invasive pattern[5]，SM 高度浸潤癌と診断した．
d：外科手術標本のルーペ像（H.E. 染色）．高分化管状腺癌からなる SM 高度浸潤癌であり，粘膜筋板は完全に破壊・断裂され癌表層部より浸潤最深部までを測定し pSM 2,150 μm であった．ly0，v0，pN0．PG 型で管状腺腫を認めた（↔）．

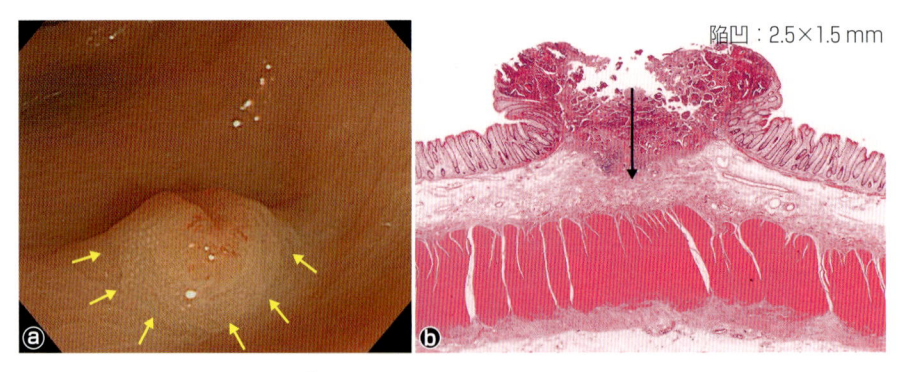

図3 【症例3】NPG（S状結腸・5 mm・Ⅱa+Ⅱc型）
a：通常観察近接像．病変全体像および病変周囲健常粘膜の性状を観察すると矢印の部分で緊満所見を伴う粘膜下膨隆所見を認めた．
b：外科手術標本のルーペ像（H.E. 染色）．中分化管状腺癌（SM 先進部で低分化腺癌）からなる SM 高度浸潤癌であり，粘膜筋板は完全に破壊・断裂され癌表層部より浸潤最深部までを測定し pSM 2,100 μm であった．ly2，v1，pN0．NPG 型で腺腫成分はなかった．

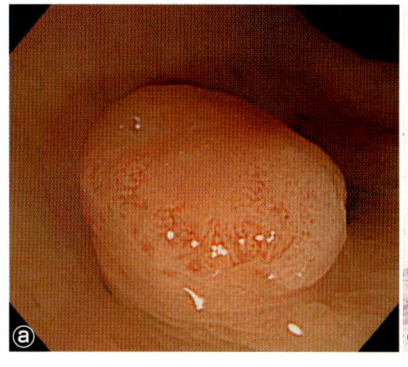

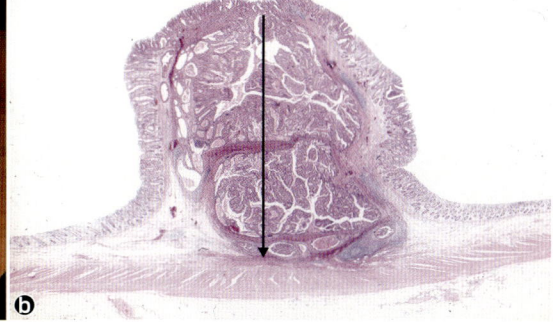

図4 【症例4】PG（S状結腸・9mm・Ⅰs型）

a：通常観察近接像．病変起始部から辺縁隆起部は健常粘膜で覆われた緊満感のある粘膜下腫瘍様の形態・粘膜下膨隆所見であることから，粘膜下層に癌が高度浸潤したために病変全体が盛り上がったⅠs型と診断．

b, c：外科手術標本のルーペ像(H.E.染色)．異型度の低い高分化管状腺癌を粘膜内に認めた．頂部の陥凹部より逆行性に異型度の高い癌性腺管の膨張性発育による粘膜下層への高度な浸潤であった．粘膜筋板下縁から測定しpSM 5,500 μmであった．ly0, v0, pN0. PG型で腺腫成分を認めた(↔)．

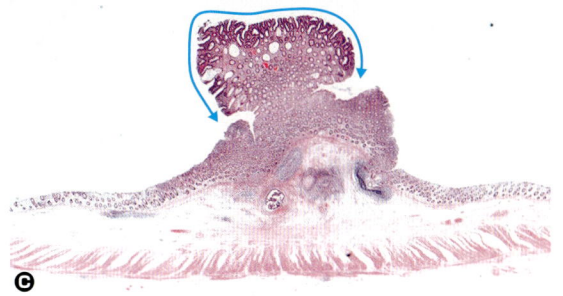

---

dictive value（NPV），positive predictive value（PPV）はpolypoid growth（PG）では各々100%，50%，non polypoid growth（NPG）では各々100%，92.3%であった．PG・NPG両病変ともNPVが100%であったことから10 mm以下の小SM癌へのover surgeryは回避できた結果であった．なお，NPGのPPVは92.3%と高く陥凹型SM癌の深達度診断を的確に行い外科手術を選択しえたといえる．一方，PGのPPVは50%と低く，陥凹型に比べ隆起型SM癌の深達度診断は困難であった．その結果から，隆起型では深達度診断に迷いが生じた際は，診断・治療を兼ねた内視鏡治療を優先すべきである．

図1～4に，SM高度浸潤癌の症例（NPG 2例，PG 2例）を提示する．

文献

1) Horimatsu T, Ikematsu H, Sano Y, et al：A micro-vascular architecture with NBI colonoscopy is useful to predict invasiveness and allow patients to select for endoscopic resection or surgical resection. Gastrointest Endosc 2007；65：AB270

2) 工藤進英，小林泰俊，樫田博史，他：大腸腫瘍の拡大観察―Ⅵ型pit patternの分析および診断に関するコンセンサス―工藤班研究成果を踏まえて．胃と腸 2006；41：1751-1761

3) Nakamura H, Fu K, Yamamura A, et al：Magnifying chromoendoscopy is an accurate preoperative staging method for small early colorectal invasive cancers. UEGW2008, PO456

4) Nakamura H, Fu K-I, Yamamura A, et al：Irregular micro round pit pattern for prediction of histology and invasion depth in colorectal cancers. Endoscopy 2010；42（Suppl 1）：A72

5) 藤井隆広，加藤茂治，斎藤　豊，他：早期大腸癌の深達度診断におけるEUSと拡大内視鏡の位置づけ―拡大内視鏡を重要視する立場から．胃と腸 2001；36：817-827

（中村尚志）

5 注意すべき病変の診かた
① 鋸歯状ポリープ

Essence

- 本稿においては、大腸鋸歯状ポリープの内視鏡的特徴とその鑑別点、さらには鋸歯状ポリープからの発癌過程について述べる。
- Hyperplastic polyp（HP）と sessile serrated adenoma/polyp（SSA/P）の内視鏡的鑑別には、SSA/P に特徴的内視鏡所見（右側大腸病変、病変径10 mm 以上、病変表面への粘液付着、腺口形態）を複数組み合わせて診断することで鑑別診断精度の向上が期待できる。
- 鋸歯状ポリープからの発癌過程を考えると HP と traditional serrated adenoma あるいは SSA/P との鑑別診断が臨床上重要である。

はじめに

近年、鋸歯状ポリープを介して大腸癌に至る serrated pathway の存在が注目されるようになった。鋸歯状ポリープは上皮に鋸歯状構造をもつ病変と定義され、組織所見の違いから、hyperplastic polyp（HP）、sessile serrated adenoma/polyp（SSA/P）、traditional serrated adenoma（TSA）に分けられる（表）[1]。さらに、SSA/P と TSA が大腸癌の前駆病変と考えられており内視鏡治療の対象となりうる。一方、SSA/P はその概念が報告されるまで HP として取り扱われていたこともあり、HP との内視鏡的鑑別は必ずしも容易ではない。

本稿では、大腸鋸歯状病変における内視鏡的特徴について述べるとともに鋸歯状病変を介した癌化とそれに関する分子生物学的特徴についても触れたい。

I. 鋸歯状ポリープの内視鏡所見

1. hyperplastic polyp（HP）

全鋸歯状ポリープの80〜90％を占める。多くはS状結腸から直腸に存在し、病変径は5 mm 以下のものが多く、多発例もしばしば認

表　大腸鋸歯状病変の分類

HP
・Microvesicular type
・Goblet cell-rich type
・Mucin poor type
SSA/P
・Without cytological dysplasia
・With cytological dysplasia
TSA
・Without conventional dysplasia
・With conventional dysplasia
Serrated polyposis

HP：hyperplastic polyp, SSA/P：sessile serrated adenoma/polyp, TSA：traditional serrated adenoma

〔WHO Classification of Tumours, Pathology and Genetics. Tumours of the Digestive System, 4th ed.[1] より改変して記載〕

められる[1]．肉眼型は無茎性隆起あるいは表面隆起型を呈する．インジゴカルミン散布下拡大内視鏡観察下での腺口形態は星芒状あるいは棘状を示し，工藤分類のⅡ型 pit pattern が観察される[2]．また，NBI 観察下では毛細血管網を視認しにくい．現在 HP は病理組織学的に 3 型に分類されており（表），後述する鋸歯状病変からの癌化を考えるうえでは microvesicular HP（MVHP）に注目するべきと思われるが[3]，この HP 亜分類に対応する内視鏡的所見の確立には至っていない．

2. sessile serrated adenoma/polyp （SSA/P）

SSA/P は右側大腸に多く，肉眼形態では表面隆起型が多いが無形性隆起を呈することもある（図1）．病変の色調は HP と同様に褪色から正色調を示す．病変表面に強い粘液付着を伴うことも度々認められ，SSA/P の発見動機となる．インジゴカルミン散布下拡大内視鏡観察下での腺口形態はⅡ型 pit pattern を示すが，病変の粘液産生を反映して腺管開口部が開大した pit（開Ⅱ型 pit）を認めることもある[4]（図2）．また，クリスタルバイオレット染色下拡大観察ではⅢH 型 pit（シダの葉，fernlike pit）を認めることもある[5]（図3a）．NBI 所見は HP と類似するが，NBI 拡大観察下では病変表面より深い部位の毛細血管を認める[6]．

3. traditional serrated adenoma （TSA）

TSA は HP と同様左側大腸に多く，肉眼形

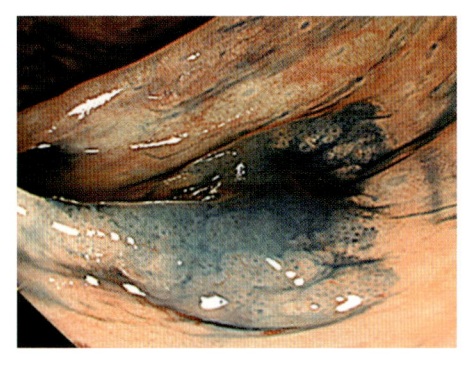

図1　SSA/P の色素内視鏡像
（インジゴカルミン散布下）

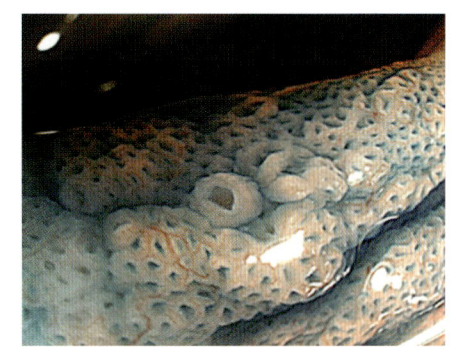

図2　開Ⅱ型 pit

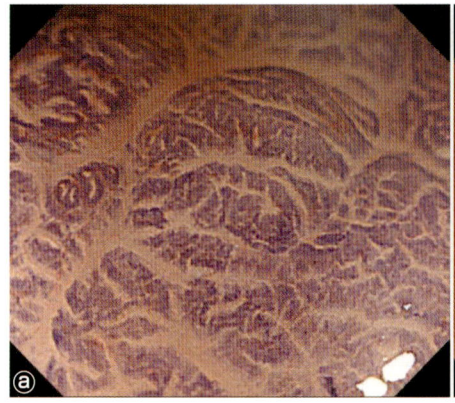

図3
a：ⅢH 型 pit，b：ⅣH 型 pit

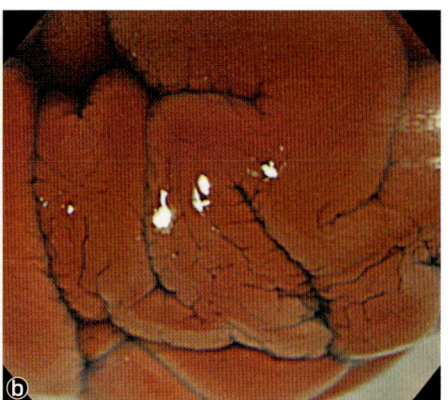

態は隆起型，時に亜有茎性・有茎性を示すが，二段隆起を呈することもある[7]（図4）．病変の一部あるいは全体に発赤調を呈することが多く，インジゴカルミン散布下では病変表面の乳頭状構造が明瞭化し松毬様所見を呈する[8]（図5）．また，拡大内視鏡観察下での腺口形態はⅢH型 pit（シダの葉，fernlike pit）（図3a）あるいはⅣH型 pit（松毬様 pit）（図3b）として認められる[5]．NBI 所見については表層での血管増生・拡張を反映して，通常型腺腫と同様に濃い褐色調を呈する．

4．mixed polyp（MP）

組織学的には HP または SSA/P と通常型腺腫もしくは TSA 成分が共存した病変である．内視鏡所見も共存する成分の特徴を反映するが，肉眼型としては TSA でも認められる二段隆起や隆起と表面隆起型の複合型を示すことが多い[9]．また，SSA/P の一部に腺腫成分を伴うものを SSA/P with cytological dysplasia と分類されるが（図6），腺腫成分の内視鏡的腺口形態はⅢH型 pit あるいはⅣH型 pit を呈することが多い（図3）．

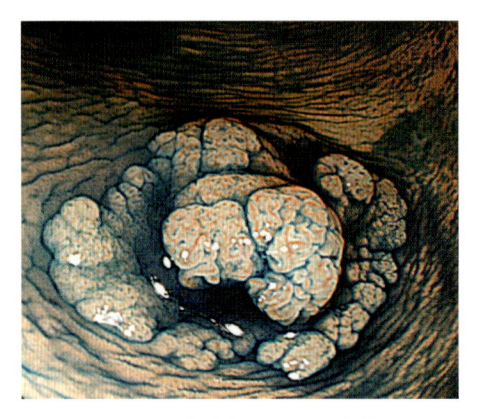

図4　二段隆起を呈する病変

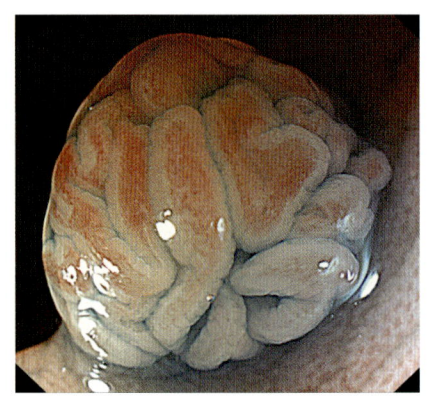

図5　松毬様所見

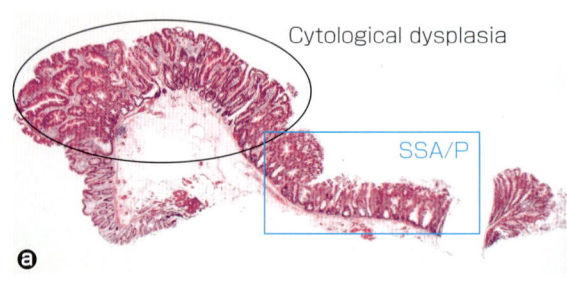

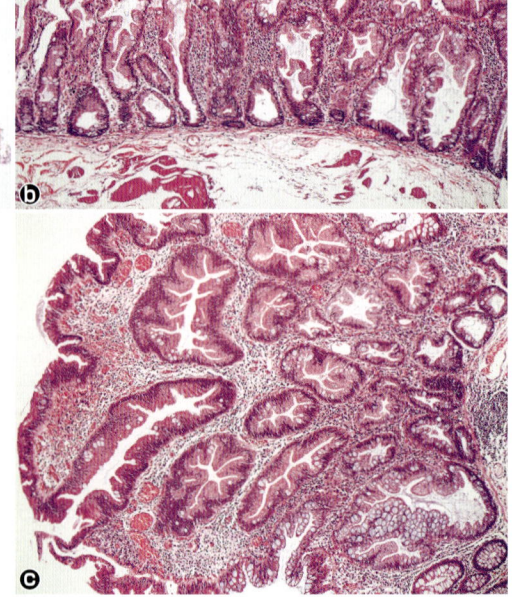

図6　SSA/P with cytological dysplasia 症例
　a：内視鏡治療後切除標本ルーペ像．
　b：SSA/P 部分（表面隆起部分）．
　c：cytological dysplasia 部分（隆起部分）．

5. serrated polyposis

Serrated polyposisの診断基準であるが，①回盲部からS状結腸にかけて少なくとも鋸歯状ポリープを5病変認め，そのうち2病変以上が10 mm以上である，②第一度近親者（ある個人にとって両親，兄弟，姉妹，子供）にserrated polyposisと診断された同胞をもち，かつ回盲部からS状結腸にかけて鋸歯状ポリープを認める，③回盲部からS状結腸に鋸歯状ポリープを20病変以上認める．このうちいずれかの基準を満たす症例をserrated polyposisと診断する[1]．また，臨床的に二つのtypeに分けられる．

- type 1：多発性にSSA/Pを認め，その多くは右側大腸で10 mm以上の病変であることが多い．
- type 2：5 mm以下のHPを結腸で多発性に認める．

発癌のリスクとしてはtype 1のほうが高く，分子生物学的にはtype 1の病変でBRAF変異，type 2の病変でKRSA変異を認める傾向にある．一方，familial serrated polyposisの症例は少数例にとどまる．

II. 鋸歯状ポリープの内視鏡的鑑別診断

病変占居部位，肉眼型，病変の腺口形態からTSAとMPの診断は比較的容易である．ただ，時々II型pitを呈するTSA病変もあるので注意が必要である．一方，HPとSSA/Pの鑑別診断は時として難しいことがある．HPとSSA/Pの鑑別のポイントであるが，右側大腸，病変径10 mm以上，強い粘液付着，開II型あるいはIIIH型pitのうち複数所見認める病変はSSA/Pである可能性が高いものと考える．ただ開II型あるいはIIIH型pitについては単独でも特異性の高い所見といえる．内視鏡治療適応病変の鑑別診断という点ではHPとSSA/Pの鑑別に注意が必要である．

III. 鋸歯状病変における癌化のpathway（図7）

従来のadenoma-carcinoma sequenceとは異なる大腸鋸歯状病変を介した発癌経路の存在が報告されている[2, 10〜12]．Serrated pathwayは，右側大腸主体でMVHPからSSA/Pを介して発癌に至り，分子生物学的にはBRAF変異・CpG island methylator phenotype CIMP-HおよびMSI-Hを特徴とする．一方，左側大腸主体でHPからTSAを介して発癌に至り，KRAS変異やCIMP-Lを特徴とする発癌のpathwayはalternate pathwayの一つと考えら

> **MEMO**
>
> **DNAメチル化**
>
> DNAメチル化は，遺伝子DNAのプロモーター領域のCpGアイランドに起こることで遺伝子不活化につながる．発癌過程においては，癌抑制遺伝子のメチル化を介した不活化が重要である．

> **MEMO**
>
> **CpG island methylator phenotype (CIMP)**
>
> 多くの遺伝子プロモーター領域でDNAメチル化が認められる腫瘍群は，CIMPと定義されるが，そのメチル化遺伝子数の程度によりCIMP-high (CIMP-H) とCIMP-low (CIMP-L) に分けられる．鋸歯状ポリープを介した発癌過程では通常型腺腫に比べCIMP陽性病変が高率に認められる．散発性大腸癌の20〜30％にCIMP陽性癌を認める．
>
> **マイクロサテライト不安定性（microsatellite instability；MSI）**
>
> MSIは，DNA修復遺伝子であるMLH1，MSH2などの異常によりDNAのミスマッチ修復能が欠損し，起こる異常であり，散発性大腸癌の10〜15％にMSI陽性癌を認める．散発性大腸癌におけるMSIでは，MLH1のメチル化の関与が考えられている．

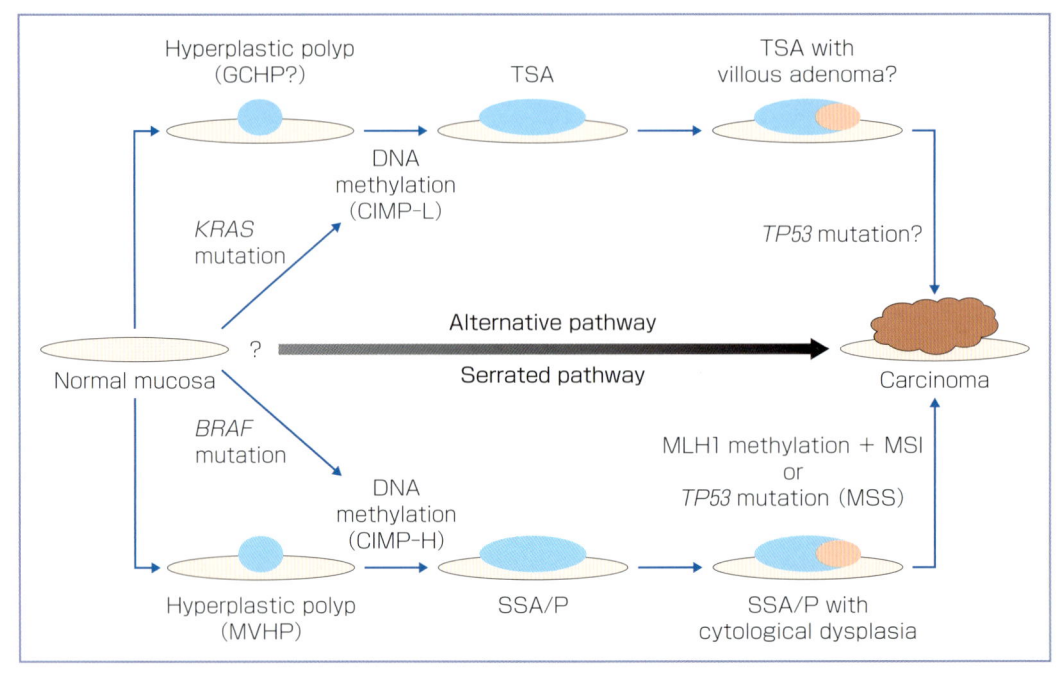

図7 鋸歯状病変を介した発癌 pathway と分子生物学的特徴

〔文献11）を参考に作成〕

れている．しかし，TSA から絨毛状腫瘍（villous tumor）を介して発癌に至るのか？ そしてSSA/P と TSA の前段階は HP なのか？ など検討すべき点が残る．

おわりに

大腸鋸歯状ポリープは従来イノセントポリープと考えられていたが，これら病変の一部が発癌に関与するという点で serrated pathway への関心は高い．前駆病変として SSA/P や TSA が想定されているが，内視鏡的鑑別診断は必ずしも容易ではない．とくに SSA/P については病理組織学的に腺管底部で起こっている変化が病変表面に反映されている所見を内視鏡的に捉え診断していかなければならず，診断精度を上げるためにも前述した内視鏡所見の組み合わせから診断していくことも必要である．鋸歯状ポリープの癌化についての解明は十分とはいえず，さらに科学的なエビデンスの蓄積が必要である．

文　献

1) Snover D, Ahnen DJ, Burt RW, et al：Serrated polyps of the colon and rectum and serrated ("hyperplastic") polyposis. Bozman FT, Carneiro F, Hruban RH, et al (eds)：WHO Classification of Tumours, Pathology and Genetics. Tumours of the Digestive System, 4th ed. 2010, 160-165, Springer-Verlag, Berlin
2) Kudo S, Tamura S, Nakajima T, et al：Diagnosis of colorectal tumorous lesions by magnifying endoscopy. Gastrointest Endosc 1996；44：8-14
3) Shinmura K, Konishi K, Yamochi T, et al：Molecular features of colorectal polyps presenting Kudo's type II mucosal crypt pattern：are they based on the same mechanism of tumorigenesis? Endosc Int Open 2014；02：E171-E177
4) Kimura T, Yamamoto E, Yamano HO, et al：A novel pit pattern identifies the precursor of colorectal cancer derived from sessile serrat-

ed adenoma. Am J Gastroenterol 2012 ; 107 : 460-469
5) 藤井隆広, 永田和弘, 斎藤　豊, 他：大腸拡大内視鏡診断はどこまで病理診断に近づいたか―大腸上皮性腫瘍を対象として. 胃と腸　1999 ; 34 : 1653-1664
6) 浦岡俊夫, 東　玲治, 大原信哉, 他：大腸鋸歯状病変の内視鏡診断―pit pattern 所見を中心に. 胃と腸　2011 ; 46 : 394-404
7) 鶴田　修, 河野弘志, 唐原　健, 他：大腸鋸歯状病変の取り扱い―私はこう考える. 胃と腸　2007 ; 42 : 329-334
8) 佐野　寧, 加藤茂治, 目良清美, 他：表面構造からみた大腸鋸歯状腺腫の質的診断の限界. 消化器内視鏡　2000 ; 12 : 1113-1118
9) Yano Y, Konishi K, Yamochi T, et al：Clinicopathological and molecular features of colorectal serrated neoplasias with different mucosal crypt patterns. Am J Gastroenterol 2011 ; 106 : 1351-1358
10) Jass JR, Baker K, Zlobec I, et al：Advanced colorectal polyps with the molecular and morphological features of serrated polyps and adenomas : concept of a 'fusion' pathway to colorectal cancer. Histopathology　2006 ; 49 : 121-131
11) Leggett B, Whitehall V：Role of the serrated pathway in colorectal cancer pathogenesis. Gastroenterology　2010 ; 138 : 2088-2100
12) Konishi K, Yamochi T, MakinoR, et al：Molecular differences between sporadic serrated and conventional colorectal adenomas. Clin Cancer Res　2004 ; 10 : 3082-3090

〈小西一男, 木原俊裕, 久保田祐太郎〉

Q5 過形成性ポリープとSSA/P、およびSSA/Pの癌化例は鑑別可能か？

A 開Ⅱ型pitを捉えることで過形成性ポリープとSSA/Pは高い確率で鑑別が可能である。均一な開Ⅱ型pitで構成されていないSSA/PはSSA/P with cytological dysplasiaの可能性があり、とくにⅤ型pitを伴う病変では癌化を強く疑うべきである

SSA/Pの拡大内視鏡診断

従来、大腸癌の発癌経路としてはadenoma-carcinoma sequence[1]とde novo carcinoma[2]の二つの経路が提唱されていたが、近年、新たにserrated pathway[3]が提唱され、大変注目されている。これは病理組織学的に腺管の鋸歯状構造に特徴づけられる鋸歯状病変を由来とする発癌経路であり、現在WHO分類[4]では鋸歯状病変をHyperplastic polyp, Sessile serrated adenoma/polyp (SSA/P), Traditional serrated adenomaに分類している。とくにSSA/Pは高率にBRAF変異、CpG island methylator phenotype (CIMP)-highであり、孤発性のmicrosatellite instability陽性大腸癌の前駆病変として注目されているが、本邦では長く統一した組織学的診断基準が存在しなかったことから内視鏡診断については明らかではなかった。

そこでわれわれは大腸鋸歯状病変の拡大内視鏡所見を基盤として病理組織学的、遺伝子学的特徴を比較検討するtranslational researchを実施した[5]。なお、SSA/Pの病理組織学的診断基準の標準化に向け、現在、大腸癌研究会より診断基準（案）が提唱されており、鋸歯状腺管の拡張（寸胴状拡張）、不規則分岐、腺底部の水平方向への変形（腺底部拡張）がSSA/Pの組織学的特徴として挙げられているが、本研究においてもこれらの特徴を満たす病変をSSA/Pと診断した。大腸鋸歯状病変と通常型腺腫を含む122病変（解析検体145個）を対象にした後ろ向き試験では工藤・鶴田分類のⅡ型pit patternに類似するものの、その腺管開口部が広く開大したpit pattern（開Ⅱ型pit）を呈した病変では高率に病理組織学的にSSA/Pであり、遺伝子学的にBRAF変異、CIMP-highであった。同じく大腸鋸歯状病変と通常型腺腫を含む104病変（解析検体116個）を対象にした前向き試験では開Ⅱ型pitがBRAF変異（感度62.1%、特異度96.0%）、CIMP-high（感度71.4%、特異度92.8%）、SSA/P（感度65.5%、特異度97.3%）に特異的なpit patternであることが証明された。開Ⅱ型pitはSSA/Pの組織学的特徴のうち拡張した鋸歯状腺管の開口部を捉えたものと考えられるが、SSA/Pのなかでもpitの開大の程度には差が見受けられる。これは各病変における粘液産生能の差を反映している可能性があるが、同一の病変であっても洗浄により当初開大していたpitが閉じてしまったり、短時間のうちに再度pitが開大してくるものも経験されることから、開Ⅱ型pitは可変的と考えられる。よって、hyperplastic polypとの内視鏡的な違いであるpitの開大所見を捉えるにはこの点に留意して観察する必要がある。

SSA/P with cytological dysplasiaの拡大内視鏡診断

さて、SSA/Pではserrated pathwayに示されるように悪性化のポテンシャルを有すると考えられているが、実臨床では経時的変化を認めないSSA/Pも多く、また、発見したSSA/Pをすべて治療するということは不可能なことか

[Q&A] Q5 過形成性ポリープとSSA/P,およびSSA/Pの癌化例は鑑別可能か？

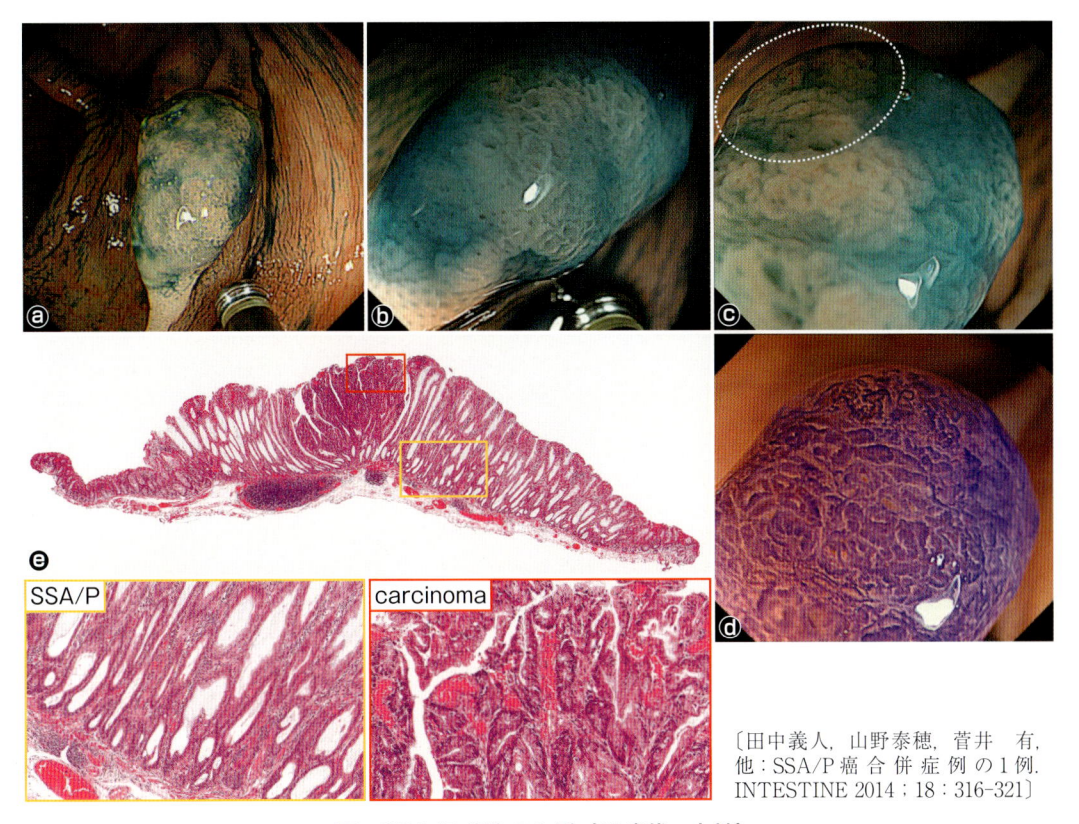

図 SSA/P癌化の1例（60歳代，女性）
a：上行結腸に10mm程度の粘液の付着を伴った隆起性病変を認める.
b：病変は開Ⅱ型pitを基調とすることからSSA/Pと診断した.
c, d：病変の頂部にVi型pitの存在が疑われ，クリスタルバイオレット染色でVi型pitと診断した.
e：組織学的にはSSA/Pを背景としてVi型pitを認めた部分に一致して中分化管状腺癌の所見を認めた.

〔田中義人，山野泰穂，菅井 有，他：SSA/P癌合併症例の1例. INTESTINE 2014；18：316-321〕

ら積極的に治療対象とすべきSSA/Pの選別が課題となっている．先に述べたtranslational researchでは，病変内にⅢL型様，Ⅳ型様pitなどの開Ⅱ型pit以外のpitを伴うSSA/Pでは同部において遺伝子のメチル化はより高度で，組織学的異型度も増しており，SSA/P with cytological dysplasiaと診断された．このことから，われわれはSSA/Pが均一な開Ⅱ型pitで構成されているか否かという点に着目することが積極的に治療すべきSSA/Pを選別するもっとも重要なポイントであると考えている．とくにSSA/Pの癌化例では癌部に一致して高率にV型pitを呈しており，遺伝子のメチル化（hMLH1）も高度であったことから，SSA/Pにおいても通常型腺腫における従来のpit pattern診断と同様，V型pitの出現は癌化を示唆する注意すべき所見と考えられた（図）．

文 献

1) Vogelstein B, Fearon ER, Hamilton SR, et al: Genetic alterations during colorectal-tumor development. N Engl J Med 1988; 319: 525-532
2) Shimoda T, Ikegami M, Fujisaki J, et al: Early colorectal carcinoma with special reference to its development *de novo*. Cancer 1989; 64: 1138-1146
3) Jass JR: Classification of colorectal cancer based on correlation of clinical, morphological and molecular features. Histopathology 2007; 50: 113-130
4) Snover DC, Ahnen DJ, Burt RW, et al: Serrated polyps of the colon and rectum and serrated polyposis. Bosman FT, Carneiro F, Hruban RH, et al (eds)：WHO classification of Tumours of the Digestive System 4th ed. 2010, 160-165, IARC Press, Lyon
5) Kimura T, Yamamoto E, Yamano H, et al: A novel pit pattern identifies the precursor of colorectal cancer derived from sessile serrated adenoma. Am J Gastroenterol 2012; 107: 460-469

（田中義人，山野泰穂）

共同研究：菅井 有教授（岩手医科大学病理診断学講座）
　　　　　鈴木 拓教授（札幌医科大学分子生物学講座）

5 注意すべき病変の診かた
② 家族性大腸癌，遺伝性大腸癌

Essence
- FAPとリンチ症候群のサーベイランスには内視鏡医が関わる必要性が増している．
- FAPにおいても内視鏡治療の適応があるかを検討する．
- リンチ症候群の拾い上げのため，少なくとも改訂ベセスダ基準に該当する患者へのMSI検査実施が必要である．

はじめに ― 遺伝性大腸癌に対する内視鏡医の役割

2012年に大腸癌研究会より「遺伝性大腸癌診療ガイドライン」が出版された[1]．海外のエビデンスを中心に，家族性大腸腺腫症（familial adenomatous polyposis；FAP），リンチ症候群（Lynch syndrome；LS）の解説があり，ぜひ日常診療に役立てていただきたい．本稿では内視鏡医によるマネジメントの実際について記述したい．

遺伝性大腸疾患にはポリポーシスを伴うものと，伴わないものがある．米国National Comprehensive Cancer Network（NCCN）ガイドラインを引用する（表1）[参考URL 1]．前者の代表がFAPで，後者の代表例がLSである．LSは以前は遺伝性非ポリポーシス大腸癌（hereditary non-polyposis colorectal cancer；HNPCC）と呼ばれていたが，他臓器癌の罹患頻度も比較的高く，現在はその名称は用いない傾向にある．両者とも外科手術例が多かったが，近年術後生存の成績が向上するにつれ，術後の下部消化管内視鏡検査（total colonoscopy；TCS）を含めた消化管サーベイランスで

表1 NCCN Genetic/Familial High-Risk Assessment：Colorectalで取り上げられている遺伝性大腸疾患

1. Polyposis Syndromes
   - Familial Adenomatous Polyposis
   - Attenuated Familial Adenomatous Polyposis
   - *MUTYH*-Associated Polyposis (MAP)
   - Peutz-Jeghers Syndrome (PJS)
   - Juvenile Polyposis Syndrome (JPS)
   - Serrated Polyposis Syndrome (SPS)
2. Non-Polyposis Syndrome
   - Lynch Syndrome (Hereditary Nonpolyposis Colorectal Cancer) (LS)

〔NCCN Guidelines Version 2. 2014 Table of Contents Genetic/Familial High-Risk Assessment: Colorectal Cancer[参考URL 1] を参照〕

の内視鏡医の役割の重要性が増している．

I. 多発性ポリープ症例に遭遇した際にFAPなどの遺伝性疾患を拾い上げる方法

　FAPの診断は比較的簡単で，大腸に多数の腺腫性ポリープを認めたらその所見のみでFAPと診断できる．NCCNでは「20個以上の腺腫性ポリープを認めた場合」をAPC遺伝子検査，MYH遺伝子検査の対象としている．日本では遺伝子検査は保険未収載であるため，研究として行うか検査会社への外注で実施する．全国遺伝子医療部門連絡会議[参考URL 2)]で実施施設リストが検索できる．遺伝子検査施行は必須でなく，実際にはTCSにて50個以上の腺腫性ポリープをもつ患者は臨床的にFAPと取り扱って問題ないと考える．

II. FAPの概要とそのマネジメント

　FAPのphenotypeは大まかに三つに分類されている．密生型であれば10歳代から大腸腺腫性ポリープが多発し，放置すれば40歳での大腸癌浸透率（癌罹患率）は50％になる．そのため，大腸癌が発生していなくても，20歳代で予防的大腸全摘術が推奨されている．しかし，大腸術後は合併症が少なからず存在し，また腹部開腹手術後はデスモイド腫瘍のリスクが高くなるとの報告もあり，安易な手術は控えたい．とくに非密生型や減弱型で浸潤癌がない場合には内視鏡的に大腸腺腫を摘除して経過をみることを検討すべきである．

　石川らは手術拒否例のFAP患者に対して，積極的にTCSにより大腸腺腫を摘除してきた（Ishikawa, Endoscopy, in press）．引き続き，現在多施設前向き研究「家族性大腸腺腫症に対する大腸癌予防のための内視鏡介入試験（J-FAAP-III Study）（UMIN：000009365）」が行われている．ただし安易な内視鏡治療の介入が行われた後，結果的に治癒不能の大腸癌発生を認めた場合には患者の不利益になるため注意が必要で，消化管外科医との密接な連携も必須と考える．

III. 近親者の保因者診断

1. 遺伝子検査

　APC遺伝子変異はFAPの原因とされているが，実際の変異同定率は7割程度にとどまる．常染色体優性遺伝であるため，明らかな変異なしでも臨床的にFAPと診断した場合には，同胞や子への遺伝の確率は50％であることを説明する必要がある．

2. 保因者診断

　発端者遺伝子検査にて病的変異が同定されれば，at riskの近親者の保因者診断が可能となる．一般的には保因者診断実施は15歳以上が望ましい．併せてTCSを施行し，phenotypeの確認も行う．未成年者へのTCSはとくに負担にならないよう考慮する．未成年での大腸全摘術はQOL低下の可能性があるため，可能であれば内視鏡的な介入にて少しでも手術の時期を遅らせるようにしたい．

IV. 症例呈示
　　―家族性大腸腺腫症（FAP）

【症例1　密生型】

　20歳代，男性．父は密生型FAPにて20歳代後半に結腸全摘・回腸直腸吻合術（IRA）を施行．本人は16歳時に保因者診断が確定した．TCSでは右半結腸のポリープは大きさも小さく数も少ないが（図1a），左半結腸は密度が高くなり，将来密生型への移行が予想される（図1b，c）．大腸全摘術の適応だが，手術時期延期も目的に，前述のJ-FAPP-III Studyに登録後，バイポーラスネアを用いて，定期的に内視鏡的ポリープ徹底的切除を行っている（図

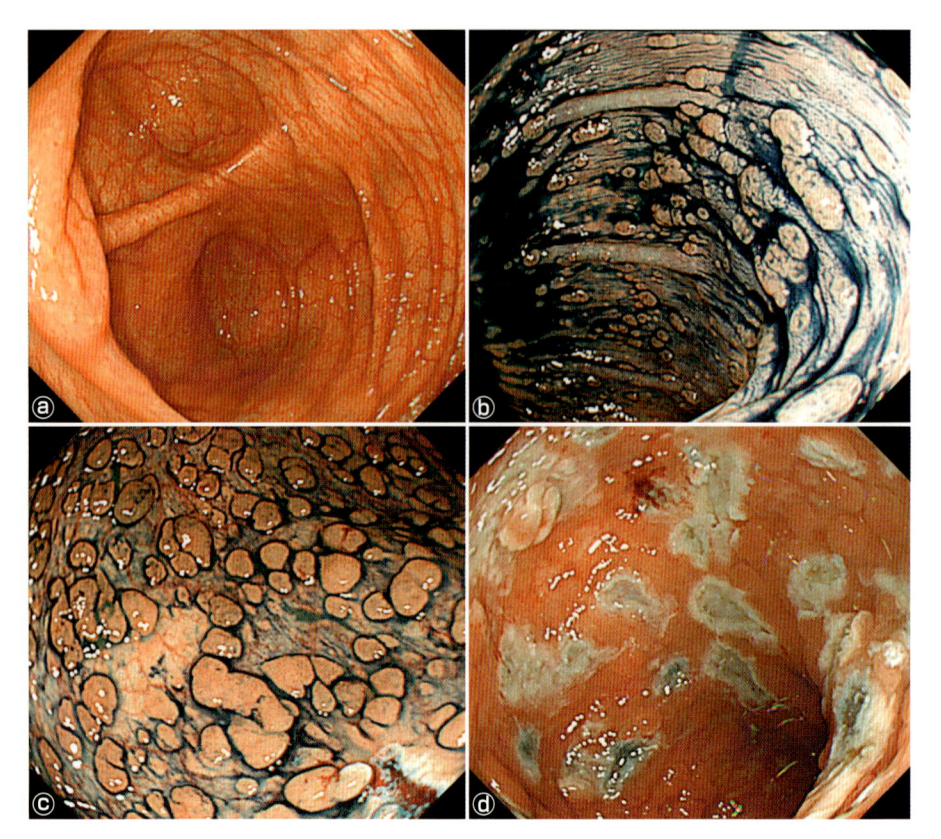

図1 症例1：家族性大腸腺腫症（密生型）

1d）．今後，外科手術のタイミングが重要である．

【症例2 非密生型】

家族歴ありの20歳代，女性．父がFAPにて当院通院中．遺伝子検査では病的変異を同定できず，TCSを行ったところ，ポリポーシスを認めた（図2a）．初回治療時に二つほど大腸粘膜内癌が存在した（図2b, c）．その後J-FAPP-Ⅲ Studyに登録後，内視鏡切除介入を行っている（図2d）．年1回のTCSを予定している．

V. リンチ症候群の概要とそのマネジメント

LSはミスマッチ修復（MMR）遺伝子の生殖細胞変異を原因とする常染色体優性遺伝を示す遺伝性腫瘍症候群であり，全大腸癌の2～5%程度を占めるものと推定されている[2]．しかし，LSではFAPにおける多発大腸腺腫のような明瞭な臨床所見を示さないため，内視鏡所見からは通常の散発性大腸癌との鑑別は困難である．LS患者における大腸癌の生涯発症率は男性で28～75%，女性で24～52%，また，女性の子宮内膜癌発症率は27～71%との報告がある[3]．LSでも発端者における生殖細胞系列変異の同定により，近親血縁者の遺伝子検査が可能となる．

Ⅵ. リンチ症候群の診断の現状

現在，LSの診断は一般に，
① 大腸癌患者を対象とした既往歴および家系情報によるLS疑い例の同定
② 切除された大腸癌およびLS関連腫瘍に対するマイクロサテライト不安定性（MSI）検査

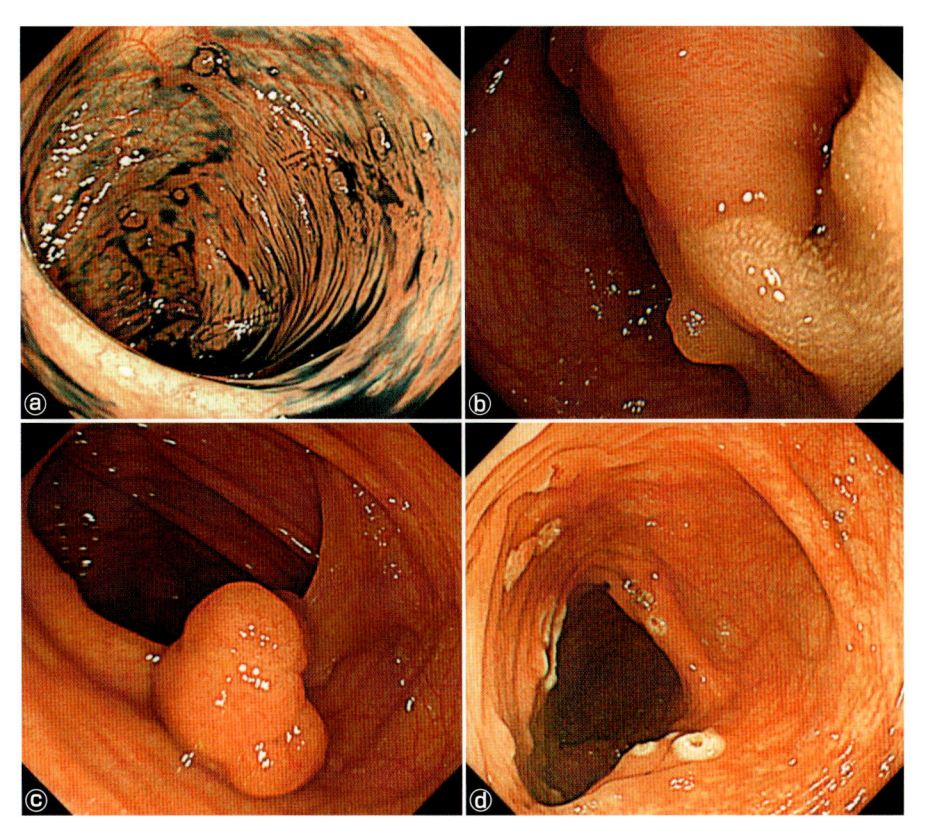

図2　症例2：家族性大腸腺腫症（非密生型）

表2　改訂ベセスダ基準

次のような状況にある患者の腫瘍はマイクロサテライト不安定性を検査すべきである.
1. 50歳未満の患者で診断された大腸癌
2. 年齢に関わりなく，同時あるいは異時大腸癌あるいは他のリンチ症候群関連腫瘍*がある
3. 60歳未満の患者で診断されたMSI-Hの組織学的所見**を有する大腸癌
4. 第一度近親者が1人以上リンチ症候群関連腫瘍に罹患しており，うち1人は50歳未満で診断されている患者の大腸癌
5. 年齢に関わりなく，第一度あるいは第二度近親者に2人以上リンチ症候群関連腫瘍の罹患者がいる患者の大腸癌

*リンチ症候群関連腫瘍：大腸癌，子宮内膜癌，胃癌，卵巣癌，膵癌，尿管・腎盂癌，胆道癌，脳腫瘍（通常はTurcot症候群にみられる膠芽腫），Muir-Torre症候群の脂腺腫や角化棘細胞腫，小腸癌
**MSI-Hの組織学的所見：リンパ球浸潤，クローン様リンパ球反応，粘液癌・印環細胞癌様分化，髄様増殖

〔Umar A, et al：Revised Bethesda Guidelines for hereditary nonpolyposis colorectal cancer（Lynch syndrome）and microsatellite instability. J Natl Cancer Inst 2004；96：261-268に基づく〕

③家系情報からLSが疑われる患者あるいはMSI陽性患者に対するMMR遺伝子のPCR/直接塩基配列決定法による生殖細胞系列変異の同定

の三つの過程で行われている．

MSI検査のための臨床的基準として，改訂ベセスダ基準（表2）が広く用いられているが，1,066例の大腸癌患者を対象としてMSI検

査を実施し，MSI陽性例に対してMMR遺伝子の生殖細胞系列変異を検索した場合，約22%（5/23例）のLS患者が改訂ベセスダ基準に適合しなかったとの報告がある[4]．実臨床では，核家族化や，両親の同胞が若年で死亡している場合には，正確な家族歴の聴取が困難であり，そのような場合には改訂ベセスダ基準への該当の有無は判定困難となる[5]．

そのような研究結果を背景に欧米では家族歴聴取に依存したLS患者の拾い上げの検査は感度，特異度とも低下することが指摘されているため，欧米では現在"ユニバーサル法"と呼ばれ，おもに年齢だけの基準にて広くMSI検査やMMR蛋白質に対する免疫組織化学（IHC）検査を行う方法が推奨されている[6]．日本で導入している施設はごく一部に限定されているが，今後普及する可能性がある．

Ⅶ．症例呈示 ― リンチ症候群

【症例3】

60歳代，男性．201X年進行S状結腸癌にて当院でS状結腸切除術施行．弟2人が50歳以下で大腸癌罹患，叔母；大腸癌罹患，父；胃癌の家族歴あり，改訂ベセスダ基準に該当し，術後1年後MSI検査およびIHC検査を施行．結果はMSI-HとMSH2およびMSH6の染色低下を認めた（図3）．MMR遺伝子検査を説明と同意のうえに施行し，*MSH2*に病的変異が認められ，LSの診断が確定した．術後2年後に経過観察のTCSを施行し，いくつかの腺腫性ポリープを認め内視鏡的に切除した．術後3年目と術後3年6カ月時のTCSにて，それぞれ下行結腸と直腸に0-Ⅱc病変を認めた（図4，5）．いずれも明瞭な陥凹を認め，通常観察ではSM浸潤を疑う．拡大観察にて明らかなVɪ高度不整を認めず，Non-Invasive pattern

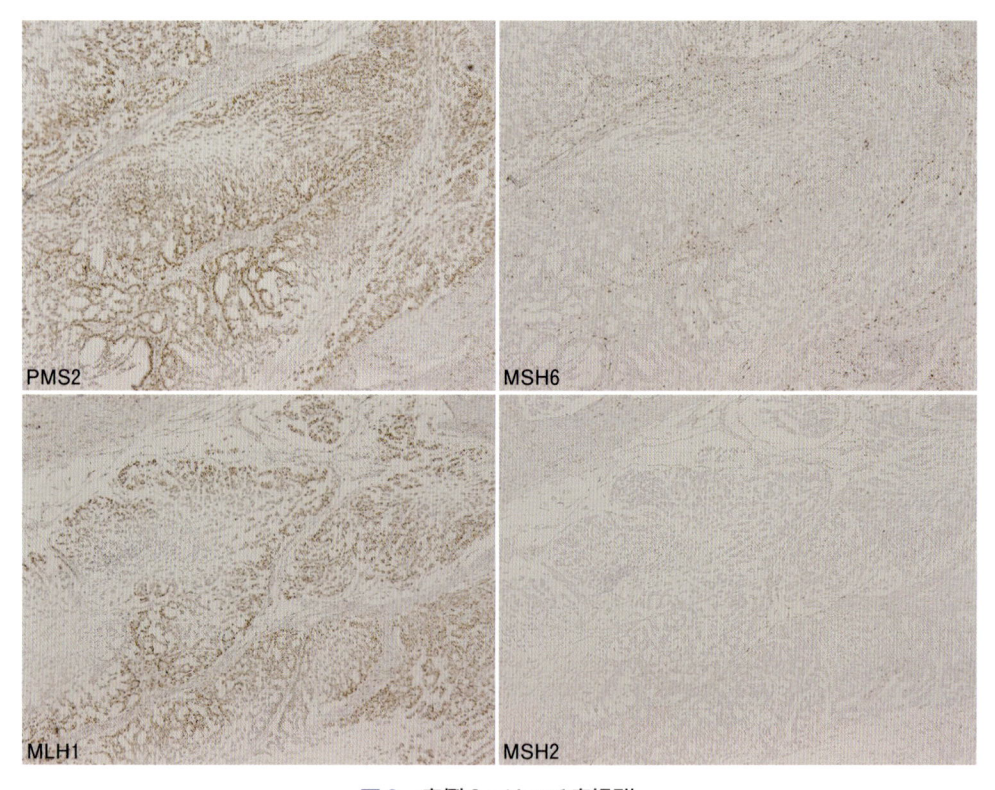

図3 症例3：リンチ症候群
IHC検査所見．

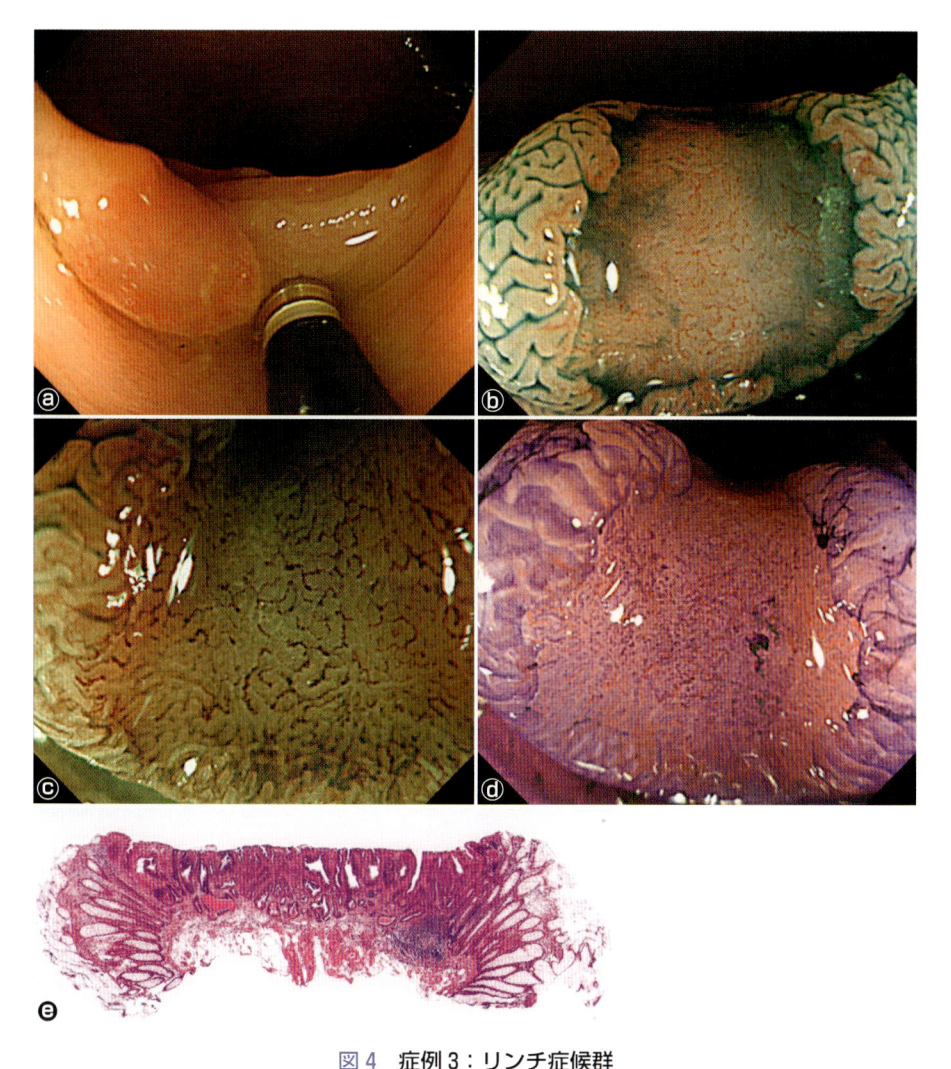

図4 症例3：リンチ症候群
術後3年目のTCS．下行結腸に0-Ⅱc病変を認める．

と診断し，それぞれEMRを施行した．病理結果はそれぞれ，高分化腺癌，深達度sm1（50μm），ly0，v0および高分化腺癌，深達度sm2（1,750μm），ly0，v0であった．短いサーベイランス間隔で浸潤癌が生じた症例である．1年ごとのTCSサーベイランスでは不十分な症例が存在することを示す教訓的な症例である．

文　献
1) 大腸癌研究会 編：遺伝性大腸癌診療ガイドライン2012年版．2012，金原出版，東京
2) Lynch HT, de la Chapelle A：Genetic susceptibility to non-polyposis colorectal cancer. J Med Genet　1999；36：801-818
3) Vasen HF, Moslein G, Alonso A, et al：Guidelines for the clinical management of Lynch syndrome（hereditary non-polyposis cancer）. J Med Genet　2007；44：353-362
4) Trano G, Sjursen W, Wasmuth HH, et al：Performance of clinical guidelines compared with molecular tumour screening methods in identifying possible Lynch syndrome among colorectal cancer patients：a Norwegian pop-

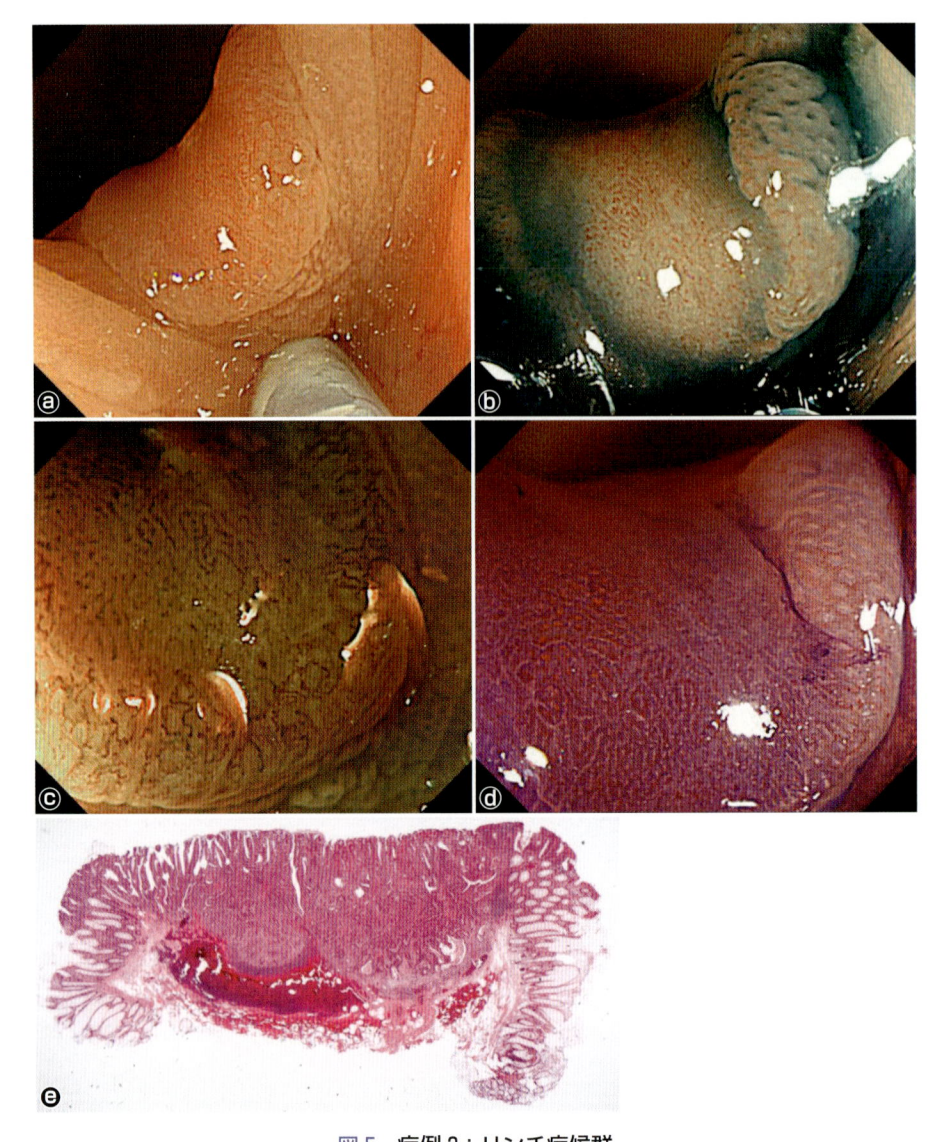

図 5　症例 3：リンチ症候群
術後 3 年 6 カ月目の TCS．直腸に 0-Ⅱc 病変を認める．

ulation-based study. Br J Cancer　2010；102：482-488
5) Weissman SM, Bellcross C, Bittner CC, et al： Genetic counseling considerations in the evaluation of families for Lynch syndrome — a review. J Genet Couns　2011；20：5-19
6) Giardiello FM, Allen JI, Axilbund JE, et al： Guidelines on genetic evaluation and management of Lynch syndrome；a consensus statement by the US Multi-Society Task Force on colorectal cancer. Gastroenterology　2014；147：502-526

参考 URL
1) NCCN Guidelines for Detection, Prevention, & Risk Reduction＞Colorectal Cancer＞Colorectal Cancer Screening
http://www.nccn.org/professionals/physician_gls/f_guidelines.asp
2) 全国遺伝子医療部門連絡会議
http://www.idenshiiryoubumon.org/

（中島　健，居軒和也，斎藤　豊）

5 注意すべき病変の診かた
③ 腺腫・癌以外のポリープ

Essence

- 大腸の非腫瘍性ポリープには過誤腫（Peutz-Jeghers型ポリープ，若年性ポリープ）や炎症性ポリープなどがある．
- 直腸の小型半球状粘膜下腫瘍様隆起はカルチノイド，MALTリンパ腫，良性リンパ濾胞性ポリープなどを鑑別する必要がある．

はじめに

大腸ポリープとは大腸内腔に向かって限局性に隆起する肉眼形態に基づいた疾患群である[1]．Morson and Dawson's Gastrointestinal Pathology（5th ed）[2]によると大腸ポリープは通常型腺腫，鋸歯状ポリープのほか炎症性，過誤腫性，間質性，リンパ組織性，内分泌性など種々の病理学的カテゴリーで構成される（表）．内視鏡で隆起性病変に遭遇したら粘膜増殖による上皮性ポリープと粘膜下成分の増殖による非上皮性ポリープ（いわゆる粘膜下腫瘍様病変）を鑑別することが診断の第一歩である．内視鏡で発見され摘除される上皮性ポリープの大多数は癌と前癌病変（腺腫，鋸歯状病変）で

MEMO
過誤腫
過誤腫とは組織構成の量的配合異常で，構成する個々の要素は正常組織を構成する成分とまったく同一であるが，各成分の割合が正常とは異なり，腫瘍状を呈するものである．
〔参考文献：小池盛雄：検査手技・所見等の用語—病理・病変用語：過誤腫，分離腫（hamartoma, choristoma）．胃と腸 1996；31：41〕

ある．そのほかの上皮性ポリープの頻度は低いが，時に癌や腺腫と鑑別を要する非腫瘍性病変にも遭遇する．

本稿では非腫瘍性上皮性ポリープのうち，① Peutz-Jeghers型ポリープ，② 若年性ポリープ，③ 炎症性ポリープ，④ 腸管子宮内膜症について概説する．またさまざまな粘膜下腫瘍様病変のうち，小型半球状隆起の鑑別診断が問題となる⑤ 直腸カルチノイド，⑥ MALTリンパ腫について概説する．それぞれの疾患について典型的と思われる通常／色素内視鏡写真を呈示するが，紙面の関係で拡大内視鏡写真については割愛させていただく．

Ⅰ．Peutz-Jeghers型ポリープ

Peutz-Jeghers型ポリープとは，Peutz-Jeghers症候群（消化管ポリープと皮膚・口腔粘膜の色素沈着を主徴とする常染色体優性遺伝性疾患）に発生するポリープと組織学的に同様なポリープを指す．小型病変は無茎性から亜有茎性，大型病変は有茎性ポリープの形態が多く分葉状・八頭状の形態を呈し，色調は発赤調から白色調まで認める[3,4]．図1はS状結腸に発生

表 Classification of colorectal polyps

Epithelial	Storomal
・Conventional adenoma 　　Tubular 　　Tubulovillous 　　Villous 　　Flat adenoma ・Serrated polyp 　　Hyperplastic (microvesicular, goblet cell, mucin poor) 　　Sessile serrated adenoma 　　Mixed polyp 　　Traditional serrated adenoma ・Polypoid adenocarcinoma Inflammatory ・Mucosal prolapse-associated polyp (includes polypoid prolapsing mucosal fold, inflammatory cloacogenic polyp, inflammatory myoglandular polyp, inflammatory cap polyp) ・Inflammatory pseudo-polyp ・Polypoid granulation tissue ・Infection-associated polyp (cytomegalovirus, schistosomiasis) Hamartomatous ・Peutz-Jeghers polyp ・Juvenile polyp ・Cowden syndrome and Bannayan-Riley-Ruvalcaba syndrome ・Cronkheit-Canada syndrome	・Inflammatory fibroid polyp ・Fibroblastic polyp/peri-neurinoma ・Schwan cell hamartoma ・Neurilemmoma and nerve sheath tumour variants ・Ganglio-neuroma ・Leiomyoma of muscularis mucosae ・Lipoma ・Lipohyperplasia of ileo-caecal valve ・Gastrointestinal stromal tumour ・Neurofibroma ・Granular cell tumour Lymphoid ・Prominent lymphoid follicle/rectal tonsil ・Lymphomatous polyposis ・Endocrine ・Well differentiated endocrine (carcinoid) tumour Other ・Prominent mucosal fold ・Everted appendiceal stump or caecal diverticulum ・Elastotic (elastofibromatous) polyp ・Endometriosis ・Mucosal xanthoma ・Melanoma/clear cell sarcoma ・Metastasis

〔Morson and Dawson's Gastrointestinal Pathology, 5th ed[2] に基づき作成〕

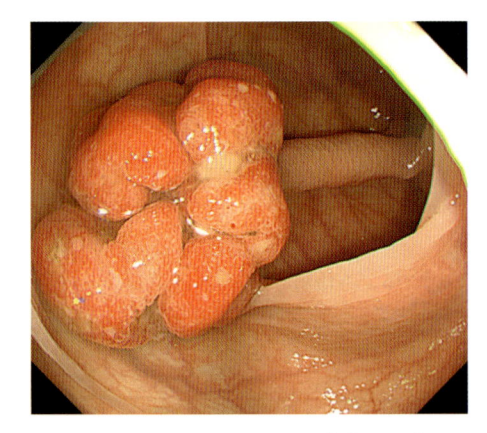

図1 Peutz-Jeghers 型ポリープ

した有茎性・八頭状の Peutz-Jeghers 型ポリープである．色素拡大内視鏡では非腫瘍性から腫瘍様（ⅢL型/Ⅳ型様）まで多彩な形態の pit が観察され，腺腫との鑑別が困難とされる[5]．組織学的に過誤腫に分類され，腺管の腫大・延長，粘膜筋板の増生・樹枝状分岐所見を認める[6]．孤発例でも癌を合併することがあるため内視鏡的摘除が望ましいとされる．

Ⅱ．若年性ポリープ

若年性ポリープの年齢分布は小児と成人の二峰性を示すとされ[6]，小児では血便，成人では

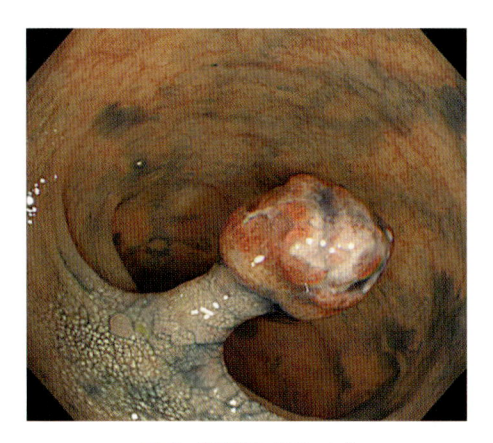

図2　若年性ポリープ

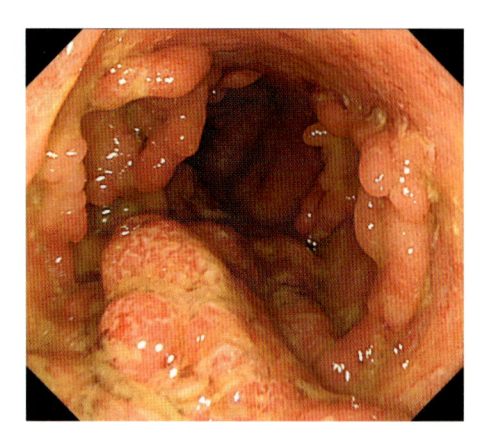

図3　潰瘍性大腸炎の炎症性ポリープ

便潜血反応陽性を契機に発見されることが多い．直腸・S状結腸に好発するが成人では横行結腸にも多く認める[6]．発赤調の亜有茎性から有茎性のポリープで，しばしば白苔の付着を伴う[7),8]．図2はS状結腸に発生した頂部びらんを伴うIp型若年性ポリープである．色素拡大内視鏡では開大した非腫瘍性pit（Ⅰ型/Ⅱ型）が疎に分布する[5]．組織学的には過誤腫に分類され，腺管の囊胞状拡張・浮腫状間質・血管拡張・炎症細胞浸潤を認める．内視鏡的・組織学的に炎症性筋腺管ポリープ（inflammatory myoglandular polyp）との鑑別が難しいとされる．従来，孤発例では癌化することはないとされてきたが，癌や異型上皮合併の報告もあり[9]，無症候例においても内視鏡的摘除が望ましいと思われる．

Ⅲ．炎症性ポリープ

狭義の炎症性ポリープは潰瘍性大腸炎，クローン病など炎症性腸疾患や，腸結核，アメーバ性大腸炎など感染性腸炎に伴う潰瘍の治癒過程で瘢痕周囲に残存する粘膜隆起である．組織学的には腺管の過形成と間質の炎症細胞浸潤を示す．多くは多発性で無茎性半球状隆起，指状・紐状，粘膜橋，鍾乳石状など種々の形態を呈する[10]．表面性状は背景粘膜の炎症活動性により発赤粗糙から同色平滑まで変化する．炎症性腸疾患の既往が明らかで背景粘膜の炎症が沈静化している場合には診断は容易なことが多いが，慢性持続型潰瘍性大腸炎では潰瘍性大腸炎関連大腸癌との鑑別が問題となる（図3）．

Ⅳ．腸管子宮内膜症

腸管子宮内膜症は，消化管の漿膜下層から固有筋層を中心に子宮内膜組織が異所性に増殖する良性疾患で，解剖学的に子宮に近いS状結腸，直腸，回腸に好発する．30代〜40代の女性に多く，腹痛，血便，便秘などの臨床症状を呈する．月経周期に伴う症状の変化は半数程度といわれている．内視鏡的には粘膜下腫瘍様隆起や狭窄を呈する．本邦報告例の集計によると生検診断率は9〜12％と低いが[11),12]，粘膜面に小結節様隆起，発赤，びらんを認める場合には生検による子宮粘膜組織の証明が期待される．図4は生検により診断されたS状結腸子宮内膜症の症例である．注腸造影は全体像の把握に優れ，偏側性陰影欠損（子宮側），transverse ridging（横走ひだ）の所見が診断に有用である．転移性大腸癌や4型大腸癌との鑑別が重要である．治療法はホルモン療法，手術，および両者の併用があり，部位，狭窄の程度，年齢，挙児希望の有無などにより決定される．

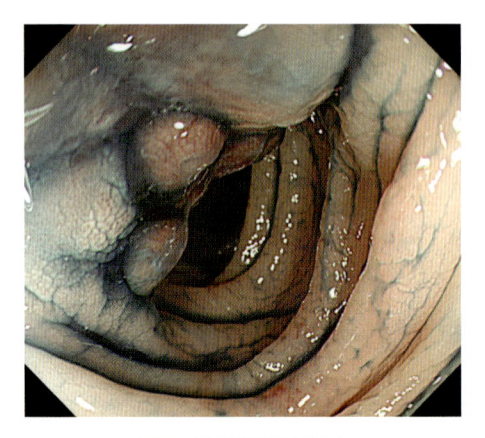

図4　腸管子宮内膜症

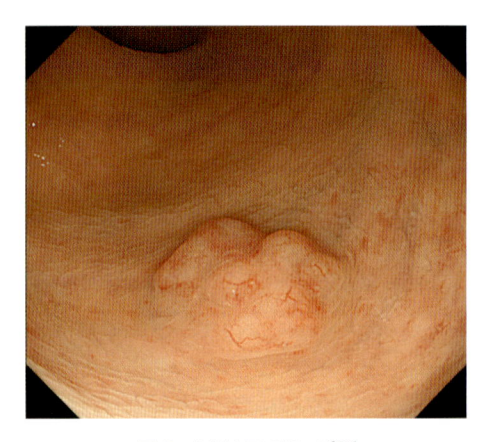

図6　MALTリンパ腫

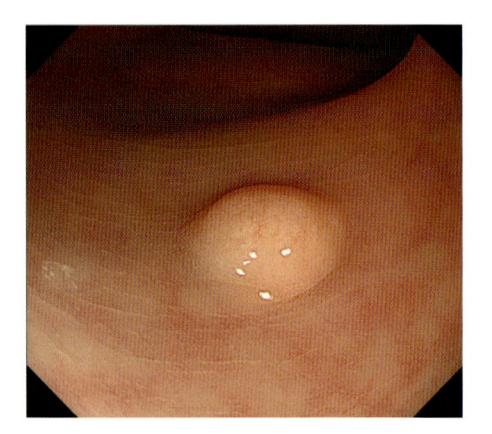

図5　カルチノイド（NET）

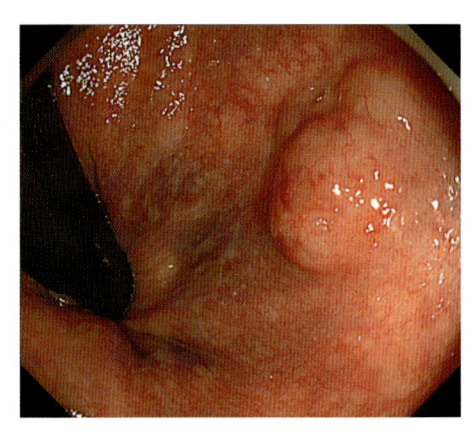

図7　直腸良性リンパ濾胞性ポリープ

V. カルチノイド

　カルチノイドは粘膜深層の神経内分泌細胞に由来する上皮性腫瘍で，低悪性度の癌腫と位置づけられている．2010年版WHO分類[13]ではneuroendocrine tumor（NET）に包含され，核分裂数とKi-67指数によりGrade 1またはGrade 2に分類される．下部直腸に好発し，黄色調粘膜下腫瘍の形態を呈し，表層血管の拡張を伴うことが多い．多くは大きさ10 mm未満で平坦〜半球状隆起を呈する（図5）．10 mm以上になると高率に中心陥凹や潰瘍形成を伴う[14]．腫瘍径が大きくなると亜有茎性隆起を呈することもある．大きさ10 mm未満，深達度SM（超音波内視鏡），中心陥凹／潰瘍（−）を満たすカルチノイドはリンパ節転移リスクが低いため初回治療として内視鏡的摘除あるいは外科的局所切除を選択することが多い[14]．直腸カルチノイドの内視鏡的摘除に当たり，通常の内視鏡的粘膜切除術（EMR）では高率に遺残を生じるため結紮装置を用いたESMR-L法[15]やESDなど粘膜下深層まで切除する手技が必要である．摘除標本の組織学的悪性度指標（深達度MP以深，核分裂像，脈管侵襲，Ki-67指数）をもとに追加外科切除の必要性を判断する[16]．

VI. MALTリンパ腫

　mucosa-associated lymphoid tissue（MALT）リンパ腫は，粘膜関連リンパ組織の辺縁帯B細胞に由来する低悪性度悪性リンパ腫で，大腸では直腸に好発する[17]．直腸MALTリンパ腫

の多くは半球状〜結節状の粘膜下腫瘍様隆起や結節集簇様隆起を呈し，隆起表面に血管拡張（樹枝状・車軸状）を認めることが多い（図6）．確定診断には生検または診断的 EMR を行い，組織学的に腫瘍性 B 細胞のモノクローナル増殖であることを証明する必要がある．内視鏡的には反応性リンパ濾胞増殖である直腸良性リンパ濾胞性ポリープ（別名 rectal tonsil）と鑑別困難である（図7）．発育緩徐で予後良好な疾患であるため低侵襲治療が優先され，抗菌薬治療が第一選択治療とされる．無効例には病期により放射線療法，リツキシマブ抗体療法，リツキシマブ併用化学療法（R-CHOP など），内視鏡的／外科的切除が選択される[18]．

おわりに

腺腫・癌および鋸歯状病変を除く大腸ポリープのうち，比較的遭遇頻度が高い疾患について典型例の通常内視鏡写真を呈示し概説した．内視鏡医にとっては広く浅い内容となったが，少しでも知識の整理に役立てていただければ幸いである．

文 献

1) 菅井 有：大腸ポリープ雑考．胃と腸 2013；48：1099-1102
2) Clouston AD, Walker NI：Polyps and tumour-like lesions of the large intestine. Shepherd NA, Warren BF, Williams GT, et al (eds)：Morson and Dawson's Gastrointestinal Pathology (5th ed). 2013, 647-684, Wiley-Blackwell, Hoboken
3) 大川内孝治，田村 智，上田 弘，他：Peutz-Jeghers polyp. 早期大腸癌 2002；6：407-408
4) 清水誠治：Peutz-Jeghers 型ポリープ．八尾恒良 監：胃と腸アトラスⅡ 下部消化管（第2版）．2014, p.613, 医学書院, 東京
5) 久部高司，青見賢明，長浜 孝，他：過誤腫性病変─内視鏡診断の立場から．胃と腸 2013；48：1118-1128
6) 大倉康男：過誤腫性大腸ポリープ─病理診断の立場から．胃と腸 2013；48：1129-1139
7) 内海 潔，松永厚生，野村美樹子，他：若年性ポリープ（juvenile polyp）．早期大腸癌 2002；6：405-406
8) 小林広幸，蔵原晃一：若年性ポリープ．八尾恒良 監：胃と腸アトラスⅡ 下部消化管（第2版）．2014, p.612, 医学書院, 東京
9) 伊津野稔，牧山和也，牟田広毅，他：大腸若年性ポリープ─前癌病変としての意義と臨床像の時代的変遷．胃と腸 1992；27：841-848
10) 清水誠治，石田英和，富岡秀夫，他：炎症性ポリープ─内視鏡診断の立場から．胃と腸 2013；48：1140-1148
11) 松隈則人，松尾義人，鶴田 修，他：腸管子宮内膜症の2例─本邦報告例78例の検討を含めて．Gastroenterol Endosc 1989；31：1577-1584
12) 桐井宏和，天野和雄，瀬古 章，他：両側気胸を併発した腸管子宮内膜症の1例─腸管子宮内膜症本邦報告例90例の検討を含めて．日消誌 1999；96：38-44
13) Rindi G, Arnold R, Bosman FT, et al：Nomenclature and classification of neuroendocrine neoplasms of digestive system. Bosman FT, Carneiro F, Theise ND, et al (eds)：WHO Classification of Tumours of the Digestive System (4th ed). 2010, 13-14, IARC, Lyon
14) 斉藤裕輔，岩下明徳，飯田三雄，他：大腸カルチノイド腫瘍の全国集計─大腸カルチノイド腫瘍の治療方針．胃と腸 2005；40：200-213
15) Mashimo Y, Matsuda T, Uraoka T, et al：Endoscopic submucosal resection with a ligation device is an effective and safe treatment for carcinoid tumors in the lower rectum. J Gastroenterol Hepatol 2008；23：218-221
16) 斉藤裕輔，垂石正樹，杉山隆治，他：大腸内分泌細胞腫瘍（カルチノイド）の診断と治療─NET G1 と G2 の差異を含めて．胃と腸 2013；48：1004-1015
17) 中村昌太郎，梁井俊一，藤田恒平，他；直腸悪性リンパ腫の臨床病理学的特徴．胃と腸 2010；45：1359-1370
18) 中村昌太郎，松本主之，池上幸治，他；消化管原発 low-grade lymphoma─MALT リンパ腫：小腸・大腸 MALT リンパ腫の診断と治療．胃と腸 2014；49：635-647

（篠原知明）

第3章

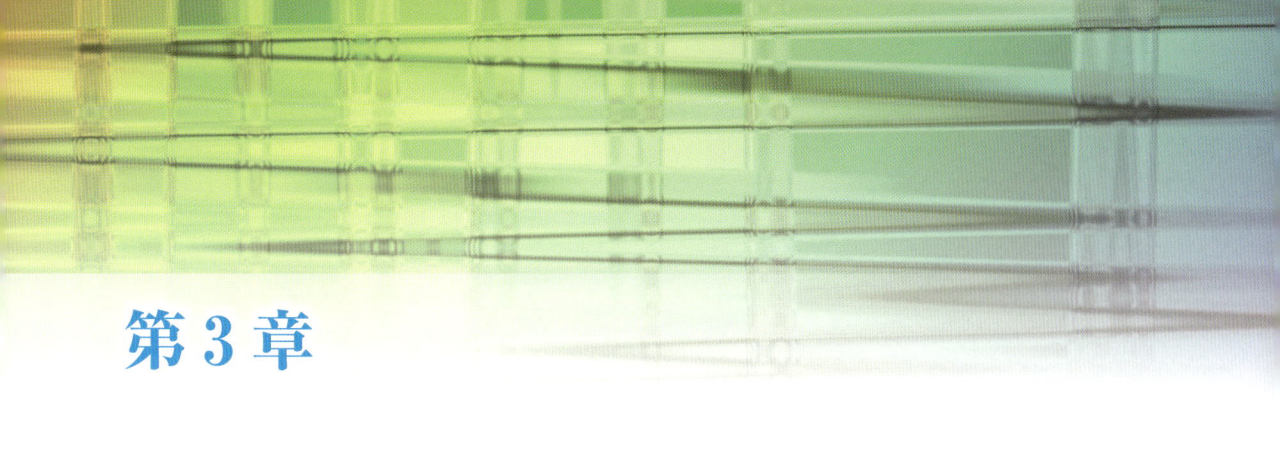

大腸ポリープの内視鏡治療

1 大腸ポリープに対する内視鏡治療のStrategy

Essence

- 本稿においては，微小腺腫についても摘除することを前提として大腸ポリープに対する内視鏡治療のStrategyを述べる．
- ポリープに対する治療選択に当たっては，安全性や治療効果と，効率，コストのバランスを重要視するべきである．
- 高異型度腺腫以上が予想される場合にはEMR，低異型度腺腫と予想される場合には腫瘍径に応じた治療法選択が望ましい．

はじめに

本邦では日常臨床において，5mm以下の大腸腺腫については経過観察が容認されており，すべての腺腫性ポリープを摘除すること（クリーンコロン）は一般的ではない[1]．それは，微小ポリープの担癌率の低さや摘除に伴う偶発症やコストの増加に起因していると考えられる[2]．しかし，大腸ポリープ摘除による大腸癌罹患率や死亡率の抑制効果を示した報告はすべてクリーンコロンを前提としており[3)〜5)]，微小腺腫を放置することが同様の効果をもたらすかどうかは明らかではない．さらに，日常臨床では摘除後のサーベイランス受診率が必ずしも高くないと予想される．本稿においては，微小腺腫についても摘除することを前提として大腸ポリープに対する内視鏡治療のStrategyを述べる．

I．大腸ポリープに対する内視鏡治療の開発

大腸ポリープに対する内視鏡的治療の歴史は古く，1960年代後半には開発された．現在の高周波とスネアを用いたpolypectomy（hot snare polypectomy）は1973年にShinyaらにより報告され[6]，同年，局注を併用したendoscopic mucosal resection（EMR）がDeyhleにより報告された[7]．また，hot biopsyもほぼ同時期にWilliamsにより報告されている[8]．

その後，急速に大腸ポリープ摘除術は普及し，1990年代になるとNational Polyp Studyの結果から，大腸ポリープに対する内視鏡摘除と摘除後サーベイランスによる大腸癌罹患抑制効果が報告された[3]．それらの結果を踏まえて，米国および欧州ではクリーンコロンを前提としたサーベイランス・ガイドラインが作成されている[9),10)]．

大腸ポリープ摘除が増加するに伴い，通電摘除に伴う腸管穿孔やpost polypectomy syndromeなどの偶発症が問題となり，1992年にcold snare polypectomyがTapperoらにより初めて報告された[11]．欧米では同手技が徐々に浸透し，近年，cold snare polypectomyの有用性，安全性に関する多数例の報告がなされるに至った[12]．また，大腸ポリープ摘除を目的とし

た従来よりも大容量の生検鉗子の開発も進められ，cold forceps polypectomy として手技的に確立した[13), 14)]．これらの治療法は熱凝固に伴う潰瘍形成がないために，通電法よりも後出血率が低率で理論的に穿孔を生じない特長がある．しかしながら，経過観察における遺残再発については報告がなく，今後の課題である．

一方，通電法においても腸管壁の深部への熱凝固を抑制した bipolar snare polypectomy の多数例の治療成績が Saraya らにより報告された[15)]．

II．大腸ポリープのカテゴリー分類

一般に大腸ポリープは大きさにより，5 mm 以下は微小（diminutive），6〜9 mm は小型（small），10 mm 以上は大型（large）とカテゴリー分類し取り扱われる[16)]．また，10 mm 以上，高異型度腺腫，villous 成分を有する病変は advanced adenoma（advanced neoplasia）と定義され，多くの臨床研究において大腸癌のサロゲート・マーカーとして広く用いられている[16)]．

III．内視鏡治療の Strategy（図）

1．内視鏡的に高異型度腺腫〜癌と診断された場合

大腸腫瘍に対するさまざまな摘除手技が選択可能となった現在，日常診療でもっとも多く遭遇するポリープに対してどのような治療選択を行うかは，すべての内視鏡医にとって重要かつ身近な問題である．基本的には，安全性や治療効果と，効率，コストのバランスを重要視するべきである．

治療前の観察には，可能なかぎり色素拡大内視鏡や画像強調内視鏡を用いて診断を行い，advanced neoplasia に相当する病変および陥凹型由来と予測された場合には，より治療効果の高い EMR を選択すべきである．

2．内視鏡的に低異型度腺腫と診断された場合
1）微小病変

5 mm 以下の微小病変については cold forceps polypectomy，cold snare polypectomy，bipolar snare polypectomy，hot snare polypectomy，hot biopsy などが適用可能である．微小病変の治療においてはたとえ頻度は低くても穿孔などの重篤な偶発症は避けるべきである．過去の報告から通電法においては穿孔を完全に回避することは困難と考えられる．一方，cold forceps polypectomy や cold snare polypectomy は理論的に穿孔を生じる危険は皆無と考えられている．4 mm までの病変は cold forceps polypectomy が手技的にもっとも簡便で適している．平坦な病変でも容易に摘除可能である．

5 mm 以上の病変では cold forceps polypectomy の一括摘除率が低下するので，cold snare polypectomy が最適と考えられる[14)]．通電法のなかでは bipolar snare polypectomy がもっとも深部への熱凝固を抑制できる手技として期待される[15)]．hot snare polypectomy はもっとも普及した治療法で手技的には確立されているが，平坦な病変はスネアによる把持が困

> **MEMO**
> **クリーンコロン**
> National Polyp Study の結果から，大腸ポリープに対する内視鏡摘除と摘除後サーベイランスによる大腸癌罹患抑制効果が報告され，欧米では，すべての腺腫性ポリープを摘除すること（クリーンコロン）を前提としたサーベイランス・ガイドラインが作成されている．

> **MEMO**
> **advanced adenoma（advanced neoplasia）の定義**
> 10 mm 以上，高異型度腺腫，villous 成分を有する病変．多くの臨床研究において大腸癌のサロゲート・マーカーとして広く用いられている[16)]．

1 大腸ポリープに対する内視鏡治療のStrategy

```
                    大腸腫瘍（＜20 mm）
                           │
                           ├─── Optical diagnosis
                           │     色素内視鏡
                           │     拡大内視鏡
                           │     画像強調内視鏡
              ┌────────────┴────────────┐
    Low grade histology            Advanced histology
    （低異型度腺腫）                （高異型度腺腫～癌）
                                         │
                                     ・EMR
                                     ・ESD（non-lifting sign 陽性）
   ┌───────────────┬───────────────┐
 微小病変（≦5 mm）  小型病変（6～9 mm）  大型病変（≧10 mm）
 ・Cold forceps     ・Cold snare        ・EMR
   polypectomy       polypectomy       ・Hot snare polypectomy（有茎性）
 ・Cold snare       ・Bipolar snare     ・ESD（non-lifting sign 陽性）
   polypectomy       polypectomy
 ・Bipolar snare    ・Hot snare
   polypectomy       polypectomy
 ・Hot snare        ・EMR
   polypectomy
```

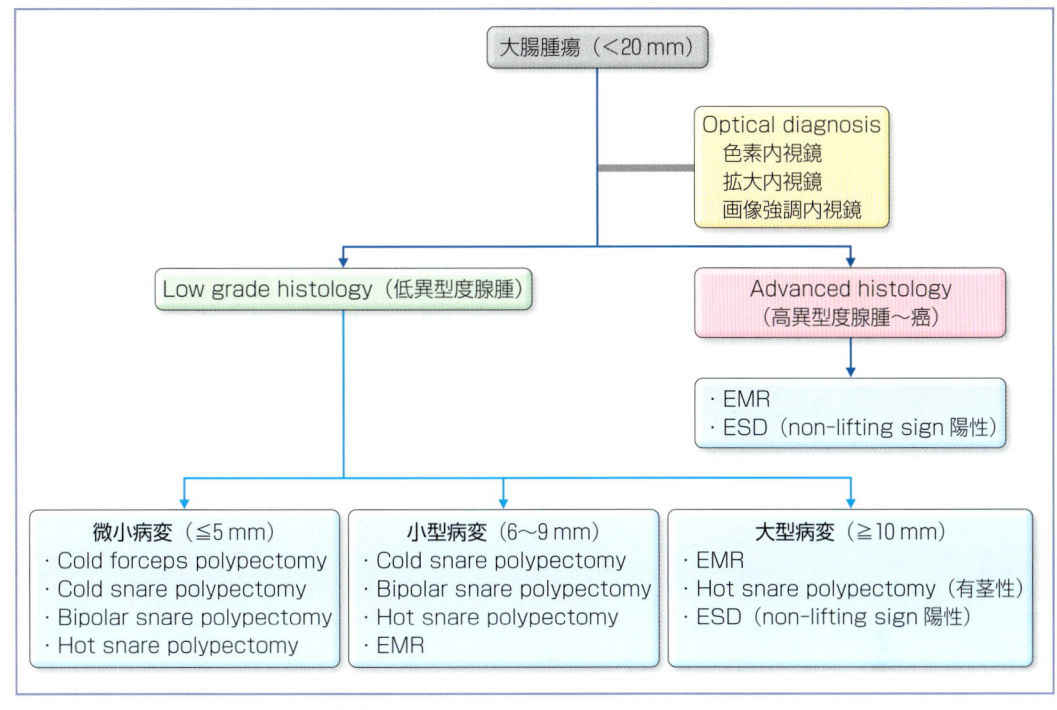

図　大腸ポリープに対する内視鏡摘除のStrategy

難であることや，穿孔のリスクが問題点である[17), 18)]．hot biopsy については病理評価が不十分な点と，手技に習熟しないと遅発穿孔，post polypectomy syndrome のリスクが回避できない点から，今後は衰退すると予測される．

米国の大腸ポリープ摘除法に関する調査においては 1～2 mm のポリープは cold forceps が 80.5％と最多，3～4 mm は cold forceps が 60.4％と最多，cold snare が 35.5％で続いた．5 mm では cold snare が 53.9％で最多で，hot snare が 34.3％で続いた[19)]．

MEMO

cold polypectomy の種類

通電摘除に伴う腸管穿孔などの偶発症を避けるために，「通電を行わない」ポリペクトミー手技として報告された．スネアを使用する cold snare polypectomy，従来よりも大容量の生検鉗子を用いた cold forceps polypectomy に分けられる．それぞれの手技・成績の詳細は，第3章 2 （P.126～）を参照．

2）小型病変

6～9 mm の病変については cold snare polypectomy，hot snare polypectomy，bipolar snare polypectomy，EMR が選択肢として挙げられる．

cold snare polypectomy は手技の簡便さや短期的な治療効果に優れ，後出血率が通電法と同様であり有望と考えられる[12)]．スネアリング時に周辺粘膜を含めて把持することにより無茎性，平坦病変にも適用可能である．有茎性病変は太径の血管による出血リスクが高く，適応外である．bipolar snare polypectomy は簡便性や治療効果の点では有望であるが，穿孔が低率ながら出現する点が課題である[15)]．

本邦では従来から有茎性，亜有茎性病変には hot snare polypectomy が，無茎性，平坦型病変には EMR が，もっとも適用されている[1)]．安定して高い治療効果が得られ，長期的な遺残再発も低率であり，現在の標準治療とみなされる．とくに正確な病理評価という観点からは EMR がもっとも優れている．

3）大型病変

10 mm 以上の病変については担癌率，浸潤癌の割合が増加するので，EMR で確実に一括摘除し，正確な病理評価を行うことが望ましい．深部断端を十分に確保可能な有茎性病変については hot snare polypectomy も適用可能である．

また，EMR を試みたが，non-lifting sign 陽性のためスネア絞扼が困難な症例においては，内視鏡的に粘膜下層への深部浸潤を疑う所見がなければ endoscopic submucosal dissection（ESD）の適応である[20]．

おわりに

一度に多数のポリープを摘除するためには，高い治療効果と正確な病理評価を担保しながら，短時間で効率良く治療を行うことが望まれる．本邦では cold forceps polypectomy や cold snare polypectomy が導入されて日が浅く，処置具選択や適切な摘除のためのコツなど手技の開発については発展途上である．今後，本邦での標準治療である EMR や hot snare polypectomy との比較試験を実施し評価していくことが望まれる．

文献

1) 日本消化器病学会：大腸ポリープ診療ガイドライン 2014. 2014, 南江堂，東京
2) Hassan C, Repici A, Zullo A, et al：New paradigms for colonoscopic management of diminutive colorectal polyps：predict, resect, and discard or do not resect? Clin Endosc 2013；46：130-137
3) Winawer SJ, Zauber AG, Ho MN, et al：Prevention of colorectal cancer by colonoscopic polypectomy. The National Polyp Study Workgroup. N Engl J Med 1993；329：1977-1981
4) Zauber AG, Winawer SJ, O'Brien MJ, et al：Colonoscopic polypectomy and long-term prevention of colorectal-cancer deaths. N Engl J Med 2012；366：687-696
5) Nishihara R, Wu K, Lochhead P, et al：Long-term colorectal-cancer incidence and mortality after lower endoscopy. N Engl J Med 2013；369：1095-1105
6) Wolff WI, Shinya H：Polypectomy via the fiberoptic colonoscope. Removal of neoplasms beyond reach of the sigmoidoscope. N Engl J Med 1973；288：329-332
7) Deyhle P：A method for endoscopic electroresection of sessile colonoc polyps. Endoscopy 1973；5：38-40
8) Williams C：Diathermy-biopsy—a techinique for endoscopic management of small polyps. Endoscopy 1973；5：215
9) Winawer SJ, Fletcher RH, Miller L, et al：Colorectal cancer screening：clinical guidelines and rationale. Gastroenterology 1997；112：594-642
10) Cairns S, Scholefield JH：Guidelines for colorectal cancer screening in high risk groups. Gut 2002；51（Suppl 5）：V1-V2
11) Tappero G, Gaia E, De Giuli P, et al：Cold snare excision of small colorectal polyps. Gastrointest Endosc 1992；38：310-313
12) Repici A, Hassan C, Vitetta E, et al：Safety of cold polypectomy for <10mm polyps at colonoscopy：a prospective multicenter study. Endoscopy 2012；44：27-31
13) Draganov PV, Chang MN, Alkhasawneh A, et al：Randomized, controlled trial of standard, large-capacity versus jumbo biopsy forceps for polypectomy of small, sessile, colorectal polyps. Gastrointest Endosc 2012；75：118-126
14) Uraoka T, Ramberan H, Matsuda T, et al：Cold polypectomy techniques for diminutive polyps in the colorectum. Dig Endosc 2014；26（Suppl 2）：98-103
15) Saraya T, Ikematsu H, Fu KI, et al：Evaluation of complications related to therapeutic colonoscopy using the bipolar snare. Surg Endosc 2012；26：533-540
16) Lieberman DA, Rex DK, Winawer SJ, et al：Guidelines for colonoscopy surveillance after screening and polypectomy：a consensus update by the US Multi-Society Task Force on Colorectal Cancer. Gastroenterology 2012；143：844-857

17) Wadas DD, Sanowski RA : Complications of the hot biopsy forceps technique. Gastrointest Endosc 1988 ; 34 : 32-37
18) Taku K, Sano Y, Fu KI, et al : Iatrogenic perforation associated with therapeutic colonoscopy : a multicenter study in Japan. J Gastroenterol Hepatol 2007 ; 22 : 1409-1414
19) Gellad ZF, Voils CI, Lin L, et al : Clinical practice variation in the management of diminutive colorectal polyps : results of a national survey of gastroenterologists. Am J Gastroenterol 2013 ; 108 : 873-878
20) Tanaka S, Oka S, Chayama K : Colorectal endoscopic submucosal dissection : present status and future perspective, including its differentiation from endoscopic mucosal resection. J Gastroenterol 2008 ; 43 : 641-651

〈堀田欣一，今井健一郎，山口裕一郎〉

Q6 過形成性ポリープ（SSA/P 含む）は治療すべきか？

A 適切なポリープ摘除後サーベイランス間隔の決定のため，SSA/P を疑う病変は摘除して病理診断が勧められる

　従来，過形成性ポリープは癌化しないと考えられていたが，過形成性ポリープに類似するが癌化の可能性を有するポリープとしてSSA/P（sessile serrated adenoma/polyp）が注目されている[1]．これまでの研究からSSA/Pは右側大腸に好発し，約1％の担癌率を有し，microsatellite instability（MSI）陽性の散発性大腸癌の前癌病変である可能性が示唆されている[2]．

　それでは，どのポリープがSSA/Pなのか，内視鏡的に過形成性ポリープから鑑別診断することは可能であろうか？　われわれの施設では，過形成性ポリープとSSA/Pの鑑別において，国内外の内視鏡医による読影試験によって検証を行った結果から，NBI拡大観察においてポリープ表面に観察される拡張・蛇行血管と右側結腸（脾彎曲部から盲腸），病変のサイズ10 mm以上の3所見のうち，二つ以上が陽性の場合はSSA/Pと内視鏡的に診断している（図1, 2）[3]．SSA/Pの内視鏡所見についてはこれまでに高画質内視鏡を用いた通常光，NBI非拡大，NBI拡大，AFI，色素拡大内視鏡や超拡大内視鏡を用いた研究が報告されている．しかし，報告される所見は単独ではどれも十分な感度があるとはいえない現状である．また，通常光観察でまず病変を見つけないことには始まらないわけであるが，平坦な肉眼像を呈することの多いSSA/Pは見逃してしまう可能性も高い．したがって，良好な腸管洗浄が必須条件で

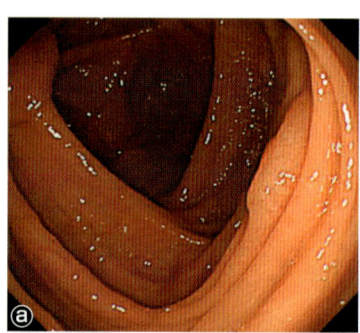

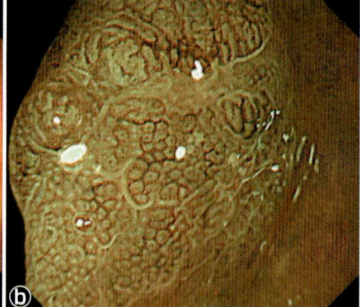

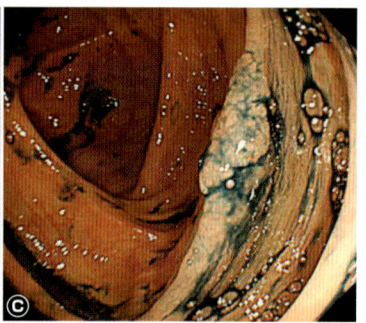

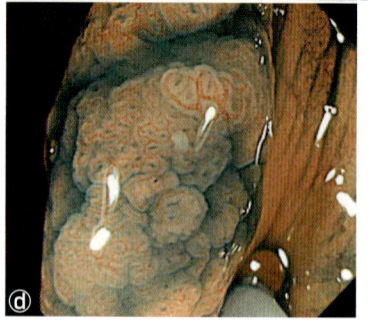

図1　SSA/Pの内視鏡所見
a：通常観察像．上行結腸に8 mm大，同色調を呈する扁平隆起性ポリープが認められる．
b：NBI拡大観察像．拡張・蛇行する血管が認められる．
c：インジゴカルミン散布像．境界および表面模様が明瞭となる．
d：色素拡大観察像．星芒状のpit patternが認められる．一部のpitは延長を伴っている．

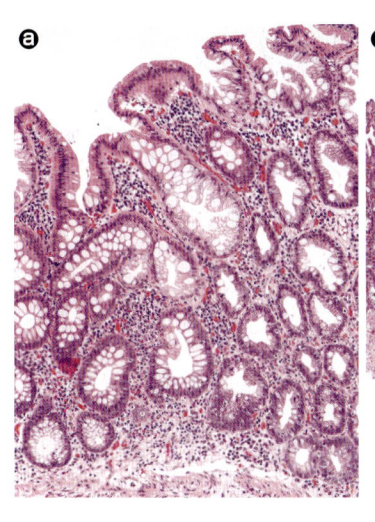

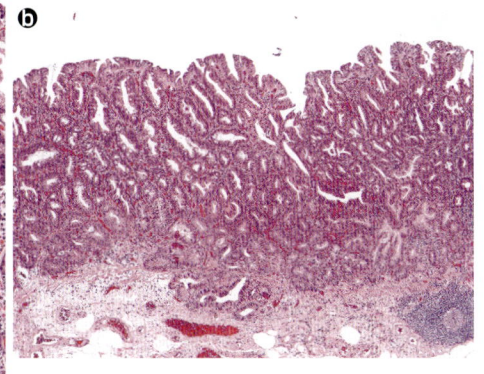

図2 図1のポリープ摘除検体の病理組織像
a：HE染色（100倍）．腺底部の拡張を呈する鋸歯状腺管が認められ，SSA/Pと診断された．明らかな細胞異形はない．
b：HE染色（40倍）．明瞭な細胞異形を伴う鋸歯状腺管が認められる．粘膜下層に数腺管の浸潤を認める．

あり，右側結腸に好発するという臨床的特徴と，通常内視鏡観察における黄色い粘液の付着（mucus cap）という所見を念頭において積極的にSSA/Pを疑う病変を探す姿勢が内視鏡医には求められる．

　SSA/Pに対する十分な診断精度がないゆえに，SSA/Pを含む過形成性ポリープの内視鏡治療適応に関してはまだコンセンサスが得られていない状況である．米国ではNCCNのガイドラインが，大腸発癌の危険を最小限にするため，SSA/Pは腺腫性ポリープと同等に扱う，つまり，SSA/Pの可能性があるポリープは可能なかぎり摘除することを推奨している[4]．米国消化器病学会（ACG）によれば，「SSA/Pを含む鋸歯状病変の実態が十分にわかっていないことから，鋸歯状病変のうちS状結腸より口側に認められるすべての病変と，S状結腸と直腸に認められる5mm以上の病変は摘除されるべきである」としている[2]．advanced neoplasiaと診断された場合のサーベイランス間隔が大きく変わってくることも「すべてを摘除する」方針に影響していると考えられる．しかし，本邦においては，鋸歯状病変に対する内視鏡的摘除の明確なコンセンサスは得られておらず，10mm以上の過形成性ポリープ（SSA/Pを含む）が一般的な切除の対象と考えられていた．これには本邦におけるエビデンスのあるポリープ摘除後のサーベイランス間隔が3年であること（Japan Polyp Study）や，腸管洗浄度が良好である患者が多く，質の高い大腸内視鏡検査が受けやすいことなどが影響していると考えられる．実際に，Japan Polyp Studyにおいて2回のクリーンコロン化により発見されたすべての腫瘍性ポリープ摘除が行われた対象者の3年後の癌発生頻度は0.45％（9/2,018）ときわめて低い値が報告されており[5]，すべての鋸歯状病変を摘除する必要はないのではないかと考えられる．

文　献

1) Torlakovic E, Skovlund E, Snover DC, et al：Morphologic reappraisal of serrated colorectal polyps. Am J Surg Pathol　2003；27：65-81
2) Rex DK, Ahnen DJ, Baron JA, et al：Serrated lesions of the colorectum：review and recommendations from an expert panel. Am J Gastroenterol　2012；107：1315-1329；quiz 1314, 1330
3) Yamada M, Sakamoto T, Otake Y, et al：Investigating endoscopic features of sessile serrated adenomas/polyps by using narrow-band imaging with optical magnification. Gastrointest Endosc　2015；82：108-117
4) Burt RW, Barthel JS, Dunn KB, et al；NCCN：NCCN clinical practice guidelines in oncology. Colorectal cancer screening. J Natl Compr Canc Netw　2010；8：8-61
5) 松田尚久，斎藤　豊，中島　健，他；Workgroup JPS：早期大腸癌内視鏡治療後のサーベイランス．胃と腸　2015；50：377-384

（山田真善，松田尚久，斎藤　豊）

Q7 5 mm 未満の腺腫性ポリープは経過観察可能か？

A 2個以下でかつ follow-up を必ず受けるという条件下で，経過観察は容認される

　上皮性腫瘍性病変のうち無処置経過観察が可能な条件は，発見時の担癌率が十分低いことと増大傾向に乏しいことである．諸家の報告から微小腫瘍性ポリープ（5 mm 未満）はこれら条件を満たしていると考えられる．微小腫瘍性ポリープの担癌率については国内外を問わず十分な報告があり，それらによると 5 mm 未満の腫瘍性ポリープの担癌率は 0.03 % 程度であった[1,2]．一方，微小腫瘍性ポリープの増大傾向については海外での報告は乏しい．とくに欧米では発見時に摘除することを原則としているため，腫瘍性ポリープの自然史を検討する観察研究は困難である．本邦では方法や患者背景は異なるものの，観察期間約 4 年で 5 mm 以下の腺腫性ポリープの 80～92 % が 2 mm 以下の増大にとどまるという報告がある[3,4]．

　このような報告を背景の一つとし，国立がん研究センターがん予防・検診研究センター（以下，当センター）では，検診としての大腸内視鏡（ポリープ摘除不可）の際に上皮性腫瘍性病変として 5 mm 未満の腺腫性ポリープのみを指摘した受診者に対しては，無処置とし 5 年以内の follow-up 大腸内視鏡を勧めている．当センター開設の 2004 年 2 月から 2007 年 3 月までに検診大腸内視鏡を受検した 40 歳以上の無症状健常受診者のうち，初回検査にて腫瘍性病変を認めず，その後最低 1 回の follow-up を受けた受診者 1,787 例における advanced neoplasia（癌，高度異型腺腫，または 10 mm 以上の腺腫と定義）の累積発生は 27 例（1.5 %）であった（観察期間中央値 60 カ月）．一方，初回検査時に腫瘍性病変として 5 mm 未満の腺腫性ポリープ（生検は施行せず拡大内視鏡による pit pattern 分類で診断）のみ認め経過観察し，その後最低 1 回の follow-up を受けた受診者 573 例における advanced neoplasia の累積発生は 12

表　初回検査における微小腺腫性ポリープの個数で層別した advanced neoplasia の累積発生率

		A 群	B 群
初回検査時微小腺腫性ポリープ	0	1 個または 2 個	3 個以上
n	1,787	525	48
累積発生（%）	27（1.5）	9（1.7）	3（6.3）
P 値（log-rank test）		0.667	
		0.006	

［大竹陽介，他：INTESTINE　2014；18：241-246[5] より引用］

例（2.1％）であり（観察期間中央値60カ月），全病変が内視鏡治療により治癒切除可能であった．両群における advanced neoplasia の累積発生率に有意差は認めなかった[5]．また初回検査時の微小腺腫性ポリープの個数別検討において，1個または2個の群ではその後の advanced neoplasia の累積発生率は初回検査時にポリープがなかった群と同等（1.7％）であったが，初回検査時に3個以上微小腺腫性ポリープを認めた群では同発生率は6.3％と有意に高かった（表）[5]．

この検討から，2個以下であれば5mm未満の微小腫瘍性ポリープを摘除せず5年間経過観察することの実現可能性を示せたが，これを臨床に応用するにはいくつかの問題点がある．一つは follow-up を必ず受けるとは限らないという点である．二度と受診しないかもしれないという仮説に立てば，発見した腫瘍性ポリープは大きさにかかわらず摘除すべきであるという考えは妥当であろう．もう一つは拡大観察による pit pattern 分類をルーティンとして用いている点である．拡大内視鏡は腫瘍性病変と非腫瘍性病変の鑑別に有用であり，腫瘍性病変のなかでも異型度や深達度を予測可能であるが，普及率は高いとは言い難い．詳細な観察を行わず，病変が微小であるというだけで経過観察するのは危険である．

欧米で展開されてきた確証の高い National Polyp Study では大腸内視鏡で発見された腫瘍性ポリープを大きさにかかわらず摘除することで，その後の大腸がん罹患が76〜90％抑制できると報告されている[6]．この結果を受けて，いわゆるクリーンコロン化を勧める動きが本邦でも徐々に進んでいる．微小腺腫性ポリープを摘除せず，経過観察することは受け入れられると考えるが，現段階では高齢者や出血傾向のある症例，あるいは抗血栓薬の休薬が困難な症例などに限るべきと考えられる．

文献

1) Denis B, Bottlaender J, Weiss AM, et al：Some diminutive colorectal polyps can be removed and discarded without pathological examination. Endoscopy 2011；43：81-86
2) 山地　裕，光島　徹：どう扱うか，小さなポリープ（3）人間ドックにて発見された大腸ポリープの分析．早期大腸癌　2000；4：263-270
3) 尾上耕治，山田浩己，宮崎貴浩，他：5mm以下の大腸微小ポリープ自然史に関する前向き研究．日消がん検診誌　2008；46：729-734
4) Togashi K, Shimura K, Konishi F, et al：Prospective observation of small adenomas in patients after colorectal cancer surgery through magnification chromocolonoscopy. Dis Colon Rectum 2008；51：196-201
5) 大竹陽介，松本美野里，角川康夫，他：微小腫瘍性ポリープ，経過観察か治療か？　INTESTINE　2014；18：241-246
6) Winawer SJ, Zauber AG, Ho MN, et al：Prevention of colorectal cancer by colonoscopic polypectomy. The National Polyp Study Workgroup. N Engl J Med 1993；329：1977-1981

〈大竹陽介〉

2 内視鏡治療の種類と特徴
① cold forceps polypectomy

Essence

- 高周波電流を使用しない，いわゆる cold polypectomy が後出血や穿孔の偶発症の危険性のより低いポリープ摘除法であることが知られ，普及しつつある．
- 5 mm 以下の微小腺腫に対する Jumbo 鉗子を用いた cold forceps polypectomy は，有効性，簡便性および安全性が高いと考えられる．
- 本手技は，高周波通電による burning effect がない分，病変摘除直後の water-jet 機能を用いた十分な洗浄と NBI などの画像強調内視鏡を用いた遺残の確認が必要である．

はじめに

5 mm 以下の微小ポリープは，10 mm 前後のポリープと比べて過形成性ポリープの割合が多いことや病理組織学的に腺腫であったとしてもその悪性度の低さから，内視鏡的に摘除せず経過観察が可能な病変との考えがある．しかし，大腸腺腫に対する内視鏡的摘除は，大腸癌の発生率低下[1]とその後大腸癌の死亡率減少効果[2]を考慮すると臨床的意義は高いと考えられる．さらには，すべての腺腫を内視鏡的摘除した後の follow up 間隔のコンセンサスが得られつつある一方で[3]，内視鏡的摘除しなかったときの取り扱いに関しては，エビデンス，コンセンサスが不足している．以上から，発見したポリープが腺腫と内視鏡診断すれば，微小病変であっても内視鏡的摘除を行うことが望ましいと考える．しかし，腺腫は微小病変であれば悪性度の低い病変なので，よりシンプルかつ偶発症発症のリスクがきわめて低い内視鏡的摘除法が求められる．

従来のポリープ切除において必須である高周波通電を必要としない cold polypectomy が，より偶発症の少ない手技として近年注目され始めている[4]．本稿では，鉗子を用いて機械的に摘除する cold forceps polypectomy（CFP）について解説する．

I. cold forceps polypectomy の適応

内視鏡的に腺腫と診断された微小病変が，CFP の適応となりうる．CFP には，生検鉗子が用いられることが多く，通常の生検と同様な基本手技のため simple かつ迅速に行える．スネアと通電を用いる従来のポリープ切除においては，隆起型においてスネアを用いた polypectomy は容易である一方，表面型においては，スネアリングと筋層方向への通電の影響から粘膜下局注を含む EMR にて対応する場合が多いと考えられるが，CFP においては肉眼型を問わない．もちろん，0-IIc を含む表面陥凹型では，癌である可能性がより高く，隆起型でも NBI 拡大などを用いた内視鏡診断で癌を疑えば，確実な病理組織学的診断のために EMR にて摘除すべきである．

表1 Jumbo cold polypectomy 鉗子と標準型の生検鉗子のスペックの比較
（ともに Radial Jaw 4，ボストン・サイエンティフィック）

	Jumbo cold polypectomy 鉗子	生検鉗子（標準）
カップ形状	縦に長い楕円形	縦に長い楕円形
カップ外径	2.8 mm	2.2 mm
カップ最大開き幅適用	8.8 mm	7.1 mm
カップ容量	12.4 mm^3	5.3 mm^3
内視鏡チャンネル径	≧3.2 mm	≧2.8 mm

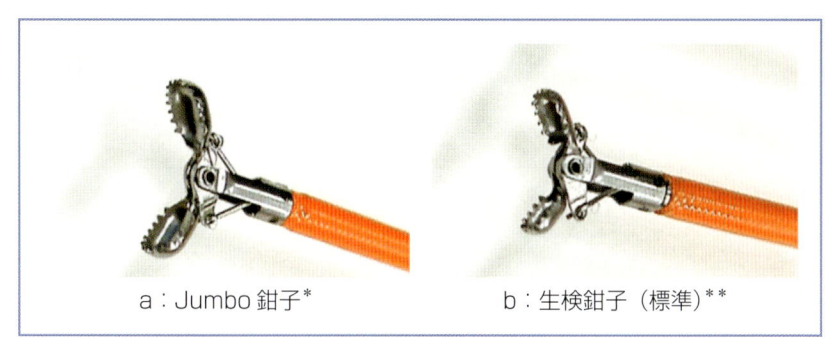

図1 Cold polypectomy に用いられる Jumbo 鉗子(a)と標準型の生検鉗子(b)
（ともに Radial Jaw 4，ボストン・サイエンティフィック）

a：Jumbo 鉗子*　　b：生検鉗子（標準）**

* Radial Jaw 4 Jumbo cold polypectomy forceps, ** Radial Jaw 4 Standard Biopsy Forceps.（Boston Scientific, MA, USA）

しかし，生検鉗子のカップ径の大きさの問題から，すべての病変に対して1回の手技で完全に摘除できる，いわゆる一括切除できる病変は限られる．生検鉗子によるCFPの一括切除率は約20～40％[5]とされており，その結果から2～3 mmまでの病変が生検鉗子を用いた場合の適応であろう．

一方で，鉗子のカップ容量が，通常の生検鉗子のものと比し，2倍以上に大きく設計されたJumbo鉗子（表1）がボストン・サイエンティフィックにて開発され，現在，cold polypectomy用鉗子（Radial Jaw 4, Jumbo cold polypectomy鉗子）として発売されている（図1）．このJumbo鉗子の使用により，より確実な一括切除ができることが期待されている．

II. Jumbo 鉗子を用いた cold forceps polypectomy の実際

図2にて，CFPの手技の実際を示す．

① 病変を発見したら，通常観察，NBIなどの画像強調観察で腺腫と診断する（図2a, b）．

② Jumbo鉗子を全開にせずに半分の角度で開いた状態で，病変をカップ内に包み込むように把持する（図2d）．Jumbo鉗子を用いると，微小ポリープの多くが大型のカップ内に収まる．鉗子を全開にして押しつけるようにすると，Jumbo biopsy鉗子の枝の部分は構造上縦軸方向に長いため，ダンベル状の粘膜欠損が得られ病変の取り残しの原因となりうる．

③ 病変がカップ内に収まっていることを確認

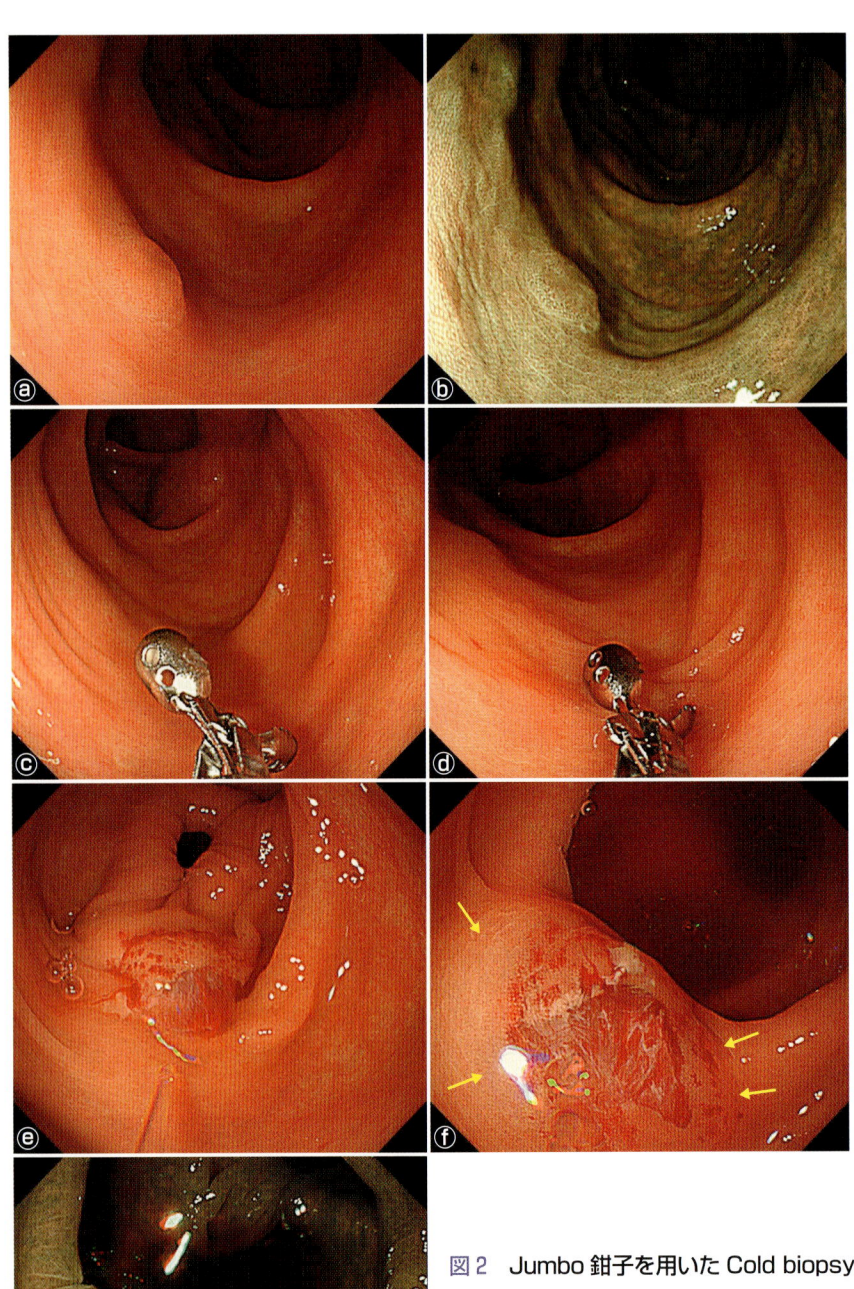

図2 Jumbo鉗子を用いたCold biopsy forceps polypectomy

a, b：下行結腸，3 mm，0-Ⅱa，腺腫
c：全開にしたjumbo biopsy鉗子
d：摘除時は，鉗子を半分くらいの角度で開いた状態で微病変をカップ内に収めるように把持する．
e：摘除直後のwater-jet機能での洗浄
f：洗浄および出血軽減と確実な遺残確認のための内視鏡のwater-jet機能による粘膜下膨隆形成（矢印）
g：NBI拡大観察での遺残の確認

し，通常の生検時と同じように機械的に摘除する．

④ 病変摘除直後には，摘除部位からの出血が従来の生検と同様に oozing の出血を認めることが多い．送水による血液の除去にて内視鏡的な完全摘除を確認することが必要で，内視鏡の water-jet 機能による洗浄が簡便かつ有用である（図2e）．粘膜欠損部への局注にて粘膜下膨隆が形成され，圧迫止血が期待される（図2f）．さらに，NBI などの画像強調内視鏡に拡大観察を加えることで完全摘除の確認がより容易かつ正確に行える（図2g）．

⑤ 胃での生検同様，oozing の出血の完全な止血を確認しなくても，自然止血が期待されるが，CFP の導入時期で不安な場合や出血が目立つ場合には，clip による止血を行っても構わない．

Ⅲ．Jumbo 鉗子を用いた cold forceps polypectomy の有用性と注意点

1．一括切除率

腺腫と内視鏡診断した 223 病変（平均腫瘍径 3.3 mm）の微小病変に対する Jumbo 鉗子を用いた CFP の一括摘除率は，著者らによる前向き多施設共同研究[6]によると，91％であった．腫瘍径別では，2 mm までは 100％，3 mm が 96％，4 mm が 88％で，従来の生検鉗子による CFP の報告と比較して高率であった（表2）．5 mm になると 70％とやや低下したが，一括摘

MEMO
スネアの選択
cold polypectomy にはスネアを用いた手技があるが，微小腺腫に対しては，簡便性・短時間・回収率の確実性・コスト面において，Jumbo 鉗子を用いた cold biopsy forceps polypectomy に優位性があると考えられる．

表2 Jumbo 鉗子を用いた cold forcept polypectomy の一括切除率

病変径（平均；標準偏差）：3.3±0.9 mm	
一括切除率	
全体	91％（204/223）
1 mm	100％（4/4）
2 mm	100％（31/31）
3 mm	96％（103/107）
4 mm	88％（45/51）
5 mm	70％（21/30）

223 polyps（185 adenomas and 38 non-adenomatous polyps）from 127 Pts.
〔Uraoka T, et al：Dig Endosc 2014；26（Suppl. 2）：S98-S103[6]）より引用，改変〕

除できなかった場合には，直後のほぼ1回の追加手技のみで完全摘除が得られた．なお，一括摘除率は，摘除直後の十分な送水後 NBI 拡大観察にて判定した．

2．偶発症

微小腺腫の摘除法には，高周波通電を用いた Hot biopsy（HB）が用いられてきた．HB のメリットには，直後の出血および burning effect として病変の遺残および再発の問題が抑えられることが期待できる．一方で，組織焼灼による後出血や遅発性腸管穿孔の偶発症発症の可能性がある．後出血が 0.26％に，遅発性穿孔は 0.01％に認められたという多施設のアンケート調査[7]がある．微小腺腫は低悪性度の病変であり，避けたい偶発症である．

一方，CFP による腸管穿孔や内視鏡的止血が必要となる後出血は，Jumbo biopsy 鉗子を用いた場合を含め，前述の著者らの症例および文献上で認められていない．

3．その他のメリット

CFP では，高周波を用いないため対極板は不要で，HB を含めた従来ポリープ摘除法と比べても短時間の手技時間である．また，抗血栓薬服用者に対する消化器内視鏡診療ガイドライン[8]の出血危険度による消化器内視鏡の分類内

に，cold polypectomyは記載されていないが，生検と同様な出血危険度と判断すれば，高危険群である従来のポリープ切除法と異なり，低危険度として取り扱うことが許容されると考えられる．さらには，スネアを用いた従来摘除法と異なり，生検と同様，摘除検体の回収が全例で可能である．

考えられるが，悪性度の低い病変なので，よりシンプルで偶発症発症のリスクが低い内視鏡的摘除法が求められる．Jumbo鉗子の導入にて，より安全・確実・効果的なCFPのさらなる普及が望まれる．最後に，著者らが提案する病変径と肉眼型を考慮した大腸ポリープ摘除法の使い分けを表3に示す．実際にCFPを行う際には，摘除直後には十分な洗浄と画像強調内視鏡を併用した遺残の確認が必須である．

おわりに

微小大腸腺腫は，内視鏡的摘除の対象病変と

表3 病変径と肉眼型を考慮したポリープ摘除法の使い分け（案）

腫瘍径	Ip	Isp	Is	IIa	IIc（IIa+IIc）
1〜4 mm	Cold Forceps Polypectomy (CFP)				EMR
5〜9 mm	Hot Polypectomy	Cold Snare Polypectomy (CSP)			EMR
≧10 mm	Hot Polypectomy	EMR			

文献

1) Winawer SJ, Zauber AG, Ho MN, et al：Prevention of colorectal cancer by colonoscopic polypectomy. N Engl J Med 1993；329：1977-1981
2) Zauber AG, Winawer SJ, O'Brien MJ, et al：Randomized comparison of surveillance intervals after colonoscopic removal of adenomatous polyps：results from the Japan Polyp Study. Gastroenterology 2014；146：S161-S162
3) Matsuda T, Fujii T, Sano Y, et al：Incomplete polyp resection during colonoscopy results of the complete adenoma resection (CARE) study. Gastroenterology 2013；144：74-80
4) Hewett DG：Colonoscopic polypectomy：current techniques and controversies. Gastroenterol Clin North Am 2013；42：443-458
5) Efthymiou M, Taylor AC, Desmond PV, et al：Biopsy forceps is inadequate for the resection of diminutive polyps. Endoscopy 2011；43：312-316
6) Uraoka T, Ramberan H, Matsuda T, et al：Cold polypectomy techniques for diminutive polyps in the colorectum. Dig Endosc 2014；26（Suppl. 2）：S98-S103
7) Oka S, Tanaka S, Kanao H, et al：Current status in the occurrence of postoperative bleeding, perforation and residual/local recurrence during colonoscopic treatment in Japan. Dig Endosc 2010；22：376-380
8) 藤本一眞，藤城光弘，加藤元嗣，他：抗血栓薬服用者に対する消化器内視鏡診療ガイドライン．Gastroenterol Endosc 2012；54：2073-2102

（浦岡俊夫）

2 内視鏡治療の種類と特徴
② cold snare polypectomy

Essence

- cold snare polypectomy（CSP）は高周波を用いない大腸ポリープ摘除法であり，穿孔と後出血など重篤な合併症のリスクが低いポリープ摘除法として期待されている．
- 術前診断で低異型度腺腫と思われるような 10 mm 未満の非有茎性ポリープが対象となる．
- 切除直後の出血に対する止血術や患者説明，切除後の遺残がないことの確認，などの点で注意が必要である．

はじめに

　大腸腺腫の摘除が大腸癌の発生および死亡を減少させる科学的根拠については枚挙に遑がない[1)～3)]．そのため世界的には発見された腫瘍性ポリープをすべて摘除することが基本的な方針ではあるが[4)]，本邦では5 mm 以下のポリープは摘除せずに経過観察する内視鏡医も多い．5 mm 以下のポリープを放置した際の危険性については明確な科学的根拠に乏しいが，5 mm 以下だと癌が併存する割合が非常に低く，さらにその病変の将来的な悪性化には長時間を要するという病変の自然史を考慮した摘除するメリットの小ささと，摘除する際に生じる手間，偶発症，コストなどのデメリットを比較し，摘除しないほうが得策であるという臨床的判断によるものと思われる．確かに，5 mm 以下のポリープが生命予後に影響する可能性は低いと思われるが[4)]，治療に関するデメリットが無視できるほどに小さくなれば，5 mm 以下のポリープを摘除しない妥当性はその論拠が薄弱となる．本稿ではより有害事象が少なく手間の少ないポリープ摘除法として期待されている cold snare polypectomy（CSP）に関し，その適応や手技の実際，有用性や注意点について解説する．

I．適　応

　ポリペクトミーの黎明期に常岡らが高周波装置を用いずに胃のポリープを摘除したという報告はあるものの[5)]，その後は高周波を用いた切除法が一般的な摘除法として行われてきた．海外からのCSP の最初の報告と考えられる Tappero らの報告[6)]では 5 mm 以下の無茎性ポリープを適応としているが，Ichise らのランダム化比較試験[7)]では 8 mm 以下，近年CSP が注目されるきっかけとなったRepici らの報告[8)]では形態に関わらず 10 mm 未満のポリープ，とされており，統一された適応はない．われわれの施設では，有茎性ポリープは出血のリスクが高いと考え，10 mm 未満の非有茎性ポリープすべてを適応としている．鉗子を用いた cold forceps polypectomy（CFP）は 3 mm 以下の病変を対象にすることが多く，4 mm 以上の病変のみに CSP を適応すべきという意見[9)]もあ

るが，CFP と CSP を同一症例に行うと 2 種類の異なる処置具を用いる必要がありコストがかさむこと，また，CFP は CSP より遺残のリスクが高い[10]ことなどからわれわれの施設では 3 mm 以下の病変であっても積極的には CFP を施行していない．また報告によって有茎性ポリープを CSP の適応としているものもある[8]が，茎の中に血管が存在する可能性などを考えると，有茎性ポリープは除外しておいたほうが無難と考えている．

10 mm 未満のポリープでもまれに浸潤癌が存在し[11]，局注によって病変を挙上させない CSP では深部断端が陽性となる危険性なども考慮すると，少なくとも粘膜下層浸潤癌は CSP の適応とはせず，局注を行ってから従来法で切除するべきと考えている．ただし微小浸潤癌は術前診断が難しいため，通常内視鏡診断もしくは拡大内視鏡診断で粘膜内病変でも癌が疑わしいような病変は適応から外し，内視鏡で低異型度腺腫と診断できるような浸潤癌の可能性の低い病変をおもな適応とすべき，と考えている．

Ⅱ．手技の解説

スネアは CSP 専用の Exacto®（US endoscopy, Ohaio, US），もしくは Profile™ 11 mm（Boston Scientific Japan, Tokyo, Japan），Captivator™ Ⅱ 10 mm（Boston Scientific Japan）などを用いる．Exacto は CSP 専用に作られたスネアであり切れ味が鋭いのが利点だが，通電する機能がないので 10 mm 以上もしくは有茎性病変が存在した場合，もしくは CSP で切りきれない場合には新たに通電できるスネアを使用する必要が出てくる．Boston 社製のすべてのスネアは通電の有無にかかわらず使用できるよう添付文書を改訂しており，通電を伴う切除もできるので，経済的な利点がある．

実際の手技（図 1）としては，病変を観察し適応を検討したうえでスネアを展開し，病変よりやや大きく周囲の正常粘膜も含めるつもりで若干管腔内の空気を吸引しながら絞扼し，そのまま一気に切除する．切りきれない場合はいったんスネアを展開させて粘膜下層のより浅い部

Q&A

Q：Cold snare polypectomy（CSP）の適応病変は？

A：内視鏡的に低異型度腺腫と思われる非有茎性の 10 mm 未満の大腸ポリープ

適応は種々の報告により異なるが，10 mm 未満まではほぼ切除可能である．CSP には焼灼効果がなく，術後の出血で粘膜欠損部の観察が不十分になるため，当院では分割切除はできるだけ避けたいと考えており，適応はまず確実に一括切除できる 10 mm 未満に制限している．ただしワルファリン服用症例でワルファリン中止のリスクなどと相殺し分割切除も許容できるならば，10 mm 以上でも切除は可能と考える．

われわれの施設では，有茎性病変は茎の内部に太い血管が存在することが危惧されるため適応とはしていないが，CSP で切除し，直後にクリップで止血しておく方法も手間は増えるものの臨床的には実施可能である．

また，CSP では絞扼による組織の挫滅や深部断端が担保されないため浸潤癌は適応とするべきではないと考えており，微小浸潤癌の可能性が否定できない粘膜内癌も含めて除外できるように，低異型度腺腫をおもな適応病変とするべき，と考えている．

MEMO

習うより慣れろ

過去に介助者として通電を伴うポリペクトミーに携わった際，ポリープを生切れで切除してしまったら施行医に怒られた覚えがある筆者としては，導入初期は何か"イケナイコト"でもしているような感覚にとらわれたものである．しかしながら慣れてくると逆に通電することの危険性を認識するようになり，発想がまったく変わってしまった．"習うより慣れろ"である．

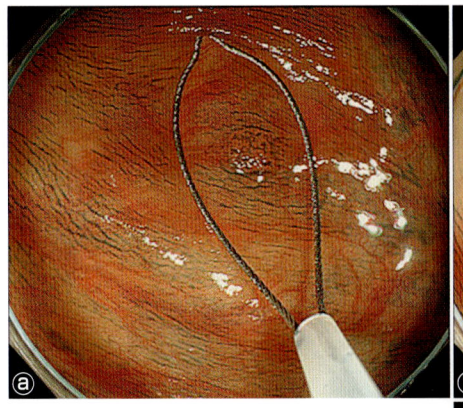

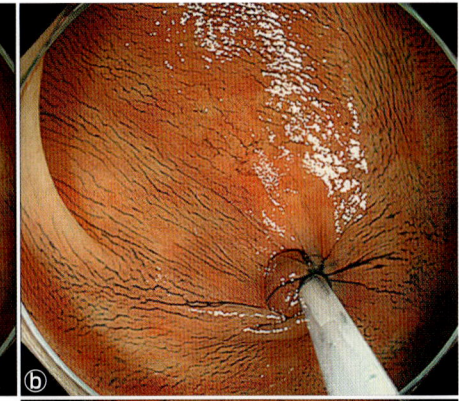

図1 S状結腸3mm程度の0-Ⅱa病変に対するCold snare polypectomy（CSP）の実際

a：病変の周囲粘膜も絞扼できるようにスネア（Profile 11 mm, Boston Scientific）を十分に展開させ, 大腸粘膜にしっかり押し当てる.
b：スネアをしっかり絞扼させる. 時にこの状態で切りきれない場合がある. 粘膜と粘膜下層を多く引き込んでしまっている状態と考えられ, いったん緩めてより浅い層をつかみ直すと切れる場合がある. どうしても無理なら通電して切除する.
c：切除後の粘膜欠損部. 若干の湧出性出血はあるが, 自然に止血する. 本症例では病変の大きさに比べて明らかに大きな粘膜欠損であり遺残を心配する必要はないが, 粘膜欠損辺縁の粘膜を十分に観察し, 遺残がないことを確認しておくべきである.

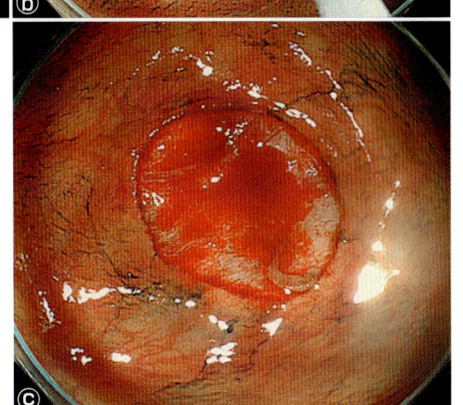

分で絞扼し直してから再度切除を試みる. どうしても切除できない場合には, 高周波装置を用い, 通電して切除する.

Ⅲ. 有用性

安全性がCSPの一番のメリットである. 通電を伴わないスネアの絞扼だけでは, 薄い大腸でも穿孔を起こすとは理論上考えにくく, 当院でも穿孔を経験したことはない. また, 後出血のハイリスク群と考えられるワルファリン服用症例を対象としたCSPと従来のポリペクトミーを比較したランダム化比較試験[12]では, CSP群において有意に出血のイベントが少なく, 後出血のリスクは従来法より低いと考えられる. また通電を行わないため, 通電に関連して発症する治療後の腹痛や発熱などのいわゆるpost polypectomy syndromeの発生も従来法より少ないとされている[7]. さらに通電をしないため高周波装置を準備する必要がなくなり, 手軽に処置が実施できる[7].

Ⅳ. 偶発症, デメリット

偶発症としては切除直後の出血が挙げられる. 当院で行ったパイロット試験では, 3.4％の頻度でクリップによる止血術を要していた（図2）. しかし出血はすべてクリップで止血可能であり, 後出血はみられなかった. もちろん後出血は皆無ではない. われわれの施設でも後出血を2例経験したことがあり, 絶対に後出血がないとはいえないことを心に留めておく必要がある. また, 処置後に若干の出血はあるため, 治療後に少量の排便時出血がみられ, CSP

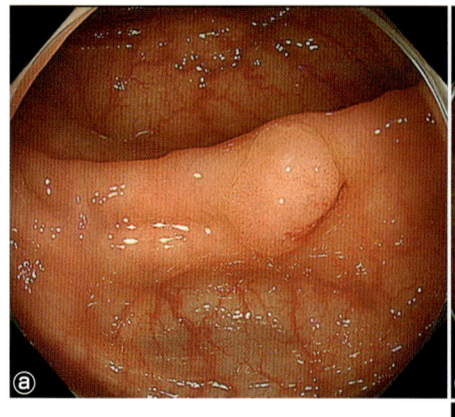

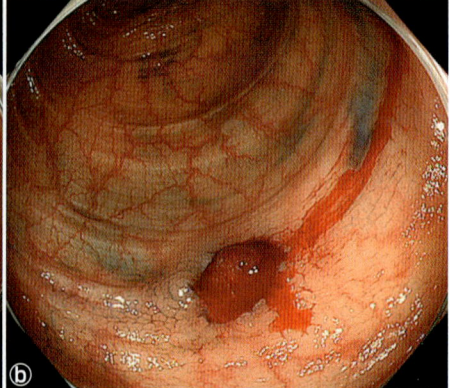

図2 ワルファリン服用症例におけるCold snare polypectomy（CSP）直後の出血に対する止血術
a：S状結腸に存在した6mm程度の0-Is型ポリープ．
b：ワルファリン服用の影響もあるためか，切除直後の出血が持続した．
c：クリップで容易に止血できた．ワルファリン服用例に対するCSPの際には，普段より慎重に対応している．

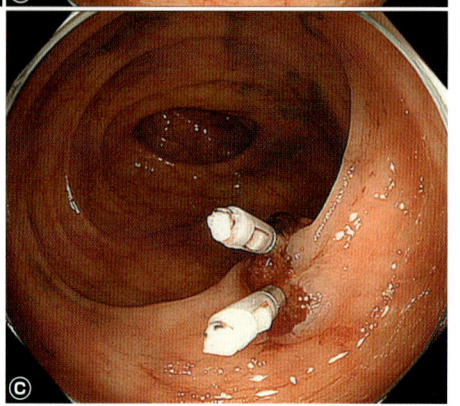

を十分知らない医療スタッフがみて慌てたり，患者が不安になることがあったりする．事前にスタッフと勉強会などで十分に情報を共有しておくことや，患者に軽度の出血はあってもほとんどは自然に止血すること，数回以上続く場合や下血の濃度が濃くなってくるようであれば連絡すること，などの処置直後の説明も肝要である．

また，通電をしないため焼灼効果が期待できず，病変の遺残を危惧する声もある．もともと10mm未満の低異型度腺腫を対象にした治療法であり遺残は大した問題ではないが，当院で行った検討では遺残する可能性が4.3％程度であり，従来法に比べて遺残が増えることはないと考えている．もちろん遺残する可能性が少ないながらもあるため，摘除後の粘膜欠損部を十分洗浄し，病変の遺残がないことを確認する慎重さが求められる．送水機能付き内視鏡は切除直後の血液の除去に有用である．

Q&A

Q：CSP直後出血に対する処置の判断のポイントは？

A：術者の経験などにもよるが，不安であれば止血処置をすればよいと考える．

CSPのメリットの一つは簡便さなので，すべてのCSP後に止血術を行っていてはその簡便さが損なわれると思われるが，無理に止血術を我慢する必要もないと考える．とくに導入初期は，直後の湧出性出血が今まで経験したことのない状況であり，何も処置をしないことについ不安を覚えるのも確かである．実際には処置をしなくても止血することがほとんどであるが，われわれの施設でも，導入初期には止血するまで2分近くずっと観察していたり，出血量が少しでも多いように感じると安易にクリップをしたりした．徐々にこの程度なら大丈夫という感覚がわかってくるものである．

またCSP直後の出血は5mm以下の病変に比べて6～9mmの病変のほうが多く，6～9mmの病変を摘除した直後の止血術を要する頻度は高くなるのもやむをえないと考える．

おわりに

CSPは安全かつ手軽に施行でき，発見されたすべてのポリープを摘除するには適した手技である．その特徴を十分理解して広く実施していただきたい．

Q&A

Q：CSP施行後の患者説明のポイントは？
A：少量の出血は経過観察すると自然止血すること，ただし出血量が増加するようであれば連絡するように説明することである．

　CSP直後の少量の湧出性出血は頻繁にみられるので，処置後1回目の排便の際に鮮血混じりの排泄物を認めることはまれではない．当院のデータでは5%程度の症例で軽度の出血を経験した．多くの場合は経過観察していると徐々に薄まっていくことが多く，2～3回程度の赤色の排泄物はあまり気にしないでよい旨，事前に説明しておくと患者も慌てなくてすむ．ただし，止血を要する出血が皆無という訳ではないので，出血量が増加するようであれば止血術も検討するべき，と考える．
　術後の安静については従来法より緩くしてよいとは考えているものの，明らかなデータはなく，今後，科学的証拠が必要とされる点と考える．

文献

1) Winawer SJ, Zauber AG, Ho MN, et al：Prevention of colorectal cancer by clonoscopic polypectomy. N Engl J Med 1993；329：1977-1981
2) Zauber AG, Winawer SJ, O'brien MJ, et al：Colonoscopic polypectomy and long-term prevention of colorectal-cancer deaths. N Engl J Med 2012；366：687-696
3) Nishihara R, Wu K, Lochhead P, et al：Long-term colorectal-cancer incidence and mortality after lower endoscopy. N Engl J Med 2013；369：1095-1105
4) Riley SA：Colonoscopic polypectomy and endoscopic mucosal resection：A practical guide. 2008, British Society of Gastroenterology, United Kingdom〔http://www.bsg.org.uk/images/stories/docs/sections/endo/polypectomy_08.pdf（2015年7月20日アクセス）〕
5) 常岡健二，内田隆也：われわれの考案した内視鏡下の胃ポリープ切断採取法—ポリープ切断および採取器について．Gastroenterol Endosc 1969；11：174-184
6) Tappero G, Gaia E, Giuli PD, et al：Cold snare excision of small colorectal polyps. Gastrointest Endosc 1992；38：310-313
7) Ichise Y, Horiuchi A, Nakayama Y, et al：Prospective randomized comparison of cold snare polypectomy and conventional polypectomy for small colorectal polyps. Digestion 2011；84：78-81
8) Repici A, Hassan C, Vitetta E, et al：Safety of cold polypectomy for <10 mm polyps at colonoscopy：a prospective multicenter study. Endoscopy 2012；44：27-31
9) Singh N, Harrison M, Rex DK：A survey of colonoscopic polypectomy practices among clinical gastroenterologists. Gastrointest Endosc 2004；60：414-418
10) Lee CK, Shim JJ, Jang JY：Cold snare polypectomy vs. Cold forceps polypectomy using double-biopsy technique for removal of diminutive colorectal polyps：a prospective randomized study. Am J Gastroenterol 2013；108：1593-1600
11) Butterly LF, Chase MP, Pohl H, et al：Prevalence of clinically important histology in small adenomas. Clin Gastroenterol Hepatol 2006；4：343-348
12) Horiuchi A, Nakayama Y, Kajiyama M, et al：Removal of small colorectal polyps in anticoagulated patients：a prospective randomized comparison of cold snare and conventional polypectomy. Gastrointest Endosc 2014；79：417-423

（竹内洋司，上堂文也，飯石浩康）

2 内視鏡治療の種類と特徴
③ bipolar snare polypectomy

Essence

- バイポーラスネアは，電気の流れの特性上，対極板が必要なく，ペースメーカー，金属の植え込みのある患者も安全に使用できる．
- バイポーラスネアは，穿孔のリスクが少ないため，adenoma と診断した 20 mm 以下の病変はほとんど polypectomy で摘除できる．
- バイポーラスネアは，凝固で摘除するため，水平方向の焼灼が強く断端が不明になることがある．
- バイポーラスネアは，モノポーラスネアと比較しゆっくり通電し摘除することがコツである．

はじめに

近年，ESD の開発・普及により，一括摘除が困難であった大きさ 2 cm 以上の病変や，瘢痕・線維化を伴った症例などでも一括摘除が可能になってきた．しかし，ESD 適応病変は少なく，大腸病変に対する治療は，従来から施行されている hot biopsy，polypectomy，EMR が多く施行されている．それらの処置は，モノポーラ電源で施行されるのが一般的であるが，安全面からバイポーラ電源での device も開発されており，当院では 2001 年から使用している．本稿ではバイポーラ電源を使用した内視鏡治療の手技，有用性を中心に解説する．

Ⅰ．バイポーラスネア

バイポーラスネア（bipolar snare）は，ポリープ摘除術のより安全な技術として，1979 年に Williams らによって最初に報告された[1]．また Tucker らは，犬を使用しモノポーラとバイポーラスネアとの必要とされるエネルギーと組織損傷を評価し，バイポーラスネアのほうが有意に少ないエネルギーで，より少ない組織損傷であったことが報告された[2]．そのため，バイポーラスネアは穿孔の発生率を低下させるのではないかと期待された．日本でも 1990 年，バイポーラスネアが輸入販売となり，1995 年から国内生産，1999 年からリユース，2001 年からディスポーザブルのバイポーラスネアがゼオンメディカル株式会社から販売されている．発売当初はバイポーラスネアの有用性についての報告が散見されたが[3〜5]，出血，コストの問題なのか現在では販売されていない海外を含めほとんど報告はない．

現在販売されているバイポーラスネア（DRAGONARE®）（図1）は，スネア幅が 10，13，20，26 mm で，26 mm には標準型，六角形，先端針付型がある．硬さも 26 mm の標準型，六角形でソフト，ハードの 2 種類が存在している．

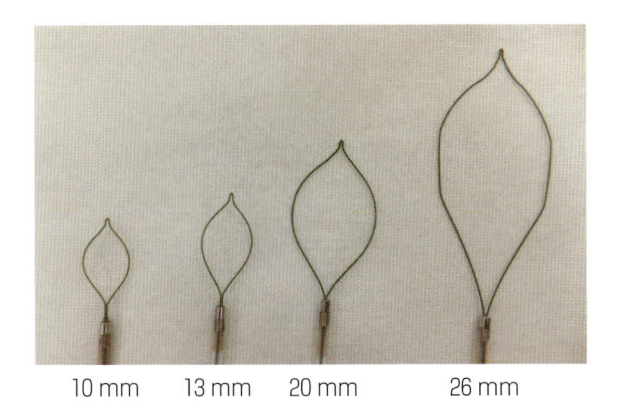

図1 バイポーラスネア
〔DRAGONARE®, ゼオンメディカル〕

〈a〉モノポーラスネアの構造　　〈b〉バイポーラスネアの構造

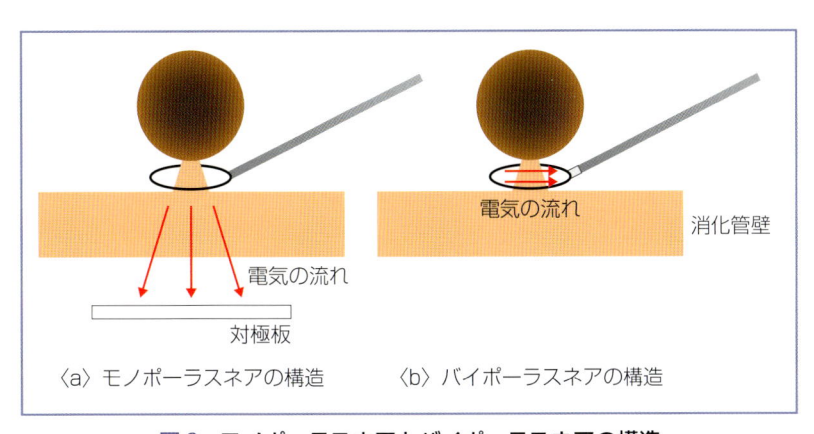

図2 モノポーラスネアとバイポーラスネアの構造

II. バイポーラスネアの利点・欠点

　バイポーラスネアの利点・欠点を述べる前にモノポーラスネアとの違いを述べる．モノポーラスネアは，スネアから体表の対極板に電流が流れる構造をしており，粘膜に対して垂直方向へと流れることとなるため，深部への熱損傷や穿孔，別部位での熱傷（ペースメーカー留置部位）などに注意が必要となる（図2a）[6]．一方，バイポーラスネアの構造はいくつかあるが，現在の主流としてはスネアループとシース先端の電極との間に電流が流れるため対極板が必要なく，通電の際，粘膜の水平方向に電流が流れるため，垂直方向へはほとんど通電されないという特性をもつ（図2b）．

　そこで，バイポーラスネアの利点としては，① 対極板が必要なく手間が省ける，② ペースメーカーや体内に金属の植込みのある患者においても安全に使用できる[7]，③ 穿孔の危険性が少なく安全に摘除できる，が挙げられる．垂直方向への通電が起きにくいため，モノポーラと比較して polypectomy で対応できる病変が多く，当院では内視鏡的摘除病変の82％が polypectomy である．逆に欠点としては① 出血の危険性が高い，② 凝固で摘除するため水平方向の焼灼が強い，が挙げられる．

III. 偶 発 症

　上記で述べたように，バイポーラスネアによ

る処置は出血率が高いことが危惧されていたため，当院において2001年1月から2008年12月までにバイポーラスネアにて内視鏡的摘除（ESD以外）を施行した10,513病変（4,720患者）の偶発症率を検討した[8]．後出血率は，患者当り1.4％，病変当り0.63％であり，過去報告されたモノポーラスネア使用での後出血率と比較しても同等の成績であった．一方，穿孔率は，患者当り0.17％，病変当り0.08％であり，予想に反してモノポーラスネアと同等であった．詳しくその詳細を見てみるとpolypectomyでは1例の遅発性穿孔のみで，その他すべてEMR症例で起きていた．そのためpolypectomyにおいてはバイポーラスネアに関してより安全に使用できる処置具であると考えている．

Ⅳ．適応と摘除の実際

1．適　応

当院の適応は，20 mm以下の病変であり，adenoma, sessile serrated adenoma/polyp（SSA/P）と診断した病変はpolypectomy，癌と診断した病変はEMRとしている．そのため，polypectomy/EMRの適応病変かを判断するためには，しっかりとした質的・量的診断が大前提である．また，筋層直上で安全に摘除が必要なカルチノイド病変，局注の浮きが不良と考えられる再発病変もバイポーラスネアの適応としている（図3〜6）．

2．摘除法

次に実際の摘除法を説明する．まず当院で使用している高周波電源装置の設定は，ICC 200では，Auto cut 30W Effect 3, Forced Coag. 15W，VIO300Dでは，Auto cut 30W Effect 4,

図3　バイポーラスネアの適応（5 mm，中等度異型腺腫）

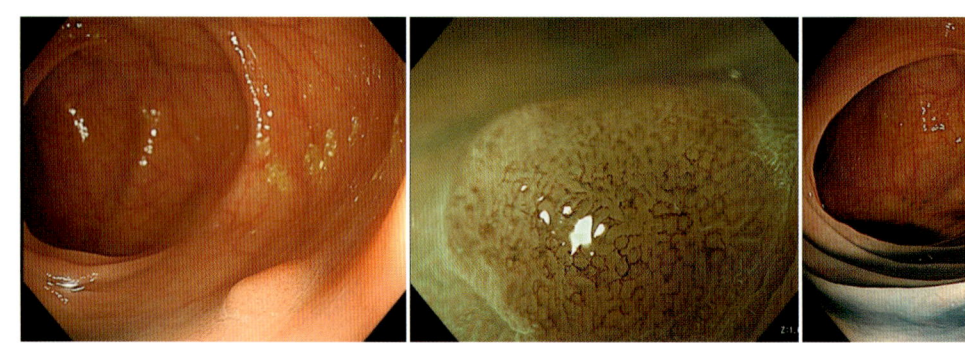

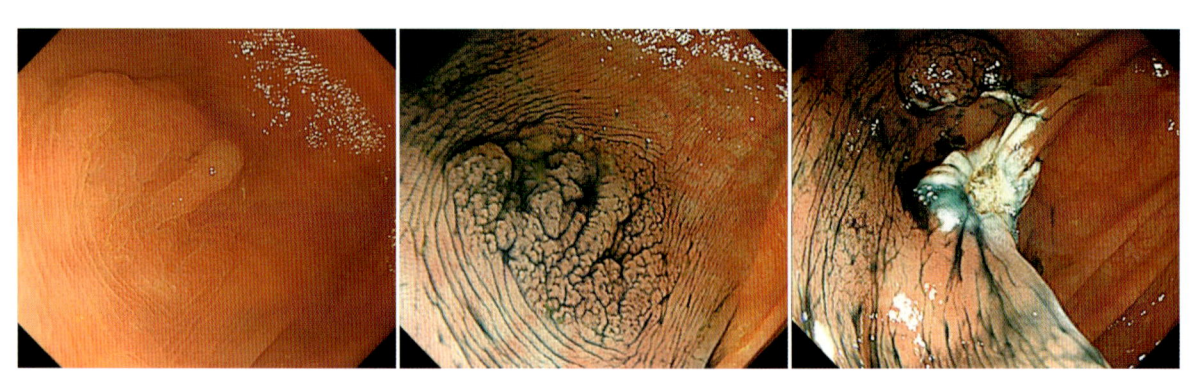

図4　バイポーラスネアの適応（18 mm，SSA/P）

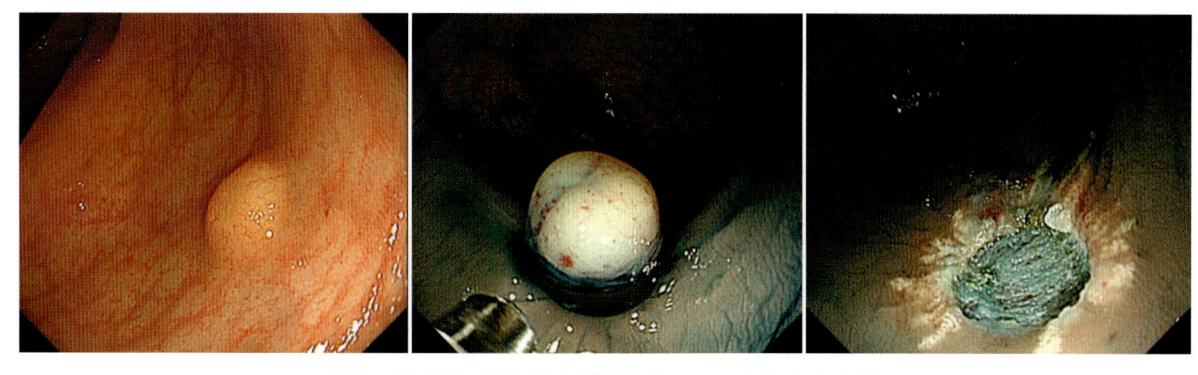

図5 バイポーラスネアの適応（5 mm, カルチノイド）

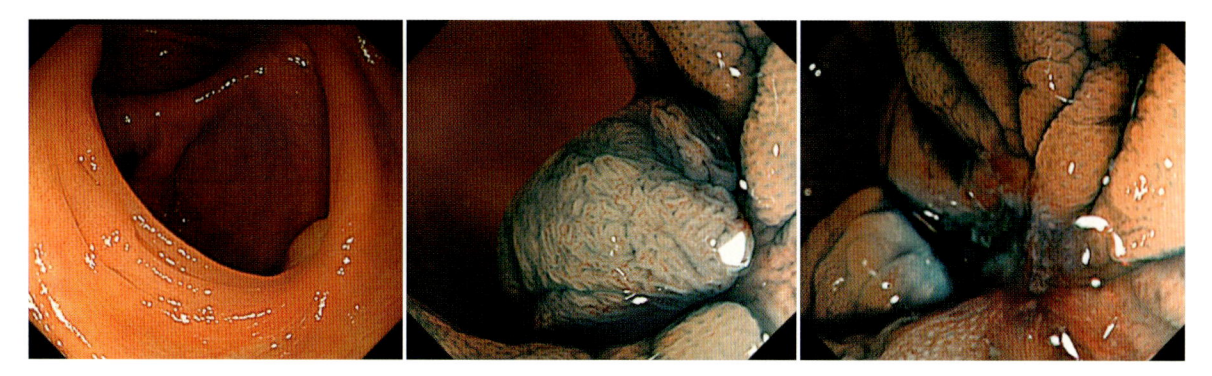

図6 バイポーラスネアの適応（7 mm, 再発病変）

Forced Coag. 15W Effect 3, ESG 100 では, Monopolar cut 25W, Soft Coag. 80W とし, 基本的に凝固モードで摘除している. ただし欠点でも述べたが, 微小病変の場合, 凝固で組織評価ができなくなることがあるため, 正常粘膜を含め少し大きめに摘除するか, 切開モードで摘除している. また, 5 mm 以上の病変でも水平方向の焼灼が強く断端が不明になるため, 微小病変同様, 正常粘膜を含め少し大きめに摘除するか, 摘除後断端に遺残がないか確認することが大切である（図7）.

Polypectomy では, 病変の周囲にスネアを軽く押し当て少し正常粘膜をつかむようにスネアリングをする. 少々の吸引をしながらスネアリングをしても筋層を巻き込むことはないので, ストレスなくスネアリングできる. 通電時間は, 穿孔の危険性がないためモノポーラよりもゆっくりと通電することがコツである. 有茎性の病変では 10 秒以上通電しながら摘除している. 逆にモノポーラと同程度の通電・摘除した場合は"生切れ"となり, 出血の原因となってしまうので十分注意が必要である.

EMR も基本的には polypectomy と同様であるが, 局注液に原液のヒアルロン酸を使用すると, スネアが滑りやすく病変ギリギリの摘除になるため, 倍希釈などの少し軟らかめの局注液にしたほうがスネアリングしやすい. また偶発症の項でも述べたが, EMR 時に穿孔の危険性がある. 原因は不明であるが, 穿孔の危険性がないからといって過度の吸引をかけてのスネアリングをすることはやはり筋層を巻き込む可能性があるため避けるべきである.

3. 症例提示

1 例症例を提示する（図8）. S 状結腸 7 mm 大の病変である. 通常観察, 色素拡大観察で

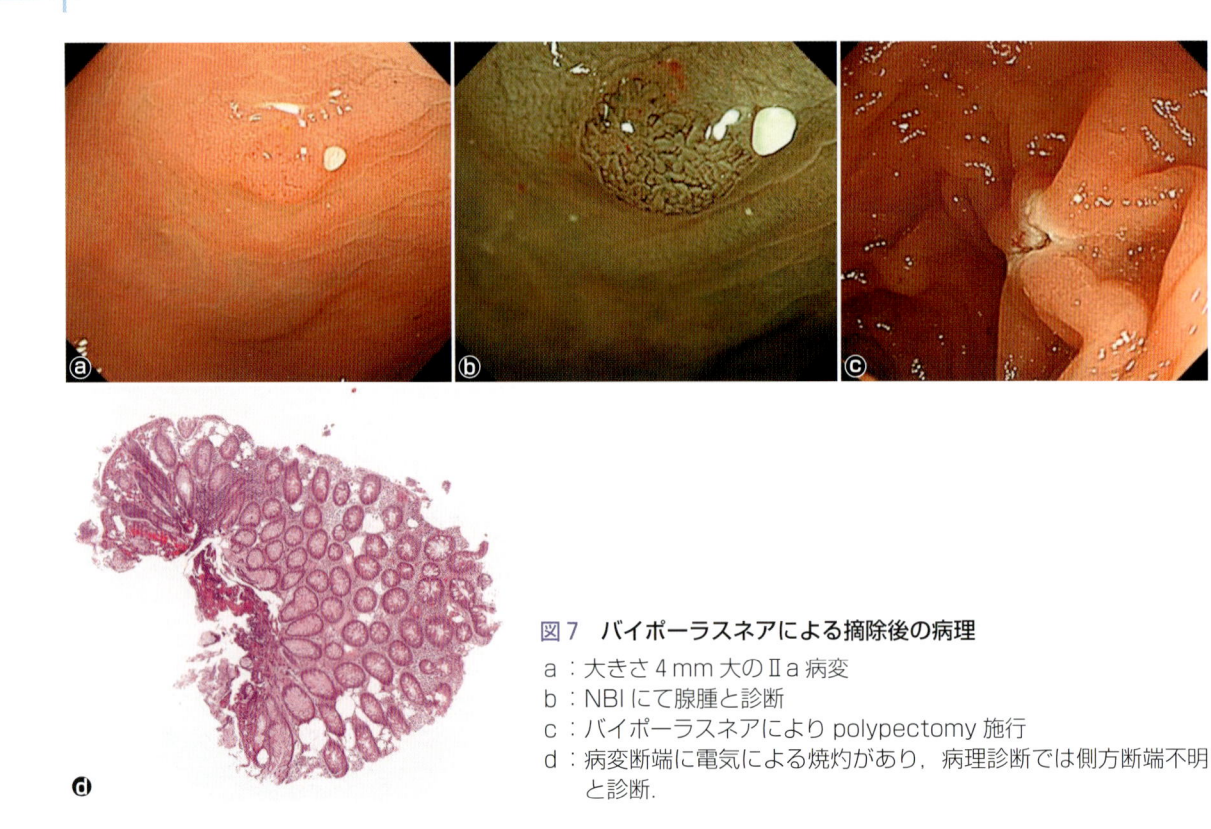

第3章 大腸ポリープの内視鏡治療

図7 バイポーラスネアによる摘除後の病理
a：大きさ4mm大のⅡa病変
b：NBIにて腺腫と診断
c：バイポーラスネアによりpolypectomy施行
d：病変断端に電気による焼灼があり，病理診断では側方断端不明と診断．

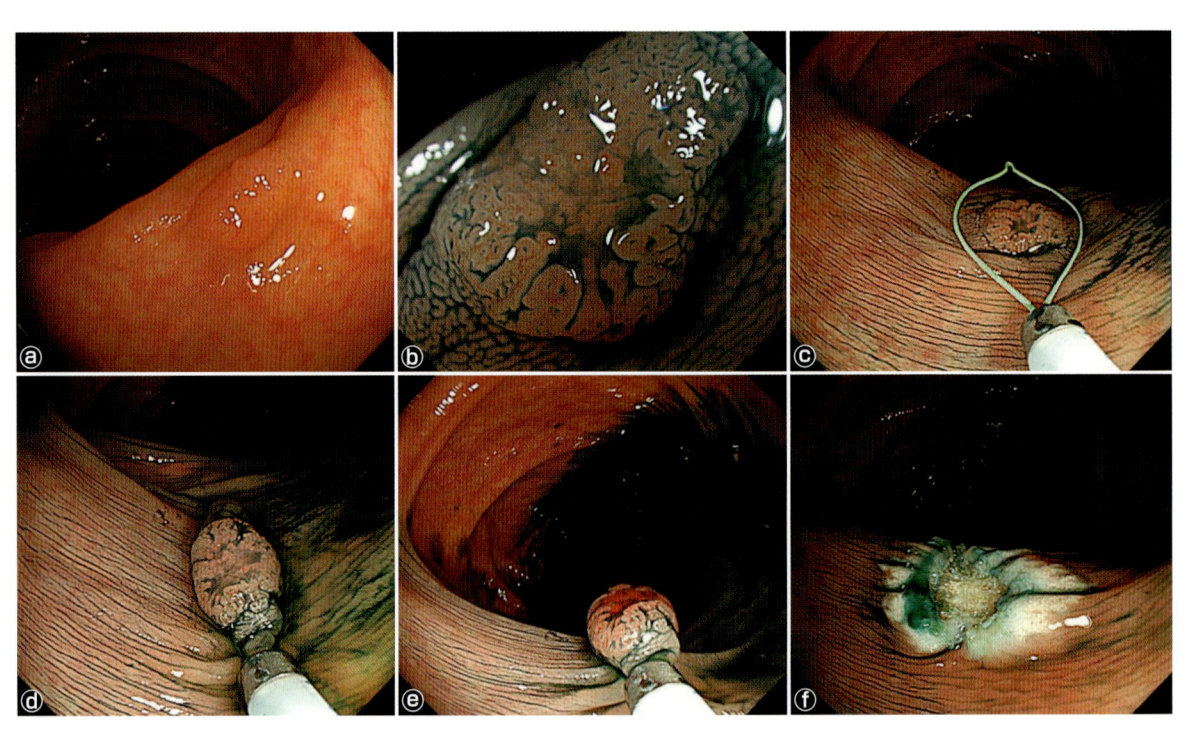

図8 バイポーラスネアによる摘除の実際

140

adenomaと診断した（図8a, b）．スネアを5時の方向から挿入し，正常粘膜を少し囲むように粘膜に軽く当てる（図8c）．少し吸引しスネア内の粘膜が引き込まれるようにスネアリングをしていく（図8d, e）．スネアリングをしたら凝固にてゆっくり摘除する．摘除後周囲に病変の残存がないことを確認する（図8f）．病変は中等度異型腺腫であった．

おわりに

本稿では，バイポーラスネアについて概説した．バイポーラ処置具は，スネアだけでなく2004年からESD device，また2005年から止血鉗子が販売されている．それら処置具は壁が薄いとされている大腸領域の処置に有用とされている．また，大腸領域だけでなく，十二指腸を含めた小腸の病変に対しての内視鏡治療にも有用であると考えている．しかし，バイポーラ処置具は安全な処置具でありストレスなく摘除できるにもかかわらず，あまり使用されていないのが現状である．その理由としては，まだ認知されていない，スネアの種類が少ないなどが挙げられる．本稿で述べたようにバイポーラ処置具は，安全かつ簡易的に処置できるため，今後ますますバイポーラ処置具が発展・普及することが望まれ，多くの施設で使用されるようになることを期待する．

文　献

1) Williams CB, de Peyer RC：Bipolar snare polypectomy：a safer technique for electrocoagulation of large polyp stalks. Endoscopy 1979；11：47-50
2) Tucker RD, Platz CE, Sievert CE, et al：In vivo evaluation of monopolar versus bipolar electrosurgical polypectomy snares. Am J Gastroenterol 1990；85：1386-1390
3) 武富弘行，森　幸司，塩飽徳行，他：大腸ポリペクトミーにおけるバイポーラスネアの使用について．Therapeutic Research 1992；13：355-359
4) 富田利夫，今田俊哉，門脇　淳，他：内視鏡の器械と技術　バイポーラスネアの使用経験．Progress of Digestive Endoscopy 1992；40：130-132
5) 佐野　寧，町田浩久，傳　光義，他：バイポーラスネア（ドラゴネア）．消化器内視鏡 2002；14：1503-1504
6) 依田雄介，池松弘朗，大野康寛，他：ポリペクトミー/EMRの基本テクニック　スネアの種類と選択，スネアリングの極意．消化器内視鏡 2009；21：1403-1409
7) Shibata H, Yano M, Okahisa T, et al：Effects of high-frequency current on pacemakers during endoscopic gastric surgery：experimental study. Dig Endosc 1999；11：150-157
8) Saraya T, Ikematsu H, Fu KI, et al：Evaluation of complications related to therapeutic colonoscopy using the bipolar snare. Surg Endosc 2012；26：533-540

〈池松弘朗〉

2 内視鏡治療の種類と特徴
④ hot snare polypectomy

Essence

- 大腸ポリープの内視鏡治療は選択肢が増えたが，現在でもhot snare polypectomyが基本中の基本である．
- 有茎性病変が主たる適応となるが，平坦な病変にも施行可能である．
- 出血対策が重要であり，クリップや留置スネアの使用法にも習熟しておく必要がある．

はじめに

　消化管や婦人科臓器・泌尿器などのポリープに対し，先端がループ（リング）状になった器具（糸や鋼線）で把持・絞扼して切除することは，1950年代に始まったとされる．1968年，常岡[1]が初めてflexible fiberscope下に胃ポリープを切除し，同年丹羽[2]は高周波電流を用いて胃ポリープ切除を試みた．大腸においては，Shinyaらが1969年にpolypectomyに成功し，1973年論文が掲載された[3]．以来，polypectomyといえば，金属線製の輪（＝snare）に通電してポリープを切除することを意味する．

　通常ことさらに"hot snare polypectomy"と表現することはないが，小さいポリープに対して生検鉗子や類似の鉗子（forceps）で非通電下や通電下に摘除することがある（cold forceps polypectomy＝biopsyと，hot forceps polypectomy＝hot biopsy）[4]ので，本書ではそれらと区別するために"snare"とつけたのであろう．さらにsnare polypectomyにおいて，通電しないで切除するcold polypectomyが流行し始めているので，それと区別するため，通電するものに対して"hot polypectomy"と名づけたと思われる．歴史的には上記のように，cold polypectomyのほうがhot snare polypectomyより先に登場した．

　なお，hot snareには，止血鉗子などと同様に，対極板を要するmonopolarと，要しないbipolarとがある．後者に関しては他稿で解説されるので，ここでは主として前者について述べる．

Ⅰ．hot snare polypectomyの利点・欠点：他の手技との比較

1．出血・穿孔

　術中出血はhot polypectomyで少なく，cold polypectomyでは起こりやすいと考えられるが，burning effectがあると切除後の潰瘍が大きくなりやすいため，遅発性出血（後出血）はhot polypectomyに起こり得るが，cold polypectomyではむしろ少ないといわれている．

　有茎性ポリープ（0-Ⅰp）に対するpolypectomyにおいては，茎内に動脈を有することが多いため，物理的剪断力のみに頼るcold polypectomyでは切断困難であり，無理に切断すると噴出性出血をきたす可能性が高い．有茎性病変のpolypectomyにおいて，術中穿孔はほ

はありえないが，hot snare で過通電してしまうと，burning effect により遅発性穿孔をきたす可能性はある．

亜有茎-無茎性（0-Ⅰsp, Ⅰs）や平坦（0-Ⅱa）病変に対して hot snare polypectomy を行う際も，過通電による遅発性穿孔に留意する．それのみでなく，筋層ごと把持してしまうと術中穿孔をきたすこともあり得る．cold snare polypectomy の際は，仮に筋層を把持したとしても，硬い抵抗を感じて切断困難と思われるので，よほど無理して切らないかぎり術中穿孔はない．burning effect がないので，遅発性穿孔もほぼ皆無であろう．

2. 病変の遺残

隣接正常粘膜を含めるように切除する EMR や ESD は，一括切除であれば，病変の遺残が少ない．hot snare polypectomy や hot forceps polypectomy では，ある程度の burning effect があるため遺残が少ないとされるが，cold snare polypectomy や cold forceps polypectomy では遺残が危惧される．cold snare polypectomy では，周囲正常粘膜を含めて切除することが重要である．

forceps polypectomy では，カップに収まる大きさの病変しか切除できないので，分割切除になったり遺残をきたしたりしやすい．hot forceps polypectomy では，病変を把持した後，できるだけ持ち上げ，根本にくびれ（pseudo-stalk）を生じさせてから通電するのがコツである．逆に鉗子を押し付けたままで通電すると，焼灼範囲や深度が大きくなり，遅発性出血（後出血）や穿孔をきたす可能性が高くなる．cold forceps polypectomy では遅発性出血や穿孔はないが，burning effect がないので遺残をきたしやすい．鉗子は開くとメガネのような形になり，くびれができてしまうことを理解すべきであり，ポリープをうまくカップに収めるには，意外にコツが必要である．

3. 標本回収

標本の回収に関しては，forceps polypectomy ではほぼ 100%であるが，snare polypectomy や EMR では，やや劣る．5 mm 以下の小さい病変や多発病変の場合は吸引で回収してもよいが，標本が挫滅するおそれがあるので，それ以上の大きさの場合や癌を疑う場合は，5脚鉗子やネットで回収するのが望ましい．

Ⅱ. hot snare polypectomy の位置づけ：他の手技との棲み分け[5), 6)]

有茎性病変は，cold snare polypectomy では術中出血をきたす可能性が高いため，hot snare polypectomy の良い適応である．ただし，癌の stalk invasion を疑う場合は，外科治療が原則である．

無茎性（0-Ⅰsp, Ⅰs）や平坦（0-Ⅱa）病変で大きいものは EMR や ESD の適応であり，小さくとも癌を疑うような病変では，局注して側方および垂直断端を確保すべきである．

無茎性や平坦型でも，小さく癌を疑わない病変では，局注しなくとも周囲正常粘膜を含めてスネアで把持することができ，polypectomy が可能である．hot snare と cold snare の使い分けには，まだ明確な基準がない．後者では遺残が問題になるが，報告により遺残率が異なる．5 mm くらいまでなら cold snare polypectomy でも十分であり，むしろ hot snare polypectomy では，burning effect により，切除病変が熱変性してしまう可能性がある．6〜9 mm では意見が分かれる．なかには 10 mm 以上でも cold snare polypectomy を行う術者がおられるが，切除のために大きな力が必要になり，また術中出血も危惧される．

forceps polypectomy では，5 mm を超えると分割切除や遺残の可能性が高くなる．遺残なく摘除しようと思えば，3 mm くらいまでの病変に限るほうがよい．ただし，最近では大きい鉗子も登場しているので，もう少し適応が拡大

表 ポリープ切除方法の使い分け

形態	大きさ（mm），癌疑いの有無			
	≤3	4〜5	6〜9	10≤/癌疑い
Ip		(C snare) H snare	H snare	H snare
Isp〜Is	C forceps H forceps	(H forceps) C snare	(C snare) H snare EMR	EMR
IIa	C forceps H forceps	(H forceps) C snare	(C snare) (H snare) EMR	EMR

H snare：hot snare polypectomy，C snare：cold snare polypectomy
C forceps：cold forceps polypectomy
H forceps：hot forceps polypectomy＝hot biopsy

する可能性がある．根本がくびれている（Isp）ほうが，この方法に向いている．

　以上の内容をまとめると，hot snare polypectomyのおもな適応は，Ipである．6〜9mmのIsp，Is，IIaは主としてEMRの適応であるが，hot snare polypectomyやcold snare polypectomyも可能である（表）．

MEMO
スネアをかける位置
　有茎性ポリープで癌の疑いのない場合は，通電による穿孔を予防するため，頭部寄りにスネアをかける．後ほどクリップをかけるためにも，茎部を少し残すほうがよい．癌のhead invasionを疑う場合は，断端確保の目的で，やや基部寄りにスネアをかける．穿孔や出血の予防目的に，あらかじめ基部に生理食塩水を局注することがある．

ポリープ頭部の接触による熱傷
　ポリープの頭部が腸管の対側壁に接触していると，その方向に電流が流れ，ポリープの切離に時間がかかるだけでなく，接触部に熱傷をきたして危険である．ポリープが大きいなどの理由でどうしても接触が避けられない場合は，電流の一点集中を回避するため，逆に接触面積を広くするほうがよい．

III. hot snare polypectomyの手技の実際（図1）

① スネアをポリープの頭部からかぶせ，有茎性の場合は茎部，亜有茎性の場合は基部にあてがう．
② スネアを閉じていき，ポリープを絞扼する．ポリープの頭部が虚血で変色するまでスネアを閉じる．
③ 通電しながらスネアをさらに閉じ，ポリープを切離する．
④ 切除標本を回収する．

IV. 偶発症と対策

1. 出　血
　polypectomyに関連した出血としては術中

MEMO
茎部をよく見てスネアリング
　ポリープの全体像や茎部がよく見えないときは体位変換してみる．スネアが病変の頭部にかかっていないか，口側の正常粘膜を巻き込んでいないか，確認する．スネアを茎部に押しつけるのではなく，スネアでポリープを引き起こしてから緊縛，通電する（図1）．

2 内視鏡治療の種類と特徴 ④ hot snare polypectomy

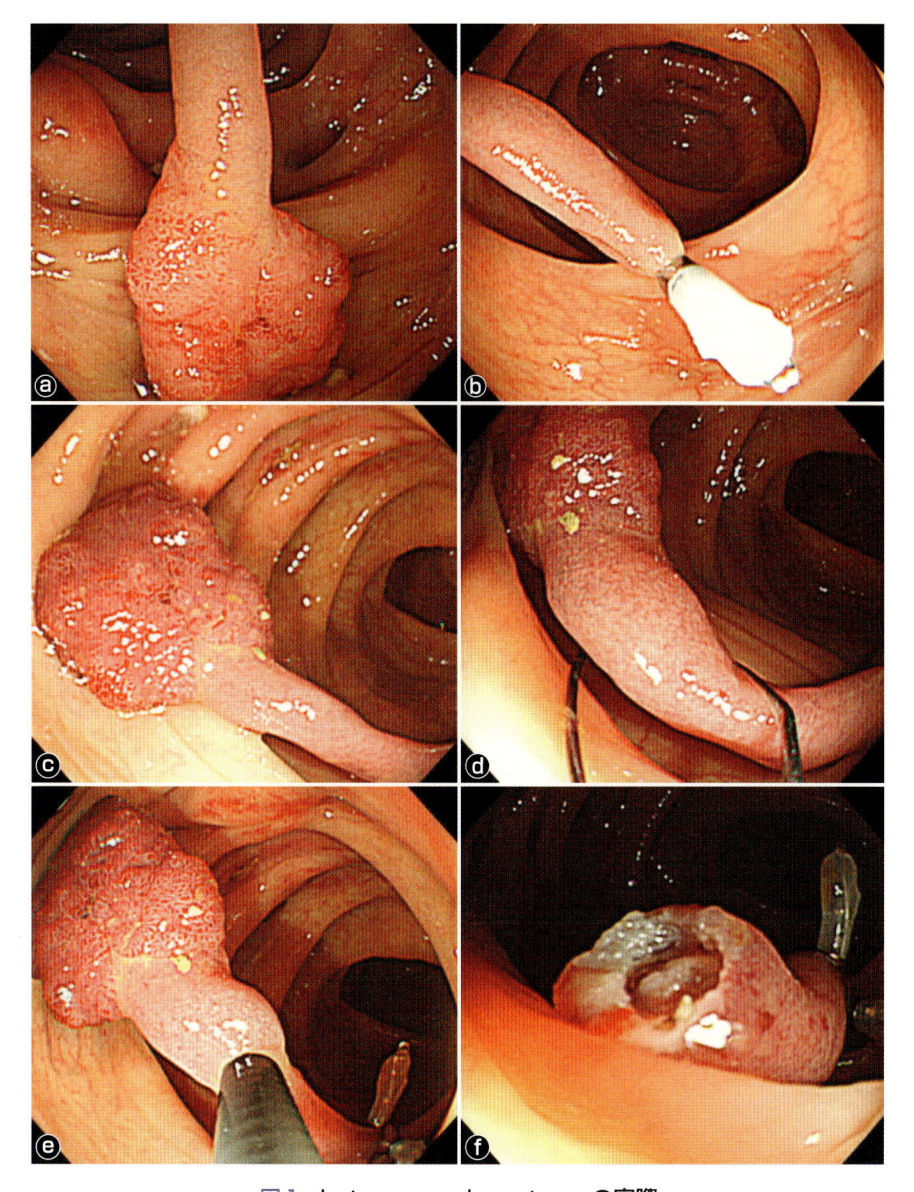

図1 hot snare polypectomy の実際
a：S状結腸の有茎性病変.
b：基部にクリップをかけて出血予防.
c：クリップの阻血効果でポリープが変色.
d：クリップから離して頭部寄りにスネアをかけ，スネアを手前に引いてから閉じていく.
e：通電時には頭部が壁に触れないように注意.
f：切断直後の断面．茎内に動脈が見えているが出血はない.

出血と後出血があり，また出血対策は，予防法と，実際に出血した場合の止血法とに大別される．

1）術中出血の予防

通電が不十分なままで切断すると切離面から出血しやすい．切開電流・凝固電流を交互に，あるいは混合電流を使用する．切除前に茎部に生理食塩水を局注することがあり，液にエピネフリンを混入することもある．

茎が太い場合は動脈性の噴出性出血をきたし

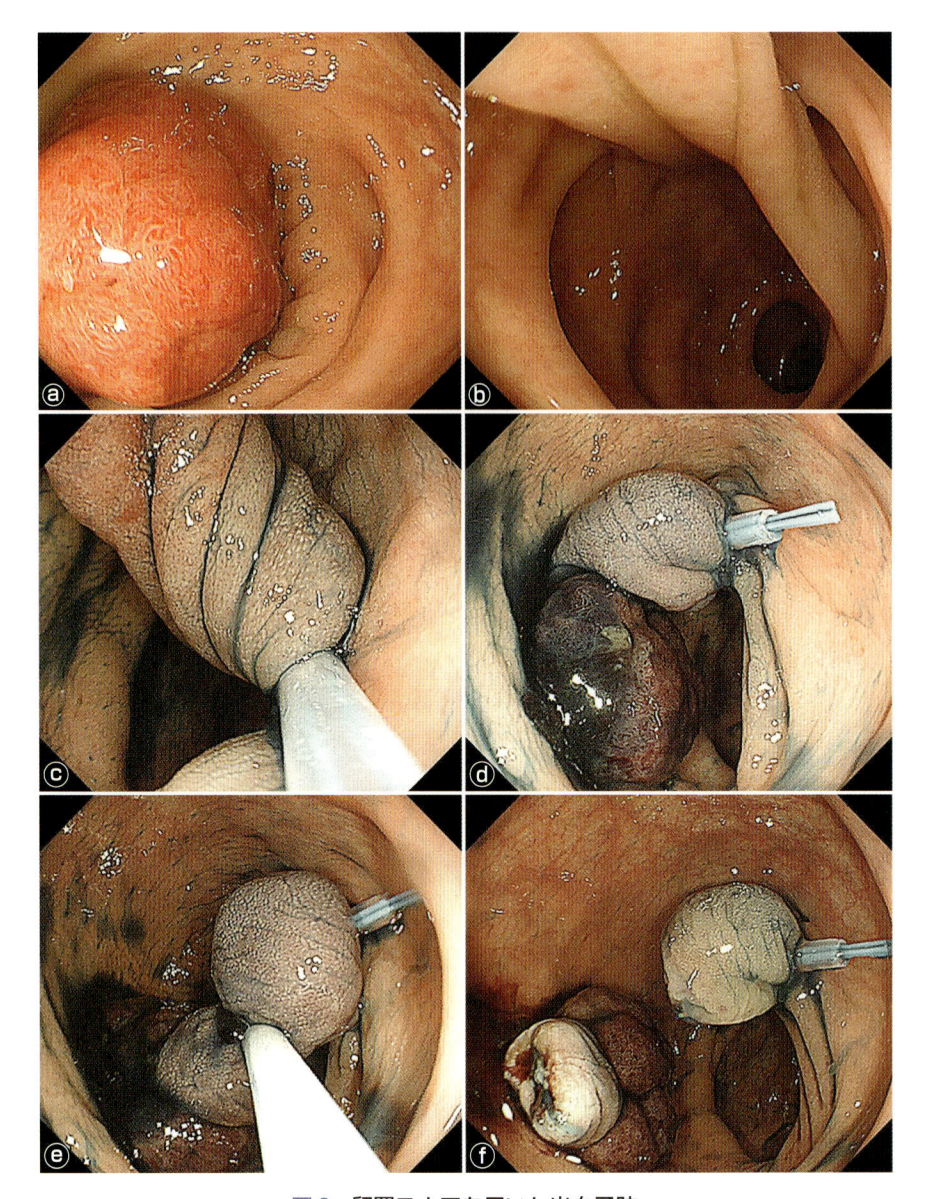

図2 留置スネアを用いた出血予防

a：大きい有茎性ポリープの頭部．　b：同 基部
c：留置スネアで基部を緊縛した．　d：血行遮断されて変色した．
e：留置スネアから距離をおいて，頭部寄りに切除用スネアをかけた．
f：切除直後の出血はなかった．

〔樫田博史：太い茎を有する有茎性病変 出血予防 2. 大腸EMR・ESD（改訂版），2014，羊土社[7] より引用〕

やすい．出血予防のためには，留置スネアを用いて茎部を結紮し，その頭部寄りにスネアをかけて切除する（図2）[7]．通電の際に茎が予想以上に短縮するので，留置スネアは極力基部寄りに，切除用スネアは極力頭部寄りにかけ，距離をおく．距離が近すぎると，切除用スネアをかける際に留置スネアが邪魔であり，また通電時に留置スネアの緊縛部に電流が流れやすく，またポリープ切除後，せっかくかけておいた留置スネアが脱落するおそれがある．当然ながら，切除用のスネアが留置スネアに接触してはいけない．通電中は留置スネアの緊縛部の色調変化

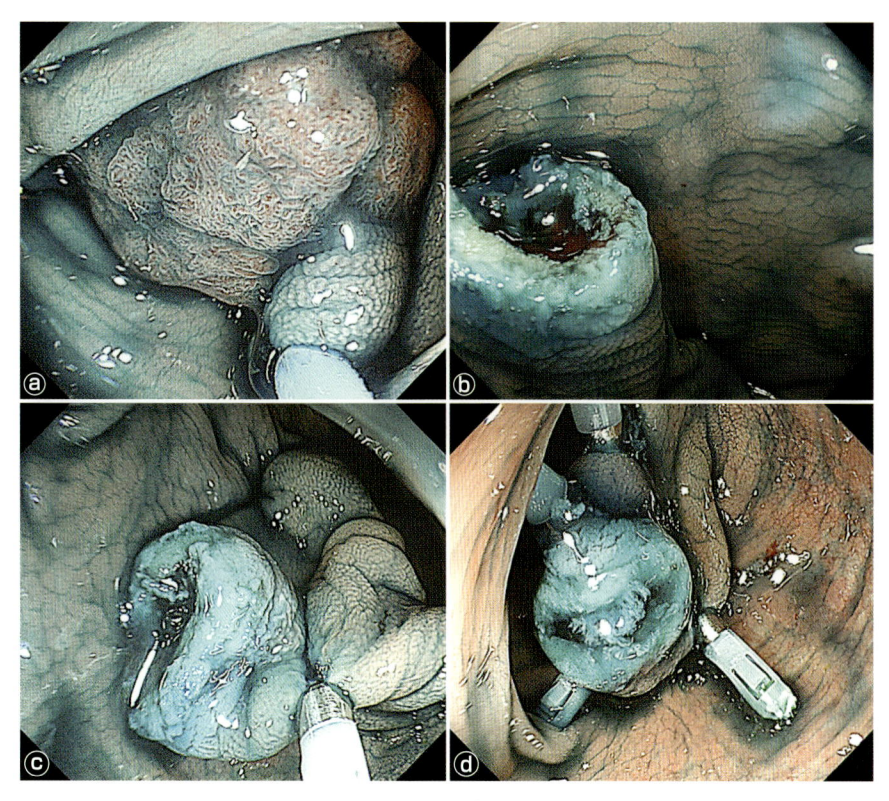

図3 クリップのかけ方
a：ポリープ切除中，b：切断直後の基部
c：クリップをかけたが，茎部の太さに足りなかった．
d：異なる方向から複数個のクリップをかけて後出血を予防した．
〔樫田博史：太い茎を有する有茎性病変 出血予防 2．大腸 EMR・ESD（改訂版）．2014，羊土社[7]より引用〕

に注意しながら，なるべく短時間で切除する（長時間になると茎がよけいに短縮し，また緊縛部に電流が流れやすい）．茎が短い症例では留置スネアの使用を断念せざるをえないことがある．

留置スネアの代わりに茎部にクリップをかけておくこともある（図1）が，茎部の直径がクリップの長さより大きい場合は1個のクリップでは出血予防しきれない．また切除中，クリップに電流が流れないように十分注意する必要がある．

2）後出血の予防

後出血の予防のためには，切除後の基部にクリップをかけておく．熱変性部が後ほど脱落することを見越して，クリップはできるだけ熱変性のない根本にかける．基部が太い場合は，複数個のクリップを，可能なかぎり異なる方向からかける（図3）[7]．上述の術中出血予防は，当然，後出血の予防にもなる．

MEMO

過通電と transmural burn

電流は，凝固モードと切開モードを交互に，あるいは最初から混合されたモードを用いる．切断が早すぎると出血し，通電が長すぎると貫壁性の熱傷（transmural burn）や遅発性穿孔をきたすおそれがある．茎が太くなかなか切除できない場合は，過通電になる前に切開電流に変更するか設定を上げる．それでも切断できない場合や患者が疼痛を訴える場合は，手技を中断し原因を考える．

運動や飲酒を1週間程度制限するが，明確な基準はない．

3）出血した場合の対処

術中出血でも後出血でも，クリップをかけて止血をはかる．後者の場合はよく洗浄して凝血塊を除去してから止血を行う．基部の径がクリップの長さより大きい症例では，留置スネアで止血をはかることもある．止血困難な場合は，エピネフリン加高張食塩水（HSE）を併用することもあるが，最近では止血鉗子を使用する場合が多い．

2. transmural burn や穿孔

有茎性病変の polypectomy においては，術中穿孔をきたすことはほとんどないので，もっぱら transmural burn や遅発性穿孔予防に留意する．stalk invasion の疑いのない場合は，スネアをポリープの頭部寄りにかけ，過通電は避ける．

無茎性病変の polypectomy においては，筋層を巻き込むことによる術中穿孔にも留意する．遅発性穿孔予防も含め，スネアを基部に押しつけすぎないことが重要である．

おわりに

たかが polypectomy，されど polypectomy である．すべての内視鏡治療の基本といっても過言ではなく，簡単なようで意外に奥深い．侮ることなく，基本に忠実に行っていただきたいものである．

文献

1) 常岡健二：早期胃癌の内視鏡．日内会誌 1968；57：3-6
2) 丹羽寛文：生検用ファイバースコープの改良並びにカラーテレビジョンおよび高周波電流の生検への応用．Gastroenterol Endosc 1968；10：315-320
3) Wolff WI, Shinya H：Polypectomy via the fiberoptic colonoscope；removal of lesions beyond reach of the sigmoidoscope. N Engl J Med 1973；288：329-332
4) Williams CB：Diathermy-biopsy, a technique for endoscopic management of small polyps. Endoscopy 1973；5：215-218
5) 樫田博史，山野泰穂，田村 智：ホットバイオプシー，ポリペクトミー，EMR，EPMR．日本消化器内視鏡学会 監修，日本消化器内視鏡学会卒後教育委員会 責任編集：消化器内視鏡ハンドブック．2012，347-355，日本メディカルセンター，東京
6) 樫田博史：大腸腫瘍に対する内視鏡治療―ポリペクトミーから EMR，ESD まで．日本大腸肛門病学会雑誌 2013；66：941-949
7) 樫田博史：太い茎を有する有茎性病変 出血予防2．田中信治 編：大腸 EMR・ESD（改訂版）．2014，237-242，羊土社，東京

（樫田博史）

2 内視鏡治療の種類と特徴
⑤ EMR（ESDとの使い分けも含めて）

Essence
- EMRの特徴を理解して適応を考慮する．
- 手技を丁寧に行うことで安全なEMRが施行可能である．
- 偶発症，術後管理を含めたマネージメントに留意し，インフォームド・コンセントも丁寧に行う．

はじめに

大腸内視鏡的粘膜切除術（endoscopic mucosal resection；EMR）はポリペクトミーに比べると局注を行うことで時間，コスト，手技の習熟を要するが，凝固焼灼によるダメージを少なくすることができ，より大きな病変または平坦な病変を治療可能である．しかし少ないながらも偶発症が存在し，手技の習熟と各々の対応が重要となる．本稿では，大腸EMRの適応，手技，偶発症について概説したい．

I．EMRの適応

大腸腫瘍に対する内視鏡治療は局所治療であり，リンパ節転移を有さないか，その可能性がきわめて低い早期大腸癌が適応となる．また，大腸発癌は一般にadenoma carcinoma sequenceであり，腺腫性病変は前癌病変として適応と考えられる．大腸ESD/EMRガイドライン[1]によると，径6mm以上の腺腫または5mm以下の表面陥凹型腫瘍（ただし遠位大腸に存在する径5mm以下の典型的な過形成性ポリープは放置可能である）としている．また，明らかなcT1b（SM）癌（SM浸潤距離1,000μm以深）は，原則的に外科手術を行い，SM浸潤の可能性を確実に否定できる場合，分割切除も適切に施行されるのであれば容認される，としている．

当施設では，肉眼型では0-IIaや0-Isなどの表面型腫瘍で，径10～20mmの病変をEMR適応とし，上記以外でも癌を疑うV型のpit patternを示す病変や，10mm以下であっても0-IIc病変，LST-NG（laterally spreading tumor, non-granular type）様病変など，より確実な一括切除が望まれる病変に対してはEMRを考慮している．

EMRとESDの使い分け

EMRは，病変粘膜下層に局注を行い，スネアにて病変を絞扼，高周波にて切除する方法である．内視鏡的粘膜下層剝離術（endoscopic submucosal dissection；ESD）は，局注後にさまざまなデバイスを用いて周囲切開と同時に粘膜下層を剝離していく方法である．従来EMRでは分割切除となっていたような病変，あるいは外科的切除を施行していた長径2cmを超える病変でも一括切除が可能となってきている[2～5]．

ESDの適応は現在の保険適応は2～5cmの

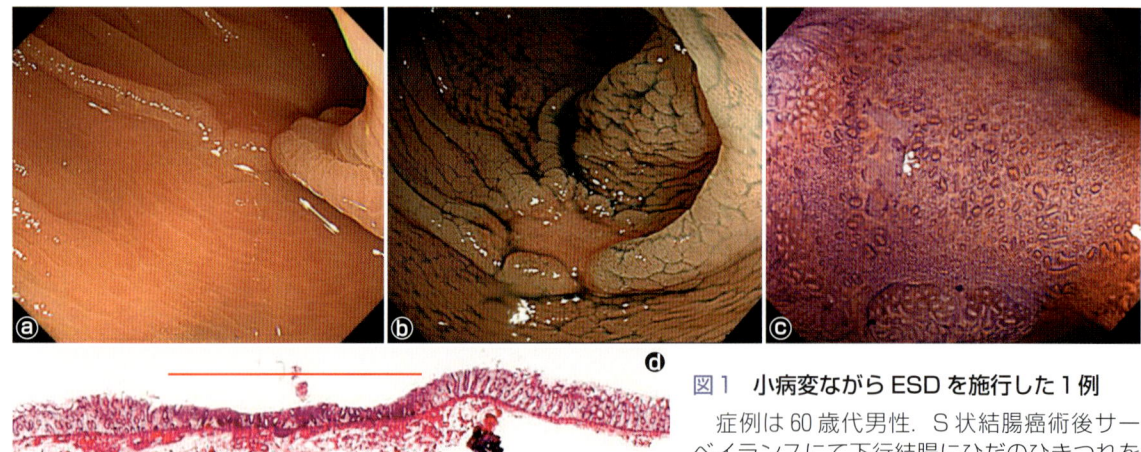

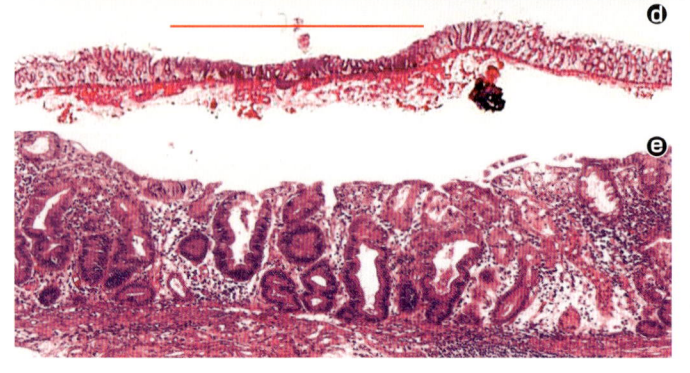

図1 小病変ながらESDを施行した1例

症例は60歳代男性．S状結腸癌術後サーベイランスにて下行結腸にひだのひきつれを伴う陥凹性病変を認めた（a）．インジゴカルミン散布像（b）．クリスタルバイオレット染色ではⅢs，ⅢL型pitを主とし，一部では大小不同・配列不整を認めVi（non-invasive）と診断した（c）．プレパラート像（d），H-E像（e）．病理の結果は，0-Ⅱc，13×12 mm，Tubular adenocarcinoma, well differentiated, Tis, ly0, v0, pHM（−），pVM（−）

早期癌であるが，2 cm未満でもESDが望ましい病変は存在する（図1）．non-lifting sign陽性，病変粘膜下層に線維化を伴う病変，内視鏡切除後の局所遺残・再発，10～20 mm大の0-Ⅱc病変やLST-NG（とくに偽陥凹型）病変はEMRでは一括切除が困難な場合が多く，一括切除と正確な病理学的評価のためESDを検討すべきである[6]．Sakamotoらは，遺残・再発病変に対する内視鏡治療の比較からESDはEMRに比べ一括切除率が高く再発率が低いとし，技術的困難性はあるものの，安全かつ効果的であると報告した[7]．

MEMO

non-lifting sign

病変への局注にて膨隆が得られない所見をnon-lifting sign陽性としSM高度浸潤の補助所見とされてきたが，Kobayashiらの報告では多施設前向き試験の271病変の検討にてnon-lifting sign陽性のSM高度浸潤に対する診断能は感度61.5％，特異度98.4％であり通常内視鏡診断ではそれぞれ84.6％，98.8％であった[8]．

Ⅱ．EMRの手技

EMRでは，適切な一括切除と安全性の2点が重要である．そのために留意すべき点を画像とともにいくつか述べたい（図2）．

1．アプローチ

鉗子が出る5～6時方向でアプローチすることで，局注針やスネアなどをコントロールすることが容易になる．

2．局　注

局注はEMR手技のなかでも重要である．病変を正面視できるよう局注部位，量を調整することが重要であり，病変遠位側に行うことが望ましい．アングル操作にて局注時に局注針先端を管腔方向にコントロールし，適切な膨隆を得るようにする．不適切な局注では病変は処置困難な方向に膨隆し，過剰な膨隆や病変周囲への局注液の波及による病変部の相対的陥凹により，スネアリングが困難になることも考えられる．筋層への熱焼灼を避けるための必要な局注

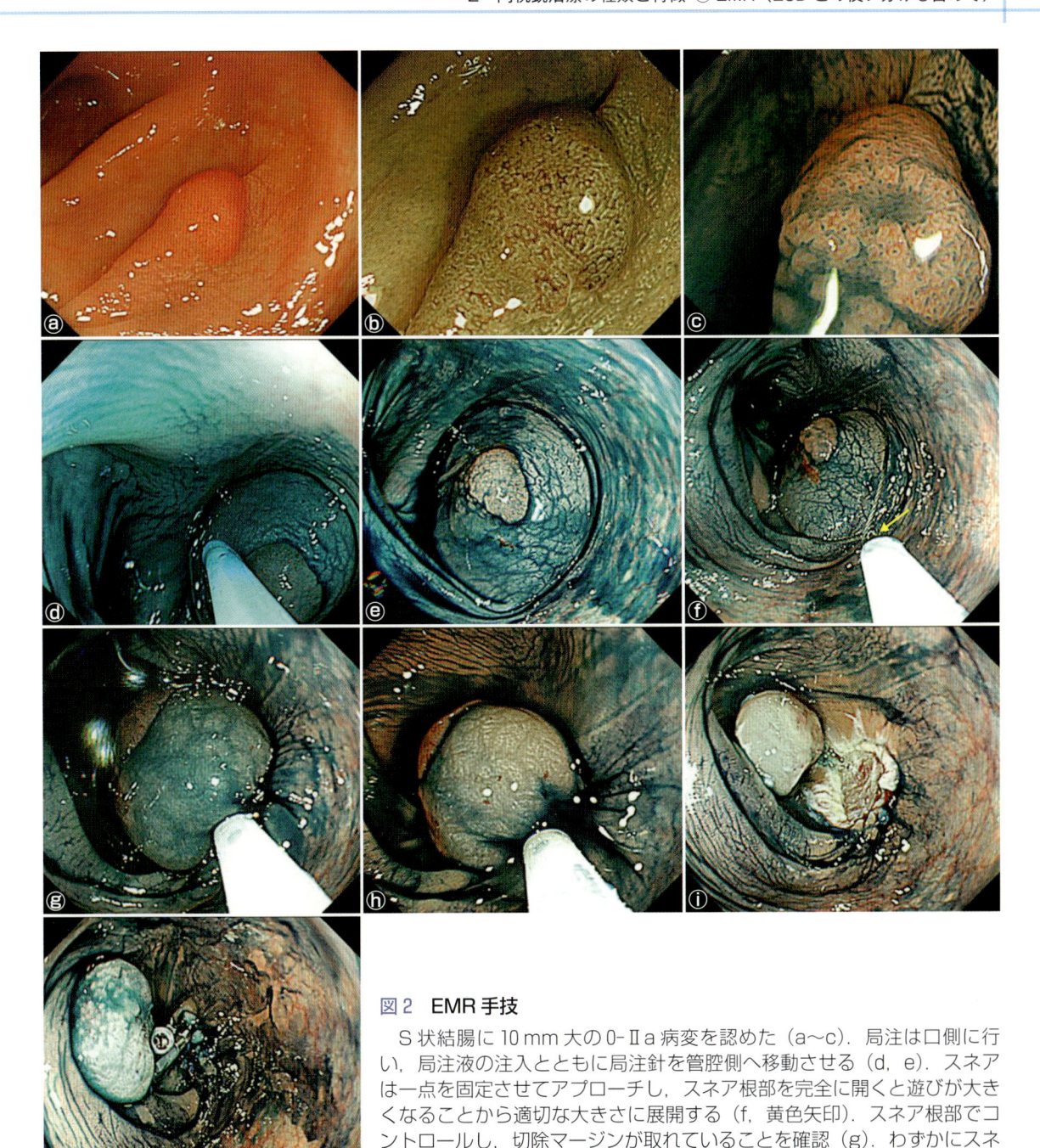

2 内視鏡治療の種類と特徴 ⑤ EMR（ESD との使い分けも含めて）

図2　EMR 手技

　S 状結腸に 10 mm 大の 0-Ⅱa 病変を認めた（a～c）．局注は口側に行い，局注液の注入とともに局注針を管腔側へ移動させる（d, e）．スネアは一点を固定させてアプローチし，スネア根部を完全に開くと遊びが大きくなることから適切な大きさに展開する（f, 黄色矢印）．スネア根部でコントロールし，切除マージンが取れていることを確認（g）．わずかにスネアの絞扼を緩めつつスネアを管腔側に持ち上げ，筋層を外す（h）．一括切除にて切除完了し（i），適宜クリッピングにて創を縫縮し終了（j）．

量を確保しつつ，粘膜の可動性を残す局注が求められる．局注量が少ない場合や，筋層～深層への局注がされた場合，スネアリング時に筋層を巻き込む危険性が高くなる．

3. スネアの選択

　スネアは切除病変径に合ったものを選択すべきである．スネアが大きすぎると絞扼が困難となりうる．病変が複数ある場合，それぞれのサイズに合ったスネアを用いることが最良ではあるがコストの問題もあり，そのような場合2段

階に径を可変可能なスネアも選択肢の一つと考えられる．

4．スネアリング

スネアリングでは，スネアを固定する点を定める．基本的には，病変口側または側面の一点にスネアを固定し，スネアの根部を病変肛門側へ近づけて肛門側マージンをコントロールしながら絞扼する．その後，一度わずかにスネア把持を緩め，送気しつつアングル操作にてスネアを管腔内へ持ち上げると，筋層の一部を巻き込んでいた場合も筋層を外すことが期待できる．比較的大きな病変を一括切除する場合にはとくに重要と考える．通電時にはわずかに凝固波を通電し，患者に痛みや違和感がないかどうかを確認する．もし痛みや熱感を訴えることがあれば絞扼を一時解除し，スネアリングをやり直す必要がある．手順の意義を理解して手技を進めていくことにより安全かつ正確な EMR が可能である．安全性はもっとも重要な点であり，そのために EMR 後の術後管理内容も含めた丁寧なインフォームド・コンセントの重要性はいうまでもない．

III．偶発症

EMR の偶発症として穿孔や後出血が大きな問題となる．大腸 ESD/EMR ガイドライン[1]で

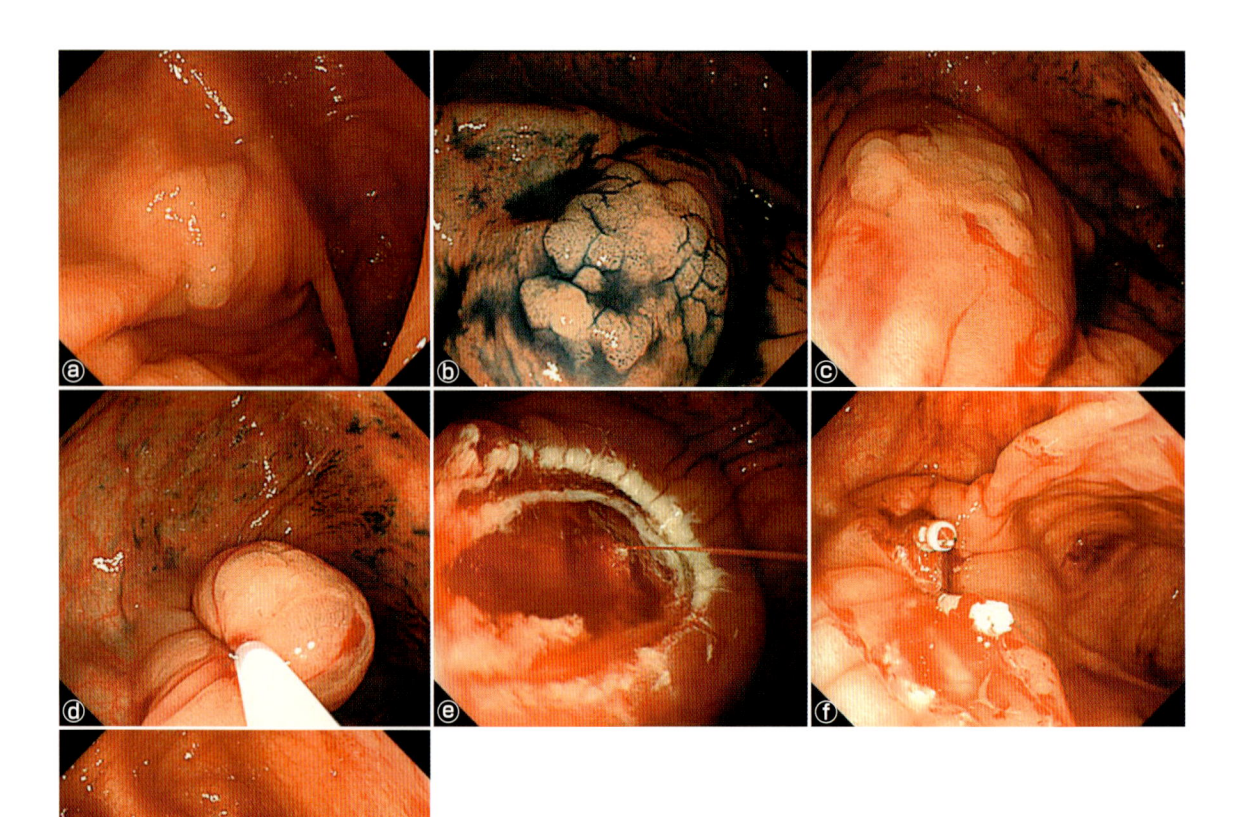

図3　EMRの穿孔例

症例は 70 歳代女性．横行結腸肝彎曲に 20 mm 大の褪色調平坦隆起性病変を認めた（a, b）．十分に局注しスネアリングしたところ（c, d），穿孔をきたし，噴出性の出血も認めた（e）．出血が穿孔部に貯留しないよう体位変換し（f），クリッピングにて縫縮した（g）．入院にて保存的に経過を観察し，3 病日後問題なく退院となった．

は，それぞれ穿孔を「全層性の組織欠損により体腔と自由な交通がある状態であり，X線検査上での free air の存在は問わない」，後出血は「内視鏡的止血術を必要とするもので，治療の前後で Hb 2g/dl 以上の低下あるいは顕性の出血を認めたもの（中略），多少便に血が混じる程度の少量の出血はこれに含めない」としている．

1．穿　　孔

穿孔は術中穿孔と遅発穿孔があるが，遅発穿孔はきわめてまれと考えられる[1]．術中穿孔は手技中に生じる穿孔であり，その場で迅速な対応が必要となる．穿孔時に備えて，EMR 時は必ず，病変部が重力の反対側となるような患者体位をとる．EMR の穿孔でも出血を伴うことがしばしばあり，視野が不良にならないよう適切な体位で処置する必要がある．クリップにて穿孔部を縫縮する際は，視野確保のため最低限の送気をせざるをえないが，気腹の対応として吸収性の良好な CO_2 送気システムが有効と考えられる[9]．

当施設の EMR 穿孔例を提示する（図3）．

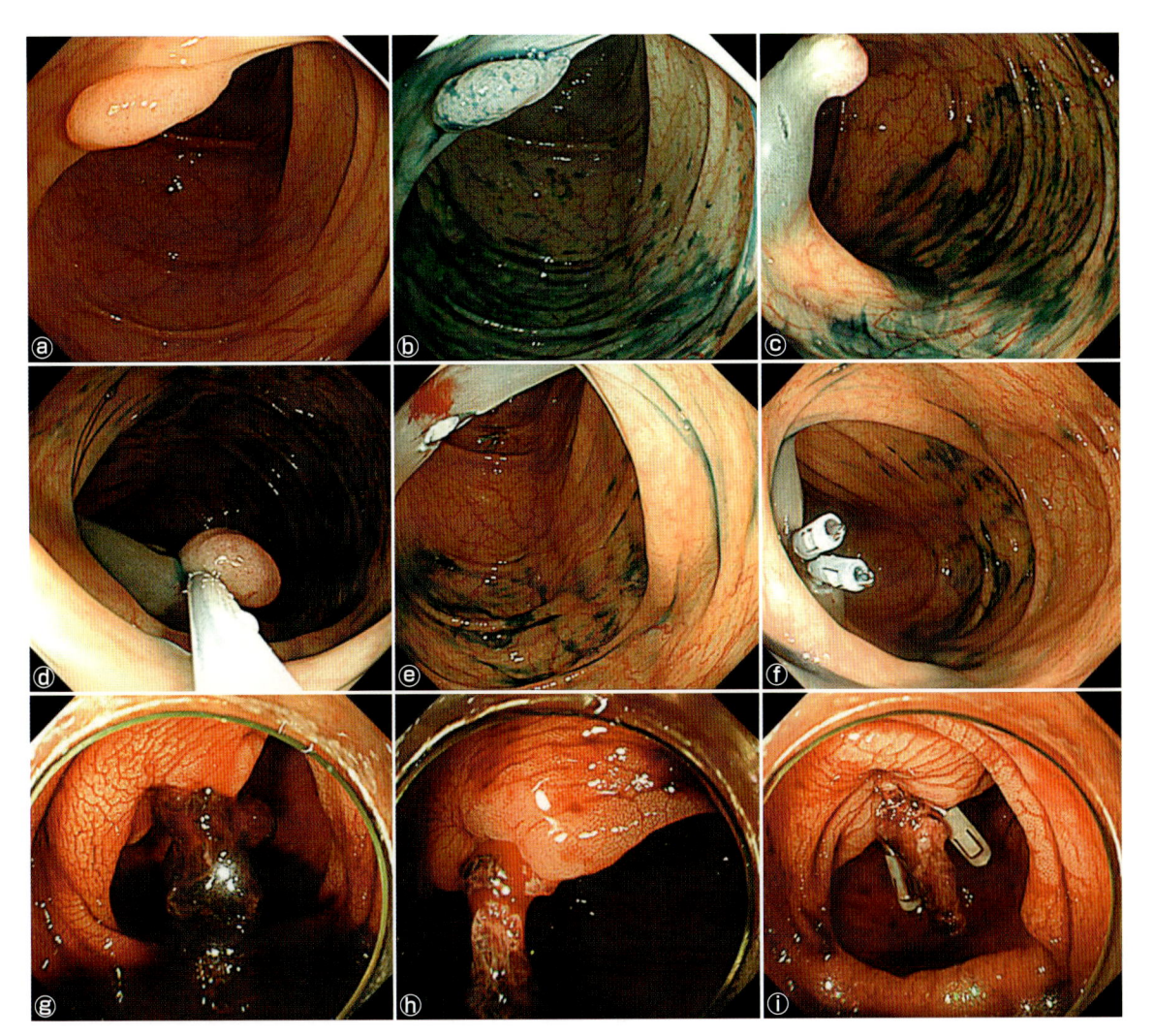

図4　後出血の1例

症例は60歳代男性．上行結腸に10mm大の隆起性病変を認めた（a, b）．EMR 施行（c～f）．翌日下血を認めたため緊急内視鏡となった．凝血塊付着，出血を認め（g, h），クリッピングにて止血した（i）．その後保存的に経過観察可能であった．

> **MEMO**
>
> **pre-cutting EMR**
> ESD専用ナイフあるいはスネア先端を用いて病変周囲切開後，粘膜下層の剥離をまったく行わずにスネアリングを施行する手技として定義されている[1]．なお，後述のhybrid ESDも含め他の呼称も報告されている．
>
> **hybrid ESD**
> ESD専用ナイフあるいはスネア先端を用いて病変周囲切開後，粘膜下層の剥離操作を行い最終的にスネアリングを施行する手技として定義されている[1]．Sakamotoらの報告では憩室近傍などリスクの高い部位の病変に対してhybrid ESDを組み合わせたアプローチが有用とされている[2]．

2. 出　血

　出血は術中出血と後出血に分けられ，クリッピングや凝固止血による対応が一般的であり，出血点をピンポイントで同定し止血処置を行うことが重要である．また凝固止血の際には過凝固による遅発性穿孔を避けるため必要最低限の通電としたほうがよいといわれている．後出血の頻度は1.4%と低いながらも，ある一定の割合で生じる偶発症という認識とそのマネージメントが重要となる[10),11)]．EMRの後出血は1週間以内に起こることが多いが，最長18日後に生じたという報告もあり注意が必要である[12)]．

当施設では小病変に対する外来EMR後1週間の自宅安静を推奨しており，2 cmを超える比較的大きな病変に対するEMRは適宜入院にて対応している．

　当施設での後出血例を提示する（図4）．

Ⅳ．デメリット

　EMRの注意点として，局注等の手技のため時間がかかりトレーニングも必要となること，比較的大きな病変も一括切除可能であるが右側結腸の病変では回収が煩雑になる場合があり，術後管理を含めたトータルとしての治療ストラテジーを考慮する必要があること，などが挙げられる．

おわりに

　大腸EMRにおける適応，基本的な手技と注意点，偶発症とその対策について概説した．大腸EMRは外来でも施行可能であり，応用範囲の広い有用な手技であることは間違いない．その一方で一定のリスクを内包することを意識したマネージメントが重要となる．本稿が大腸ポリープに対する日常診療の一助となれば幸いである．

文　献

1) Tanaka S, Saito Y, Tajiri H, et al：JGES guidelines for colorectal endoscopic submucosal dissection/endoscopic mucosal resection. Dig Endosc　2015；4：417-434
2) Sakamoto T, Abe S, Nakajima T, et al：Complete removal of a colonic neoplasm extending into a diverticulum with hybrid endoscopic submucosal dissection-mucosal resection and endoscopic band ligation. Endoscopy 2015；47 [Epub 2015 Jun 22]
3) Saito Y, Uraoka T, Yamaguchi Y, et al：A prospective, multicenter study of 1111 colorectal endoscopic submucosal dissections (with video). Gastrointest Endosc　2010；72：1217-1225
4) Saito Y, Otake Y, Sakamoto T, et al：Indications for and technical aspects of colorectal endoscopic submucosal dissection. Gut Liver 2013；7：263-269
5) Saito Y, Sakamoto T, Nakajima T, et al：Colorectal ESD：Current indications and latest technical advances. Gastrointest Endosc Clin N Am　2014；24：245-255
6) 斎藤　豊，山田真善，曽絵里子，他：LSTに対するESD治療の基本とピットフォール　EMR/ESDの選択基準，分割EMR許容の是

非，生検の是非．INTESTINE 2014；18：69-78

7) Sakamoto T, Saito Y, Matsuda T, et al：Treatment strategy for recurrent or residual colorectal tumors after endoscopic resection. Surg Endosc 2011；25：255-260

8) Kobayashi N, Saito Y, Sano Y, et al：Determining the treatment strategy for colorectal neoplastic lesions：endoscopic assessment or the non-lifting sign for diagnosing invasion depth? Endoscopy 2007；39：701-705

9) Saito Y, Uraoka T, Matsuda T, et al：A pilot study to assess the safety and efficacy of carbon dioxide insufflation during colorectal endoscopic submucosal dissection with the patient under conscious sedation. Gastrointest Endosc 2007；65：537-542

10) Nakajima T, Saito Y, Tanaka S, et al：Current status of endoscopic resection strategy for large, early colorectal neoplasia in Japan. Surg Endosc 2013；27：3262-3270

11) Oka S, Saito Y, Muto T, et al：Current status in the occurrence of postoperative bleeding, perforation and residual/local recurrence during colonoscopic treatment in Japan. Dig Endosc 2010；22：376-380

12) 石川尚之，志村和政，進藤廣成，他：大腸ポリープ摘除後の出血例検討．Prog Dig Endosc 2003；63：46-50

（高丸博之，山田真善，斎藤　豊）

Q8 予防的クリップは必要か？

A 腫瘍径 20 mm を超える大型の病変に対する予防的クリップは，後出血予防に有効であると考えられる

　大腸内視鏡検査における大腸ポリープ切除術は，もっとも標準的な手技であるが，後出血・穿孔・polypectomy 後症候群など，手技に関連した偶発症に留意する必要がある．とくに，後出血は，大腸ポリープ切除においてもっとも多く見られる偶発症であり，発生率は 0.3〜7.2％とされる[1]．後出血の危険因子は，病変側の因子としては，ポリープ径（10 mm 以上）・右半結腸の大型病変・肉眼型Ⅰ(s)p もしくは laterally spreading tumor(LST)が挙げられ，患者側の因子としては，65 歳以上の高齢者・高血圧の既往，抗凝固薬内服などが危険因子とされている[2]．

　後出血の発生を防ぐため，エピネフリン混注液の局注や，留置スネアの併用，露出血管の焼灼などさまざまな工夫がなされているが，もっとも頻用されているのはポリープ切除後潰瘍に対する予防的クリッピングである．大腸ポリープ診療ガイドライン（日本消化器病学会）によれば[3]，内視鏡治療後のクリッピングについては出血予防の有効性は確立されていない，としている．Shioji らは，平均径 7.8 mm 大の大腸腫瘍 413 病変に対して，予防的クリッピング施行群と非施行群をランダム化比較試験で検討した結果，後出血の頻度に差はなかったと報告している[4]．しかし一方で，腫瘍径が 20 mm 以上の比較的大きな大腸腫瘍については，後出血予防のクリップが有効であったとの報告や，抗血栓薬の長期服用例であっても，予防的クリップの併用で安全に polypectomy が可能であったとの報告[5]があり，現時点では，大腸ポリープ摘除後の予防的クリップの必要性については controversial である．

　われわれの施設では，20 mm 以上の大腸ポリープに対して内視鏡切除を行った際の後出血に関する検討[6]を施行している（表，図）．403

表　20 mm 以上の大腸ポリープに対する内視鏡切除後出血の検討

	Total	後出血 有	後出血 無	P 値
病変数（%）	403	17（4.2）	386（95.8）	NS
局在（結腸／直腸）	306/97	14/3	292/94	NS
大きさ，mm（mean±SD）	27.1±9.6	31.9±12.2	26.8±9.5	NS
肉眼型（sessile／その他）	182/221	5/12	177/209	NS
組織型（adenoma/carcinoma）	132/271	5/12	127/259	NS
切除方法（一括切除／分割切除）	194/209	6/11	188/198	NS
予防的クリップ（有／無）	174/229	3/14	171/215	0.04

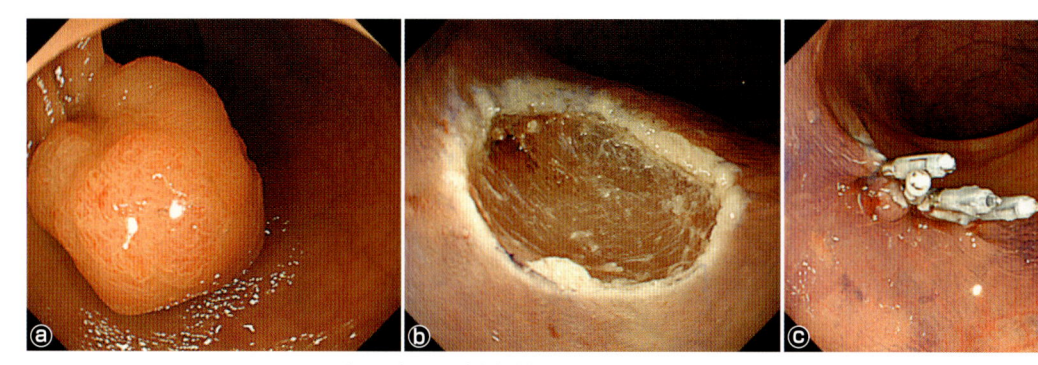

図 大腸ポリープ内視鏡切除後の予防的クリッピングの実際
a：直腸S状部（RS）20 mm大，早期癌
b：EMR後潰瘍
c：予防的クリッピング施行

病変中，予防的クリッピングを施行した群の出血率は1.7％（3/174）であり，クリッピング非施行群の出血率6.1％（14/229）と比較して有意に低かった（P＝0.04）．

内視鏡治療後の後出血予防の必要性については評価が交錯しており，高いエビデンスレベルをもって有効性を示した報告は現時点ではない．しかし，腫瘍径20 mmを超える大型の病変に対する予防的クリップは，当施設の経験上，後出血予防に有効であると考えられる．

文献

1) Sorbi D, Norton I, Conio M, et al：Postpolypectomy lower GI bleeding：descriptive analysis. Gastrointest Endosc 2000；51：690-696
2) Kim HS, Kim TI, Kim WH, et al：Risk factors for immediate postpolypectomy bleeding of the colon：a multicenter study. Am J Gastroenterol 2006；101：1333-1341
3) 日本消化器病学会 編：大腸ポリープ診療ガイドライン2014. 2014, 南江堂, 東京
4) Shioji K, Suzuki Y, Kobayashi M, et al：Prophylactic clip application does not decrease delayed bleeding after colonoscopic polypectomy. Gastrointest Endosc 2003；57：691-694
5) Luigiano C, Ferrara F, Ghersis S, et al：Endoclip-assisted resection of large pedunculated colorectal polyps：technical aspects and outcome. Dig Dis Sci 2010；55：1026-1031
6) Matsumoto M, Fukunaga S, Saito Y, et al：Risk factors for delayed bleeding after endoscopic resection for large colorectal tumors. Jpn J Clin Oncol 2012；42：1028-1034

（松本美野里，松田尚久）

3 大腸SM癌摘除後の病理学的評価，追加外科切除基準
― 現行ガイドラインとその問題

Essence

- 大腸SM浸潤癌で粘膜筋板の同定が困難あるいはできない症例では，浸潤距離測定方法に問題があり病理医間での精度管理ができないことを指摘した．
- 大腸SM浸潤癌のリンパ節転移予測は浸潤距離ではなく，粘膜筋板の同定が可能と不可能症例の判別を行い，さらに癌細胞簇出，低分化癌細胞の有無，脈管侵襲の有無を加味した総合的な観点から行い，より精度の高いリンパ節転移予測と追加治療方針の判断が必要である．

はじめに

大腸SM癌の内視鏡切除適応はリンパ節転移がないと想定されるもので，「大腸癌治療ガイドライン」2014年版では腫瘍の肉眼型，大きさに関係なく粘膜内癌とSM垂直浸潤距離が1,000 μm未満で脈管侵襲がないものとされている[1), 2)]．したがって脈管侵襲の有無に関係なくSM垂直浸潤距離が1,000 μm以上であれば追加外科切除が必要となる．しかし1,000 μm以上のSM浸潤癌のリンパ節転移率は15％程度で，その他はリンパ節転移がなく結果的には追加外科切除は必要がない症例が多いことになる[3)]．それでも現在「大腸癌治療ガイドライン」で示されたSM浸潤距離1,000 μm以上は追加治療対象とされ，必要のない外科切除治療がなされているのが現状である．その他のリンパ節転移危険因子である脈管侵襲，浸潤先進部での癌細胞簇出，低分化癌細胞胞巣，組織異型度などを総合的に考慮したリンパ節転移予測を行って，内視鏡治療の適応を判断することが試みられている[4)~9)]．

本稿では最近のSM癌治療に関する報告から，その問題点と今後の治療方針の考え方について述べる．

I．現行のSM浸潤距離を基にしたリンパ節転移予測

現行のSM浸潤癌の内視鏡的切除後の追加治療基準であるSM浸潤距離1,000 μm以上でのリンパ節転移は15％程度であり，その他は依然として転移がないにもかかわらず追加外科切除の必要があると判断される．

そこでよりリンパ節転移危険度の高いSM浸潤癌を抽出する必要性がある．浸潤の深さ以外のリンパ節転移の危険因子として脈管侵襲，浸潤部での癌細胞簇出，低分化癌成分が報告されている．このなかでリンパ管侵襲と静脈侵襲に関してはきわめて重要な転移危険因子であり，その正確な判定が必要である．そのためにリンパ管侵襲は抗D2-40抗体を用いた免疫染色（図1a），静脈侵襲に関してはElastica van-GiesonやHE-Victoria blueによる染色（図1b）

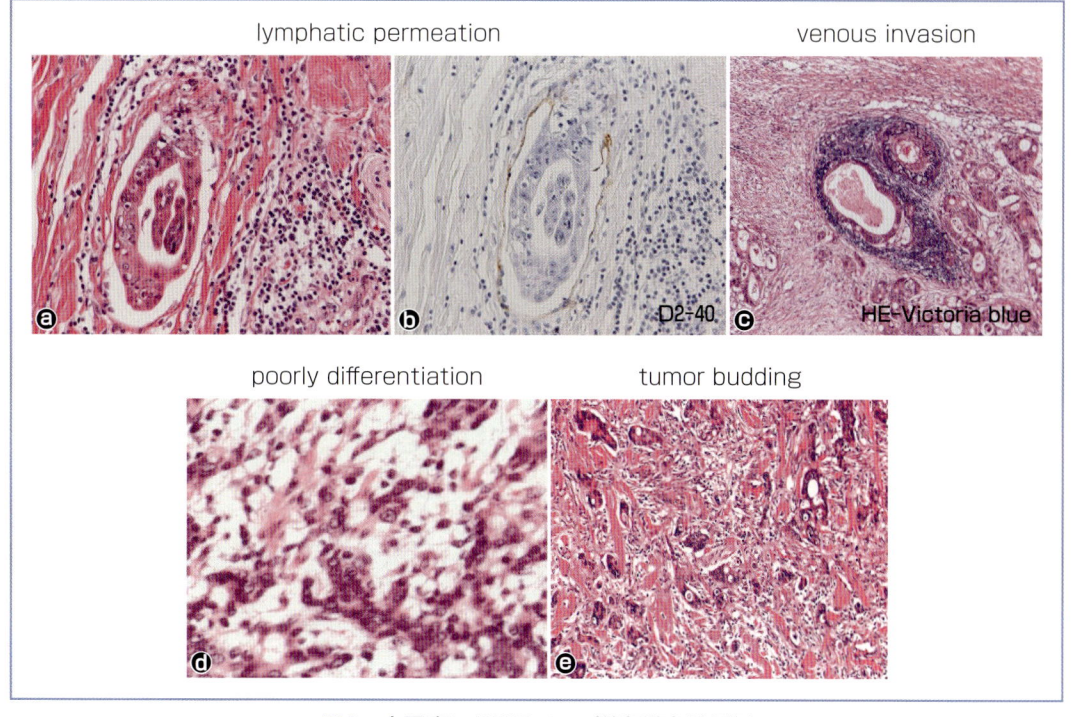

図1 大腸癌におけるリンパ節転移危険因子
a, b：リンパ管侵襲（HE と抗 D2-40 抗体による免疫染色）
c：静脈侵襲（HE-Victoria blue）
d：浸潤部の低分化癌細胞．明瞭な管腔を形成することなく，癌細胞が浸潤している．
e：癌細胞簇出（4 個以内の癌細胞胞巣）

での確認が必要である．

以上の因子を基に Kawachi らは大腸癌研究会のプロジェクト研究で，多施設から登録された無茎性のSM大腸癌806例についてSM浸潤距離1,000 μm を基準として，癌の分化度，脈管侵襲，癌細胞簇出などの有無や程度を組み合わせたリンパ節転移のリスク分類を試みている[9]（表1）.

これによると（表2），
・高危険群（High risk）：SM浸潤距離1,000 μm以上で簇出高度ではリンパ節転移が30％近く
・中間危険群（Intermediate risk）：SM浸潤距離1,000 μm 以上で簇出軽度ではリンパ節転移が9％
・低危険群（Low risk）：SM浸潤距離1,000 μm未満では簇出の程度などに関係なくリンパ節転移が2〜5％

である．

この結果では，SM浸潤距離計測と簇出程度の判定のみでリンパ節転移の危険度を予測することが可能である．しかし以下に述べるように本研究は消化管病理医によるSM浸潤距離測定による結果で，一般病理医を含めてそのSM浸潤距離測定の標準化が可能であるとはかぎらない[6].

II. 大腸 SM 癌の発育形式 PG, NPG type と組織異型度，粘膜筋板の状態

われわれは大腸癌の発育形式から粘膜内に隆起性増殖した polypoid growth（PG）type と平坦あるいは軽度隆起した non polypoid growth（NPG）type の癌（早期癌では多くが表面隆起

表1　リンパ節転移危険因子の組み合わせによる転移頻度の比較（表面型）

組織学的因子の組み合わせ	症例数 リンパ節転移陰性	症例数 リンパ節転移陽性
SM浸潤距離 1,000 μm 以上	510（85％）	93（15％）
簇出高度	148（71）	59（29）[a]
＋低分化癌あるいは脈管侵襲あり	121（71）	49（29）[b]
＋高・中分化癌／脈管侵襲なし	27（73）	10（27）[b]
簇出軽度	362（91）	34（9）[a]
＋低分化癌あるいは脈管侵襲あり	140（88）	20（13）[c]
＋高・中分化癌／脈管侵襲なし	222（94）	14（6）[c]
SM浸潤距離 1,000 μm 未満	199（98）	4（2）
簇出高度	26（100）	0（0）[d]
＋低分化癌あるいは脈管侵襲あり	17（100）	0（0）
＋高・中分化癌／脈管侵襲なし	9（100）	0（0）
簇出軽度	173（98）	4（2）[d]
＋低分化癌あるいは脈管侵襲あり	53（95）	3（5）[e]
＋高・中分化癌／脈管侵襲なし	120（99）	1（1）[e]

a：p＜0.0001，b：p＝0.83，c：p＝0.02，d：p＝0.44，e：p＝0.06

〔Kawachi H, et al：Mod Pathol[9] Table 3 を引用（日本語に改変）〕

表2　大腸SM浸潤癌のリンパ節転移予測（Grade分類）

高危険群：SM浸潤距離 1,000 μm 以上＋簇出高度
中間危険群：SM浸潤距離 1,000 μm 以上＋簇出軽度
低危険群：SM浸潤距離 1,000 μm 未満＋簇出の程度関係なし

〔Kawachi H, et al：Mod Pathol[9] より作成〕

Ⅱaあるいは表面陥凹型Ⅱc）に分類できることを報告した（図2）[10]．早期癌の多くでは粘膜内病変が残存しているため，いずれかに分類することが可能である．PG type SM癌はその多くが大きさ20 mm以上で，NPG typeは大きさが10 mm前後でSM浸潤する傾向が示されている[10),11)]．NPG typeあるいは表面型大腸SM癌では小さいながらも高異型度癌からSM浸潤する例が多く，一方PG typeでは大きな低異型度癌から高異型度癌を生じSM浸潤する特徴がある[11)]．いずれもSM浸潤初期では粘膜筋板は保存されているが，浸潤癌の量が多くなったり，深く浸潤すると粘膜筋板は破壊されて組織学的にその認識が困難になる．

Ⅲ．SM浸潤距離の評価法とその問題

SM浸潤距離は粘膜筋板の下端から計測されるが[2),3)]，粘膜筋板が消失あるいは一部残存例での浸潤距離測定方法が問題となる．また粘膜筋板が確認できてもPG typeでは粘膜筋板が錯綜し，その下端である基準線の判定が困難な

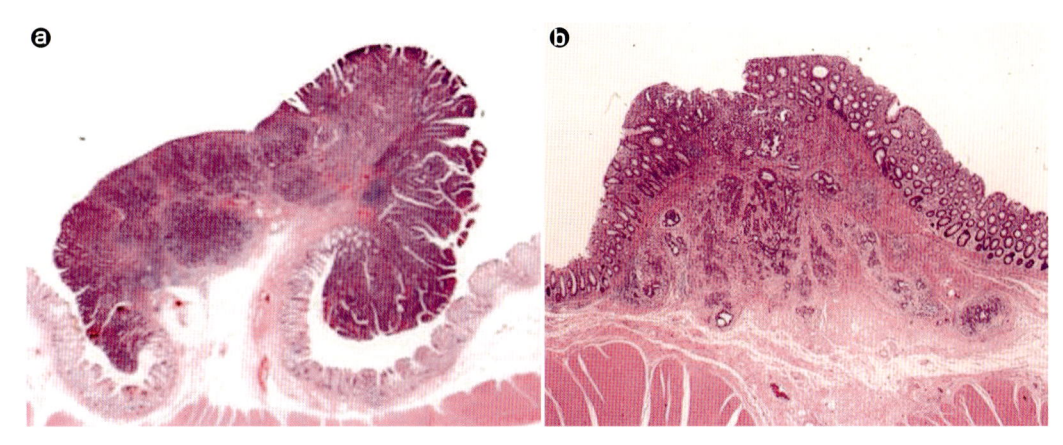

図2　大腸癌の増殖形態分類
a：polypoid growth (PG) type. 粘膜内に隆起性増殖した癌で, 周囲粘膜から明瞭な立ち上がりを示す. 大きさは30 mm大で, SMに深く浸潤している. 筋板走行は部分的に認識される.
b：non polypoid growth (NPG) type. 8 mm大の隆起性病変で, 隆起の大部分は非腫瘍粘膜で被われ, 隆起頂上の陥凹部に粘膜内癌を保存してSMに深く浸潤している. 粘膜筋板の走行を同定することは不可能である.

ことがある（図2a）.「大腸癌治療ガイドライン」では, 粘膜筋板の同定が可能なときはその下縁から測定し（図3a, b）, 粘膜筋板が完全に消失しているときは粘膜表層から測定するとされている（図4c, d）[2].

ここで問題なのは粘膜筋板の推定可能例である. 図4a, bで示した例は癌の浸潤により粘膜筋板は多くの部位で断裂している. 残存した粘膜筋板をつないでその走行を推定するが, その判定は必ずしも診断医間では一致せず, 精度管理はできない. すなわち粘膜筋板内に癌が浸潤することにより, その残存状態がさまざまで, どこが下縁かの判定は困難である. 一方, 完全断裂消失ではSM浸潤距離を粘膜表層から計測するため病理医間の違いはなく精度管理が保証される. またPG typeでは粘膜内に隆起した癌が残存している例が多く, 粘膜筋板走行の推定が困難と判定すると表層から計測され粘膜内癌部の厚さを含めた計測になる（図4a, b）. このことはNPG typeでも起こる. すなわち粘膜内癌が保存された粘膜筋板完全消失SM浸潤距離は真のSM浸潤距離よりも深くなる矛盾が生じる. その場合粘膜病変を除外したSM浸潤距離測定が必要である. 粘膜病変の判定は癌腺管が表層から深部に向かって単純に下行していることや, その周囲間質には形質細胞を主体とする軽度の細胞浸潤や小型で紡錘形の間質細胞の存在, 毛細血管のみで厚い壁構造を有した血管がないことを参考にすることにより可能である. しかし, びらんなどにより間質線維増生が目立つとその判定が困難である. また経験豊富な病理医では粘膜内病変保存の判定は可能であるが, 一般病理医ではその判定に確実性はなく, 同じ病理医, あるいは病理医間での精度管理もできない.

以上のように粘膜筋板走行が推定可能で粘膜病変が残存したSM浸潤距離測定には不確実性と精度管理上の大きな問題が残されている.

Ⅳ. PGとNPG typeのSM浸潤距離とリンパ節転移

PG typeのSM浸潤距離は粘膜筋板がほぼ確認できるときはその測定が可能であるが, 筋板が錯綜することが多くその基準線を決めることが困難である. またその基準線が決められても, 脈管侵襲がなければ2,000 μm未満までリンパ節転移はみられず, 最小値2,000 μmでリ

粘膜筋板走行同定可能

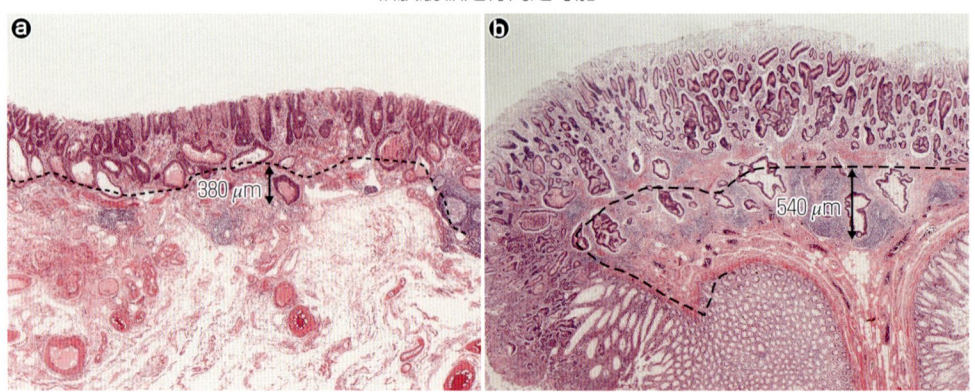

図3 SM浸潤癌における粘膜筋板走行状態（点線）
a：粘膜筋板の走行がほぼ完全に確認できる．SM浸潤の深さは380 μmである．
b：粘膜筋板はわずかに途切れているが，その連続性をほぼ認識できSM浸潤の深さは540 μmとされる．

粘膜筋板同定不可能

図4 SM浸潤癌における粘膜筋板走行状態（点線）
a：粘膜筋板は途切れ断片化し不明瞭である．
b：デスミン抗体での免疫染色を参考にして粘膜筋板下端からSM浸潤の深さは950 μm（a）とされる．またその認識が困難あるいは筋板の下端である基準線の判断が困難とするとa＋bで1,750 μmとされる．しかしbは粘膜内癌の厚みを表している．
c, d：粘膜筋板は完全に破壊消失し，SM浸潤癌が表層に露出している．SM浸潤の深さは表層から測定して2,540 μmである．

表3
Polypoid growth（PG）type 大腸 SM 癌の浸潤距離とリンパ節転移

	LNM（＋） (n＝15)	LNM（－） (n＝151)
粘膜筋板下端から測定 　最小値　2,000 μm		
＜1,000 μm	0（　0 %）	18（11.9 %）
＜2,000 μm	0（　0 %）	10（ 6.6 %）
≧2,000 μm	15（100 %）	123（81.5 %）

Non polypoid growth（NPG）type 大腸 SM 癌の浸潤距離とリンパ節転移

	LNM（＋） (n＝31)	LNM（－） (n＝136)
粘膜筋板下端から測定 　最小値　900 μm		
＜1,000 μm	1（ 3.2 %）	18（13.2 %）
＜2,000 μm	4（12.9 %）	16（11.8 %）
≧2,000 μm	26（83.9 %）	102（75.0 %）

LNM；lymph node metastasis

ンパ節転移がみられた[6]．これに対して脈管侵襲陰性でも NPG type では 1,000 μm 未満でも頻度は低いが 3.2 % にリンパ節転移がみられ，さらに 1,000 μm 以上 2,000 μm 未満では 13 % にリンパ節転移を認めている．このことは，PG type では粘膜病変が残存している頻度が高く，その粘膜内癌の厚さを含めて SM 浸潤距離としているためと考えられる（表3）．

V. 粘膜筋板保存と消失例におけるリンパ節転移

そこで SM 浸潤癌の粘膜内病変の厚さの影響と粘膜筋板走行推定の不確実さを除外するため，SM 浸潤癌で粘膜筋板の走行状態とリンパ節転移との関連性を検索した．粘膜筋板走行が同定可能と同定が困難あるいはまったくできない症例について，その他のリンパ節転移危険因子とともに解析した．粘膜筋板走行同定可能症例は筋板の断裂がきわめて部分的で，筋板の走行に大きな乱れがなくそれを結ぶことができるもので，これを筋板走行同定可能（A 群）とし，これに対し粘膜筋板の破片が残存していてもその多くが断裂破壊し，その走行を想定することが不確実あるいは困難なものを粘膜筋板走行同定不能（B 群）とした．

大腸 SM 浸潤癌外科切除 329 例について，肉眼型，大きさ，主たる組織，SM 浸潤距離（「大腸癌取扱い規約」による），腫瘍の粘膜内発育形式，粘膜筋板の走行状態（前述した A 群と B 群），浸潤先進部の癌細胞簇出と低分化成分，リンパ管と静脈侵襲とリンパ節転移の関係を検討した．その結果，単変量解析で腫瘍の大きさが 10 mm 以上，NPG type，主たる組織型が中・低分化腺癌，粘膜筋板走行 B 群，SM 浸潤距離 1,000 μm 以上，浸潤先進部簇出，低分化癌細胞胞巣，リンパ管侵襲，静脈侵襲がリンパ節転移因子であるが（表4），多変量解析では主たる組織型が中・低分化型腺癌，脈管侵襲陽性，癌細胞簇出のみが独立したリンパ節転移危険因子であった（表5）．すなわち多変量解析では SM 浸潤距離は独立したリンパ節転

表4 大腸SM癌の臨床病理学的因子とリンパ節転移の比較

	LN転移（＋）	LN転移（−）	単変量解析
症例	46	283	
大きさ			
≦10 mm	7	32	P＝0.0183
10 mm＜	39	251	
発育形式			
PG	15	147	P＝0.0150
NPG	31	136	
粘膜筋板の状態			
A群	1	42	P＝0.0181
B群	45	241	
SM浸潤距離 粘膜筋板下端から測定			
＜1,000 μm	1	35	P＝0.0400
1,000 μm≦	45	248	
簇出			
陽性	29	81	P＜0.0001
陰性	17	202	
5〜10/以上1視野	17	18	P＜0.0001
1〜4/1視野以下	29	265	
組織型			
高分化腺癌	23	232	P＜0.0001
中/低分化腺癌	23	51	
浸潤部組織型			
高分化腺癌	20	211	P＜0.0001
中/低分化腺癌	26	72	
リンパ管侵襲			
陽性	25	55	P＜0.0001
陰性	21	228	
静脈侵襲			
陽性	13	34	P＝0.0035
陰性	33	249	

表5 多変量解析によるリンパ節転移の危険因子

臨床病理学的因子	カテゴリー	p＝value	Odds ratio
組織型	高分化腺癌/中・低分化腺癌	0.0008	3.27
リンパ管侵襲	−/＋	0.0010	3.24
簇　出	−/＋	0.0048	2.74

表6 大腸SM癌のリンパ節転移（421例）

A群	B群	
粘膜筋板同定可能病変	粘膜筋板同定不可能病変	粘膜筋板同定不可能病変
・筋板からの浸潤距離 1,000 μm 以上 ・脈管侵襲 ・組織低分化 ・簇出高度	・表層からのSM浸潤距離 1,000 μm 以上 ・脈管侵襲 ・組織低分化 ・簇出高度	・脈管侵襲 ・組織低分化 ・簇出高度
いずれか（+） ↓ すべて（−）	いずれか（+） ↓ すべて（−）	いずれか（+） ↓ すべて（−）
High risk　Low risk 9例　　　　22例 リンパ節転移率 1/9例　　　0/22 （11％）　　（0％）	High risk　Low risk 185例　　　10例 リンパ節転移率 20/185例　　0/10 （10.8％）　　（0％）	High risk　Low risk 94例　　　104例 リンパ節転移率 16/94　　　4/104 （17.0％）　（3.8％）

（静岡がんセンター）

移危険因子とはなりえなかった．また粘膜筋板走行同定不能のB群も独立したリンパ節転移危険因子ではないとの結果であった[6]．

これに基づき静岡がんセンターで治療された大腸SM癌421例について粘膜筋板走行状態をA群とB群に大別し，現在リンパ節転移因子とされているSM浸潤距離1,000 μm 以上（現行の測定方法による），脈管侵襲，癌細胞簇出，低分化成分どれか一つの因子でもあるものがhigh risk，いずれの因子も認めないものを low risk としてリンパ節転移頻度を検索した．

A群でSM浸潤距離を含めたリンパ節転移危険因子がない low risk ではリンパ節転移はなく，いずれかの因子がある high risk は転移が11％（1/9）である．またB群すなわち粘膜筋板同定不可能群では high risk でリンパ節転移が10.8％（20/185）にみられ，low risk ではリンパ節転移はみられない（0/10）．これに対し，B群でSM浸潤距離1,000 μm を除外し，残りの転移危険因子のいずれかを認めるときはリンパ節転移が17％（16/94）で，いずれの危険因子もない例でもリンパ節転移を3.8％（4/104）に認めた．すなわちSM浸潤距離を測定することなく，粘膜筋板が消失したB群では脈管侵襲，低分化成分あるいは簇出の有無を考慮することによりリンパ節転移危険症例を判定できうる可能性がある（表6）．

VI. 有茎性病変のSM浸潤とリンパ節転移

有茎性病変では粘膜筋板がきわめて複雑に錯綜しSM浸潤距離測定はより困難である．したがって Haggitt 分類に基づいてSM浸潤を判定している[2]．これは腫瘍部である頭部の下端線〔Haggitt line[12]〕を基準としてそれ以内に癌浸潤がとどまるか，その下端線を越えた浸潤を認めるかを判断し，前者を head invasion（図5a），後者を stalk invasion（図5b）とする．Matsuda らの報告では head invasion ではリンパ節転移はなく（0/101），治療は内視鏡的切除のみでよく stalk invasion では6.2％（8/129）にリンパ節転移を認め追加切除が必要であるとされた[13]．

有茎性病変のほとんどは PG type であるが，まれに NPG type の有茎性病変を認める．これは Ip＋IIc とされることもある．これは隆起の頂上にSMに浸潤した癌により陥凹性

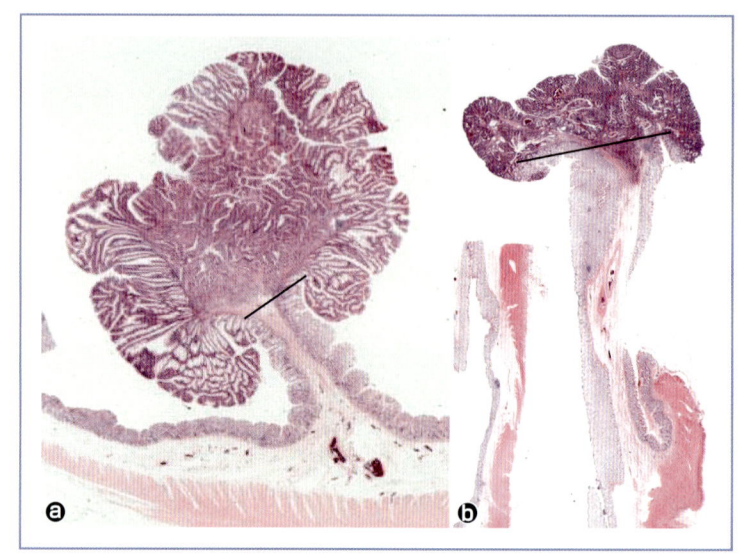

図5 PG type，有茎性病変のSM浸潤の深さ判定
a：粘膜内に隆起した腺腫内癌で中央部にある癌はSM浸潤をきたしている．しかし辺縁で立ち上がる粘膜病変の両端を結んだ基準線の上方に癌浸潤はとどまっている（Modified Haggitt level 1）．
b：基準線より下方の茎部内に癌が浸潤している（Modified Haggitt level 2）．

病変を形成したもので，粘膜筋板がほぼ消失している．また非腫瘍粘膜が隆起頂部まで被っている．この場合はHaggitt lineがなく，粘膜筋板同定不可能の無茎性病変と同じくSM浸潤距離は表層から測定するか粘膜筋板同定不能とされる（図6）．

Ⅶ．今後の展望

大腸SM浸潤癌の治療はSM浸潤距離1,000 μm以上，低分化腺癌，脈管侵襲陽性，簇出高度のいずれかを認めると追加外科切除が必要とされている．

しかし以上述べたようにSM浸潤距離を基準とした現行のガイドラインに癌細胞簇出の有無を組み合わせることにより，今よりは精度の高いリンパ節転移を予測できる可能性がある．しかしSM浸潤距離測定は病理医間での精度維持ができず，さらに症例によっては粘膜内癌部を含めた浸潤距離測定値を得ることがあり，必ずしも正確なSM浸潤距離を得ることができない．一方，SM浸潤距離に関係なく粘膜筋

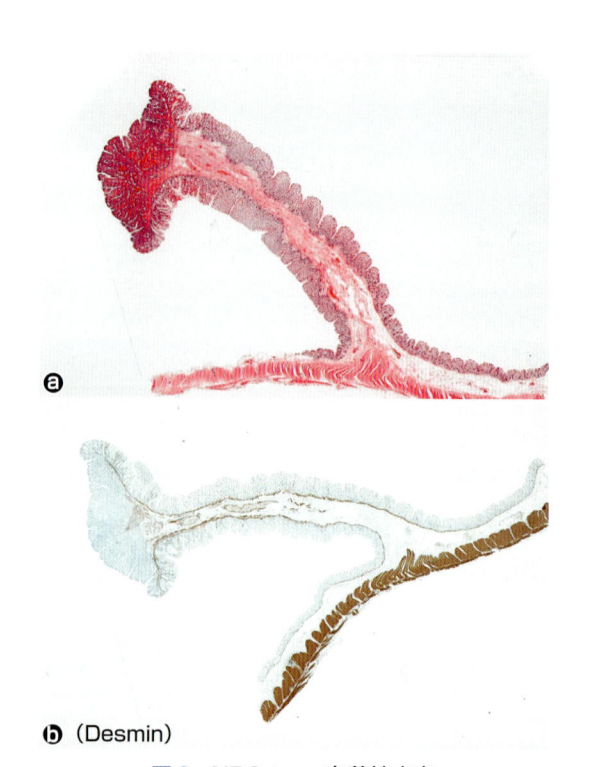

図6 NPG type 有茎性病変
a：頭部に限局した癌はSM浸潤をきたしている．辺縁粘膜は開大し，SM浸潤癌が表層に露出した癌である．
b：デスミン抗体による免疫染色で粘膜筋板同定不能である．

板同定不能群で脈管侵襲，低分化成分，簇出を考慮することでリンパ節転移危険症例の判定ができうる．この場合は診断基準の標準化，かつ精度管理とその維持が可能となる．癌医療の均霑化のためには不確実な要素を除き，診断と判定に確実性かつ精度管理可能な方法での治療選択基準が必要である．

さらなる多施設，多数例でより精度の高いリンパ節転移予測の検討，およびリンパ節転移危険因子の重みづけと各因子のスコア化とその加算によるgrade分類を考慮する必要がある．

文　献

1) 大腸癌研究会　編：大腸癌治療ガイドライン医師用2014年版．2014，金原出版，東京
2) 大腸癌研究会　編：大腸癌取扱い規約（第8版）．2013，金原出版，東京
3) Kitajima K, Fujimori T, Fujii S, et al：Correlations between lymph node metastasis and depth of submucosal invasion in submucosal invasive colorectal carcinoma：a Japanese collaborative study. J Gastroenterol　2004；39：534-543
4) Ueno H, Mochizuki H, Hashiguchi Y, et al：Risk factors for an adverse outcome in early invasive colorectal carcinoma. Gastroenterology 2004；127：385-394
5) Tominaga K, Nakanishi Y, Nimura S, et al：Predictive histopathologic factors for lymph node metastasis in patients with nonpedunculated submucosal invasive colorectal carcinoma. Dis Colon Rectum　2005；48：92-100
6) Tateishi Y, Nakanishi Y, Taniguchi H, et al：Pathological prognostic factors predicting lymph node metastasis in submucosal invasive（T1）colorectal carcinoma. Mod Pathol 2010；23：1068-1072
7) Egashira Y, Yoshida T, Hirata I, et al：Analysis of pathological risk factors for lymph node metastasis of submucosal invasive colon cancer. Mod Pathol　2004；17：503-511
8) Ogawa T, Yoshida T, Tsuruta T, et al：Tumor budding is predictive of lymphatic involvement and lymph node metastasis in submucosal invasive colorectal adenocarcinomas and in non-polypoid compared with polypoid growths. Scand J Gastroenterol　2009；44：605-614
9) Kawachi H, Eishi Y, Ueno H, et al：A three-tier classification system based on the depth of submucosal invasion and budding/sprouting can improve the treatment strategy for T1 colorectal cancer：a retrospective multicenter study. Mod Pathol　2015；28：872-879
10) Shimoda T, Ikegami M, Fujisaki J, et al：Early colorectal carcinoma with special reference to its development de novo. Cancer　1989；64：1138-1146
11) Kurisu Y, Shimoda T, Ochiai A, et al：Histologic and immunohistochemical analysis of early submucosal invasive carcinoma of the colon and rectum. Pathol Int　1999；49：608-616
12) Haggitt RC, Glotzbach RE, Soffer EE, et al：Prognostic factors in colorectal carcinomas arising in adenomas：implications for lesions removed by endoscopic polypectomy. Gastroenterology　1985；89：328-336
13) Matsuda T, Fukuzawa M, Uraoka T, et al：Risk of lymph node metastasis in patients with pedunculated type early invasive colorectal cancer：a retrospective multicenter study. Cancer Sci　2011；102：1693-1697

（下田忠和）

Q9 DISCARD policy は日本で実現可能か？

A 現時点では，5mm 以下の病変に対して Expert が NBI で High confidence で良性病変と診断できた場合に施行するのであれば導入可能と考えられる．SM 癌を正確に診断できる expert でなければ，SM 癌を discard する risk があり，まず 3mm 以下の病変に限定して導入することが望ましい

　日本と異なり色素内視鏡や拡大内視鏡が普及していない海外では，通常白色光による腫瘍・非腫瘍の診断精度は 59〜84％と高くなく，限界があった[1]．そのためすべてのポリープは，内視鏡診断が何であろうとも病理診断による裏づけが必要と認識されている．海外の内視鏡医でも，NBI（非拡大）+ High confidence（HC：90％以上診断に自信がある）症例限定という二つの武器を用いることで，腫瘍・非腫瘍診断の正診率は 90％を超えることが英国や米国の academic center から 2009 年に報告された．それゆえ NBI による内視鏡診断は HC であれば病理診断と同等レベルであり，病理診断を省略できるかもしれないという構想が，病理医不足が深刻化してきている英国から生まれてきた[1,2]．つまり NBI による内視鏡診断で腫瘍・非腫瘍が HC で診断できた病変は，診断精度が高いため病理診断が不要であり，具体的には，① 内視鏡で腺腫と HC で診断した場合は，腺腫を切除した後回収せず，大腸内に "ポイ捨て（discard）" する RESECT-AND-DISCARD，② 非腫瘍と HC で診断した場合は，生検・切除しない DIAGNOSE-AND-LEAVE，③ 内視鏡診断が Low confidence（LC）であれば，診断精度が低いため従来どおり切除後病理に検体を提出する RESECT-AND-SUBMIT という strategy が提唱され始めたのである（表）．

　2011 年 American Society of Gastrointestinal Endoscopy（ASGE）から，大腸内視鏡中の 5mm 以下のポリープに対する内視鏡診断基準

表 Strategy with confidence level for saving formal pathology

Strategy	内視鏡診断	自信度	利点	問題点
① RESECT AND DISCARD	腫瘍	HC（病理診断不要）	病理診断コストおよび労力の削減	癌を捨てる risk　腺腫の数が不正確で検査間隔が決められない
② DIAGNOSE AND LEAVE	非腫瘍	HC（病理診断不要）	不必要な生検・切除の減少	腺腫を大腸内に残す risk
③ RESECT AND SUBMIT	腫瘍/非腫瘍	LC（病理診断必要）	なし（通常診断方法）	病理診断コストおよび労力がかかる

Clinical issue 1

内視鏡診断だけで計算した検査間隔は
病理診断で計算する通常の検査間隔と一致するのか？

　→ ＞90% agreement が必要

Clinical issue 2

直腸とS状結腸にある5mm以下のポリープの腫瘍/非腫瘍診断精度は？

　→ ≥90% negative predictive value（NPV）が必要*

*NPV≥90%は，大腸内に腺腫を残す確率＜10%と同義

図 PIVI on real-time endoscopic assessment of the histology of diminutive colorectal polyps 〔文献3）に基づく〕

〔Preservation and Incorporation of Valuable endoscopic Innovations（PIVI）on real-time endoscopic assessment of the histology of diminutive colorectal polyps〕が公表され，5mm以下のポリープに対する病理診断省略の問題点と許容基準が，詳細な文献レビューによる理論構築とともに記されている（図）[3]．さらに2015年にはASGEからNBI，FICE，i-SCANの文献をpoolしたデータを用いて各モダリティーがPIVI許容基準を満たすかの詳細な検討が報告された．その結果，現時点では癌の頻度がまれである5mm以下のポリープに対してExpertがNBI診断でHC症例に限定してRESECT AND DISCARD strategyを臨床適応させるのが望ましいと結論づけている[4]．また5mm以下のSM癌はきわめて頻度は少ないが存在し，discardしてしまう危険性も指摘されている．微小ポリープを腺腫と決めつけず，拡大観察を行い正確に診断しSM癌を見逃さないようにすることが肝要である．Hottaらの報告では，5mm以下の大腸腫瘍1,358例中SM癌は7例（0.5%）であり，すべて4mm以上であった[5]．SM癌をdiscardするriskを考慮するとSM癌を正確に診断できるexpertでなければ，RESECT AND DISCARD strategyは，まず3mm以下の病変に限定して導入することがより望ましいだろう．

文献

1) Ignjatovic A, East JE, Suzuki N, et al：Optical diagnosis of small colorectal polyps at routine colonoscopy（Detect InSpect ChAracterise Resect and Discard；DISCARD trial）：a prospective cohort study. Lancet Oncol 2009；10：1171-1178
2) Rex DK：Narrow-band imaging without optical magnification for histologic analysis of colorectal polyps. Gastroenterology 2009；136：1174-1181
3) Rex DK, Kahi C, O'Brien M, et al：The American Society for Gastrointestinal Endoscopy PIVI（Preservation and Incorporation of Valuable Endoscopic Innovations）on real-time endoscopic assessment of the histology of diminutive colorectal polyps. Gastrointest Endosc 2011；73：419-422
4) ASGE Technology Committee, Abu Dayyeh BK, Thosani N, et al：ASGE Technology Committee systematic review and meta-analysis assessing the ASGE PIVI thresholds for adopting real-time endoscopic assessment of the histology of diminutive colorectal polyps. Gastrointest Endosc 2015；81：502. e1-502
5) Hotta K, Imai K, Yamaguchi Y, et al：Diminutive submucosally invasive cancers of the colon and rectum. Endoscopy 2015；47：E2-3

〔岩舘峰雄，佐野　寧，藤盛孝博〕

4 抗血栓薬内服者の取り扱い

Essence

- 抗血栓薬内服者の内視鏡治療は，後出血，血栓症のリスクがあるため慎重に適応を判断し，十分なインフォームドコンセントを行う．
- 血栓症のリスクを避けたい場合，アスピリン，シロスタゾールは継続のまま行う．チエノピリジンは5〜7日間休薬し，アスピリンかシロスタゾールに置換して継続する．
- 抗凝固薬内服者にはヘパリン置換を行うが後出血が多い．ワルファリンの治療域での継続やcold polypectomyなども検討する．

はじめに

日本消化器内視鏡学会の抗血栓薬服用者に対するガイドラインでは，大腸ポリープの内視鏡治療は出血高危険手技に属する[1]．従来は出血性合併症を予防するため抗血栓薬は比較的長い休薬期間であったが，抗血栓薬休薬による血栓症の危険性が明らかになり，2012年のガイドライン[1]では，休薬リスクが高い場合，アスピリンやシロスタゾールは継続可能となった．本稿では，抗血栓薬内服者に対して大腸ポリープの内視鏡治療を行う際の具体的な対応について概説する．

I. 抗血栓薬内服者に対する内視鏡検査，処置のガイドライン

1999年の「消化器内視鏡ガイドライン」[2]，2003年の「大腸内視鏡検査の偶発症防止のための指針」[3]では，抗血小板薬は，出血予防の観点から薬剤の半減期と血小板の寿命を考慮した7〜10日間の事前休薬と3〜5日後の再開とされ合計で7〜15日間の長い休薬期間であった．2005年の指針[4]では，抗血小板薬を投与して出血時間，出血量を測定した報告[5]を参考に，アスピリン3日間，チエノピリジン5日間と休薬期間は大幅に短縮された．しかし，関連他学会のガイドラインと整合性がなく普及していない．休薬ハイリスクである2剤併用の休薬期間が7日間であるなどの課題があった．

低用量アスピリン（low dose aspirin；LDA）内服者の休薬により脳梗塞のリスクが3.4倍高くなるとの報告や[6]，LDA内服者の消化管出血に対して内視鏡的止血後に速やかに再開した群とプラセボ群で比較したRCT（randomized controlled trial）の結果，後者で死亡率が有意

MEMO
関連他学会との連携
抗血栓薬の取り扱いは，日本循環器病学会，日本脳卒中学会など抗血栓薬を処方する科のガイドラインも作成されており，整合性が重要となる．2012年のガイドラインでは関連他学会にも参加いただくことにより，関連他学会のガイドラインも内視鏡学会のガイドラインと同様の内容に改訂された．

に高いことが示され[7],血栓症の予防に配慮したガイドラインが作成された[1].内視鏡手技は出血危険度別に分類され(表1),休薬による血栓症の高危険群(表2),休薬期間(表3)については関連学会と連携して作成された.

II．大腸ポリープの内視鏡治療における具体的な休薬方法

1．抗血小板薬

休薬が可能な場合,アスピリンは3〜5日間の休薬をするが,休薬可否の判断は難しい場合も多い.抗血栓薬の処方医から確実な休薬許可がない場合は継続で処置を行う.著者らは2010年に消化器内科と抗血栓薬を処方する関連各科,開業医が集まり休薬基準,札幌コンセンサスを作成した[8].開業医からは専門施設からの依頼による処方では休薬判断が難しいことが報告され,脳血管障害や循環器の専門医からは,安全な休薬はなく,内視鏡治療の必要性に応じて可能な限り短い休薬期間と脱水予防など全身管理が重要であることが示された.アスピリン休薬後の脳梗塞は休薬10日以内が70%を占めており[6],術前術後で7〜10日以上の休薬は避けるべきである.

チエノピリジン(チクロピジン,クロピドグレル)は5〜7日間休薬するか,5〜7日前からアスピリンやシロスタゾールに置換し継続のまま処置を行う.その他の抗血小板作用をもつ薬剤は当日のみ休薬で行う.プラスグレルはガイドラインに記載がなく,欧州内視鏡学会のガイドラインに基づき7日間の休薬かアスピリン置換を行う[9].再開時期については「内視鏡的に止血が確認出来た時点」とあるが具体的な記載

表1　内視鏡手技の出血リスク

1. 通常消化器内視鏡
    - 上部消化管内視鏡(経鼻内視鏡を含む)
    - 下部消化管内視鏡
    - 超音波内視鏡
    - カプセル内視鏡
    - 内視鏡的逆行性膵胆管造影
2. 内視鏡的粘膜生検(超音波内視鏡下穿刺吸引術を除く)
3. 出血低危険度の消化器内視鏡
    - バルーン内視鏡
    - マーキング(クリップ,高周波,点墨,など)
    - 消化管,膵管,胆管ステント留置法(事前の切開手技を伴わない)
    - 内視鏡的乳頭バルーン拡張術
4. 出血高危険度の消化器内視鏡
    - ポリペクトミー(ポリープ切除術)
    - 内視鏡的粘膜切除術
    - 内視鏡的粘膜下層剝離術
    - 内視鏡的乳頭括約筋切開術
    - 内視鏡的十二指腸乳頭切除術
    - 超音波内視鏡下穿刺吸引術
    - 経皮内視鏡的胃瘻造設術
    - 内視鏡的食道・胃静脈瘤治療
    - 内視鏡的消化管拡張術
    - 内視鏡的粘膜焼灼術
    - その他

〔藤本一眞,他:Gastroenterol Endosc　2012;54:2073-2102[1],表3より引用〕

表2 休薬による血栓症の高危険群

〈抗血小板薬関連〉
・冠動脈ステント留置後2カ月
・冠動脈薬剤溶出性ステント留置後12カ月
・脳血行再建術（頸動脈内膜剝離術，ステント留置）後2カ月
・主幹動脈に50％以上の狭窄を伴う脳梗塞または一過性脳虚血発作
・最近発症した虚血性脳卒中または一過性脳虚血発作
・閉塞性動脈硬化症でFontaine 3度（安静時疼痛）以上
・頸動脈超音波検査，頭頸部磁気共鳴血管画像で休薬の危険が高いと判断される所見を有する場合

〈抗凝固薬関連*〉
・心原性脳塞栓症の既往
・弁膜症を合併する心房細動
・弁膜症を合併していないが脳卒中高リスクの心房細動
・僧帽弁の機械弁置換術後
・機械弁置換術後の血栓塞栓症の既往
・人工弁設置
・抗リン脂質抗体症候群
・深部静脈血栓症・肺塞栓症

*ワルファリン等抗凝固薬療法中の休薬に伴う血栓・塞栓症のリスクは様々であるが，一度発症すると重篤であることが多いことから，抗凝固薬療法中の症例は全例，高危険群として対応することが望ましい．

〔藤本一眞，他：Gastroenterol Endosc 2012；54：2073-2102[1]，表6より引用〕

表3 抗血栓薬の内視鏡検査，処置における休薬期間

【抗血小板薬・抗凝固薬の休薬：単独投与の場合】
投薬の変更は内視鏡に伴う一時的なものにとどめる．

単独投与 \ 内視鏡検査	観察	生検	出血低危険度	出血高危険度
アスピリン	◎	○	○	○ ／ 3～5日休薬
チエノピリジン	◎	○	○	ASA，CLZ置換 ／5～7日休薬
チエノピリジン以外の抗血小板薬	◎	○	○	1日休薬
ワルファリン	◎	○ 治療域	○ 治療域	ヘパリン置換
ダビガトラン	◎	○	○	ヘパリン置換

◎：休薬不要，○：休薬不要で可能，／：または，ASA：アスピリン，CLZ：シロスタゾール

〔藤本一眞，他：Gastroenterol Endosc 2012；54：2073-2102[1]，フローチャートより引用〕

がない．札幌コンセンサス[8]では欧州のガイドライン[9]と同様に翌日，遅くとも2日後に再開としている．

2. 抗凝固薬

抗凝固薬はワルファリンとその他の経口抗凝固薬（direct oral anticoagulant；DOAC）に大きく分けられる．一般に抗凝固薬は抗血小板薬に比較して出血リスクおよび中止した際の血栓症リスクが高く，いっそうの注意が必要である．ワルファリン休薬では死亡を含む重篤な血栓症が1%前後起こる[10]．

大腸ポリープの内視鏡治療ではいずれの薬剤もヘパリン置換を行うが，出血率が高いことが問題となっている[11]．ペースメーカー留置の際の出血をワルファリン継続，中止，ヘパリン置換で比較した研究では，ヘパリン置換で有意に出血が多く，ワルファリン継続では出血が有意に増加しないことが報告された（図）[12]．また，最近周術期のワルファリン休薬におけるヘパリン置換とプラセボによるRCTが報告され，プラセボ群は血栓症リスクは非劣性が示され，出血はヘパリン置換で有意に多いことが報告された[13]．改訂後の札幌コンセンサスでは，ワルファリンは治療域（PT-INR＜2.6）にコントロールして継続のまま内視鏡治療可能とした（表4）．DOACについては服薬後の効果発現が早く，休薬後の効果消失も早いことが特徴であり，出血，血栓症ともに注意を要する[14]．24〜48時間の事前休薬，翌日再開が現在の米国の基準であるが[14]，われわれは札幌コンセンサスIIとして関連各科の専門医と検討し，前日夜に服薬，翌日午後に内視鏡処置を行い，翌朝に再開する方向で検討を行っている．

3. 多剤併用

抗血栓薬の多剤併用は冠動脈に対する薬剤溶出性ステント（drug eluting stent；DES）挿入後など休薬による重篤な血栓症の危険を伴う場合が多く，休薬可能になるまで内視鏡治療は延期することが望ましい[1]．治療の必要性が高く処方科が単剤の休薬が可能と判断した場合はチエノピリジンを5日間休薬し，アスピリンは継続して内視鏡治療を行う．十分な補液など血栓症予防に配慮し，クリップなど出血予防も積極的に行う．一方，脳梗塞，狭心症，閉塞性動脈硬化症（ASO）など各疾患で別々に処方された結果，多剤を服用している場合もある．このような場合はLDAのみ継続で行うことも検討する．抗凝固薬と抗血小板薬の併用では各々の休薬基準で行うが，出血には十分注意を要する．

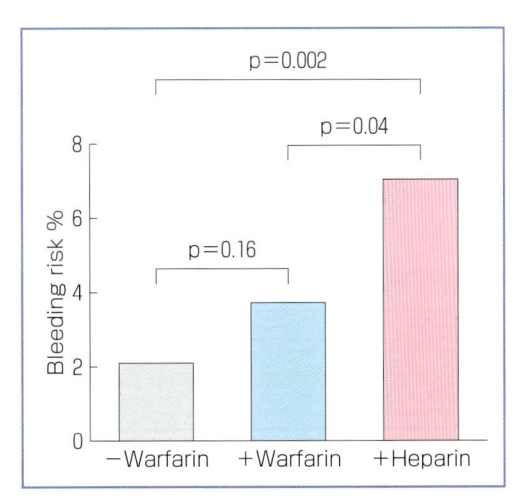

図 ヘパリン置換，ワルファリン継続，ワルファリン休薬のRCT

〔Li HK, et al：PACE 2011；34：868-874[12]より引用〕

MEMO

DOAC（新規の経口抗凝固薬）

トロンビン阻害薬（ダビガトラン），Xa阻害薬（リバーロキサバン，アピキサバン，エドキサバン）がある．適応疾患が限られるがモニタリングや食事制限が不要で内服者は増加している．効果発現，消失の時間が短く出血や休薬による血栓症に注意を要する．

表4 札幌コンセンサスにおける休薬基準

		疾患リスク	事前休薬期間 生検など	事前休薬期間 治療	再開時期 生検など	再開時期 治療
抗血小板薬	アスピリン	通常	3日間 当日でも可	3日間	翌日	止血確認後／2日後再開
		ハイリスク	当日	3日間＋シロスタゾール置換またはASA継続		
	クロピドグレル チクロピジン プラスグレル	通常	5日間 当日でも可	5日間		
		ハイリスク	当日	5日間＋シロスタゾール／ASA置換		
	シロスタゾール その他のAP	すべて		当日		
抗凝固薬	ダビガトラン などのNOAC	通常	当日	1日（24時間）／高齢者，腎機能障害では2日		
		ハイリスク		2日＋ヘパリン置換		
	ワルファリン	通常	治療域 (INR＜2.6) 休薬不要	3日間／INR＜2.6当日のみ	翌日	
		ハイリスク		3日間＋ヘパリン置換	当日夜／翌日ワルファリン＋ヘパリン再開	

＊日本消化器内視鏡学会ガイドライン（2012年）による休薬も許容する．
ASA：アスピリン，AP：抗血小板薬，NOAC：新規経口抗凝固薬

〔間部克裕：消化器の臨床 16（2）；208-212，2013 より一部改変〕

表5 札幌コンセンサスにおける後出血

手技別出血率	抗血栓薬服用者	対照	95% C.I	p値
上部内視鏡	0/2,678 0%	1/20,230 0.005%	2.518 0.102-61.862	p＝0.233
下部内視鏡	0/1,250 0%	1/8,726 0.012%	2.326 0.095-57.17	p＝0.258
胃食道 EMR/ESD	5/125 4%	26/315 8.25%	0.463 0.174-1.235	p＝0.148
大腸 EMR/ESD	34/704 4.83%	34/2,115 1.61%	3.106 1.915-5.037	p＜0.001

（著者作成）

Ⅲ．出血予防対策

アスピリン，非ステロイド性抗炎症薬（NSAIDs）内服者に対する大腸ポリープの内視鏡治療における後出血はそれぞれ3.2％，3.0％で有意な増加はなく，休薬は不要であると報告されている[15]．札幌コンセンサスの前向きコホート検討では，その他の手技では有意差がなかったが，大腸の治療内視鏡では4.83％と1.61％と有意に抗血栓薬内服者で出血が多く認

められた（表5）．後出血の時期は18％が1週間目以降の晩期出血であり，出血リスクを考慮した対応が必要である．

ポリープ切除後のクリップは通常リスクであれば有意な出血予防効果がないことが示されているが[16),17)]，抗血栓薬内服者など出血ハイリスク症例については後出血予防効果があり[18)]，出血予防として行うことが望ましい．

また，抗凝固薬内服者に対して高周波装置を用いずに切除するcold polypectomyと従来のEMRで後出血率を比較したRCTでは前者で後出血が有意に少ない結果が得られており[19)]，抗血栓薬内服者に対する戦略の一つとして期待される．

おわりに

抗血栓薬内服者に対する大腸ポリープの内視鏡治療は，休薬リスク，出血リスクを考慮し，治療を要する病変が対象となる．一方，これまで経過観察とされていた小ポリープも切除して経過観察することが大腸癌の予防になることが示された[20)]．Cold polypectomyについて今後多数例での検証が期待される．また，出血率の高いヘパリン置換に変わる対応とDOACに対する対応が急務である．抗血栓薬内服者に対する内視鏡治療は，十分なエビデンスに基づくガイドラインではなく，症例ごとに治療の必要性と出血，血栓症リスクを検討し，十分なインフォームドコンセントの下で行うことが必要である．

文献

1) 藤本一眞，藤城光弘，加藤元嗣，他：抗血栓薬服用者に対する消化器内視鏡診療ガイドライン．Gastroenterol Endosc 2012；54：2073-2102
2) 日本消化器内視鏡学会 監，日本消化器内視鏡学会卒後教育委員会 責任編集：消化器内視鏡ガイドライン（第1版）．1999，医学書院，東京
3) 金子榮藏，棟方昭博，岩男 泰，他：大腸内視鏡検査の偶発症防止のための指針．Gastroenterol Endosc 2003；45：1939-1945
4) 小越和栄，金子榮藏，多田正大，他：内視鏡治療時の抗凝固薬，抗血小板薬使用に関する指針．Gastroenterol Endosc 2005；47：2691-2695
5) Komatsu T, Tamai Y, Takami H, et al：Study for determination of the optimal cessation period of therapy with anti-platelet agents prior to invasive endoscopic procedure. J Gastroenterol 2005；40：698-709
6) Maulaz AB, Bezerra DC, Michel P, et al：Effect of discontinuing aspirin therapy on the risk of brain ischemic stroke. Arch Neurol 2005；62：1217-1220
7) Sung JJ, Lau JY, Ching JY, et al：Continuation of low-dose aspirin therapy in peptic ulcer bleeding：a randomized trial. Ann Intern Med 2010；152：1-9
8) 間部克裕，平山眞章，加藤元嗣：内視鏡治療における抗凝固薬，抗血小板薬の休薬方法．Gastroenterol Endosc 2010；52：2976-2984
9) Boustière C, Veitch A, Vanbiervliet G, et al：Endoscopy and antiplatelet agents. European Society of Gastrointestinal Endoscopy (ESGE) Guideline. Endoscopy 2011；43：445-458
10) Garcia DA, Regan S, Henault LE, et al：Risk of thromboembolism with short-term interruption of warfarin therapy. Arch Intern Med 2008；168：63-69
11) Yoshio T, Nishida T, Kawai N, et al：Gastric ESD under heparin replacement at high-risk patients of thromboembolism is technically feasible but has a high risk of delayed bleeding：Osaka University ESD study group. Gastroenterol Res Pract 2013；2013：365830
12) Li HK, Chen FC, Rea RF, et al：No increased bleeding events with continuation of oral anticoagulation therapy for patients undergoing cardiac device procedure. PACE 2011；34：868-874
13) Douketis JD, Spyropoulos AC, Kaatz S, et al：BRIDGE Investigators：Perioperative bridging anticoagulation in patients with atrial fibrillation. N Engl J Med 2015；373：

823-833

14) Desai J, Granger CB, Weitz JI, et al：Novel oral anticoagulants in gastroenterology practice. Gastrointest Endosc　2013；78：227-239

15) Manocha, D, Singh, M, Mehta N, et al：Bleeding risk after invasive procedures in aspirin/NSAID users：polypectomy study in veterans. Am J Med　2012；125：1222-1227

16) Shioji K, Suzuki Y, Kobayashi M, et al：Prophylactic clip application does not decrease delayed bleeding after colonoscopic polypectomy. Gastrointest Endosc　2003；57：691-694

17) Feagins LA, Nguyen AD, Iqbal R, et al：The prophylactic placement of hemoclips to prevent delayed post-polypectomy bleeding：an unnecessary practice? A case control study. Dig Dis Sci　2014；59：823-828

18) Katsinelos P, Fasoulas K, Chatzimavroudis G, et al：Prophylactic clip application before endoscopic resection of large pedunculated colorectal polyps in patients receiving anticoagulation or antiplatelet medications. Surg Laparosc Endosc Percutan Tech　2012；22：e254-e258

19) Horiuchi A, Nakayama Y, Kajiyama M, et al：Removal of small colorectal polyps in anticoagulated patients：a prospective randomized comparison of cold snare and conventional polypectomy. Gastrointest Endosc　2013；79：417-423

20) Winawer SJ, Zauber AG, O'Brien MJ, et al：Randomized comparison of surveillance intervals after colonoscopic removal of newly diagnosed adenomatous polyps. The National Polyp Study Workgroup. N Engl J Med　1993；328：901-906

〔間部克裕，加藤元嗣，坂本直哉〕

Q10 抗凝固療法継続中の患者に対する内視鏡的摘除は可能か？

A 腫瘍径 10 mm 以下のポリープに対して cold snare polypectomy は，遅発性出血のリスクが低く安全に摘除可能である

当施設において 2008 年から cold snare polypectomy（CSP）を実施するようになってから，この手技が従来法に比べて遅発性出血の発生が少ないと感じた．Shioji ら[1] は，通常の大腸 polypectomy 時における予防的クリッピングには遅発性出血を防ぐ効果がないと報告した．著者は，polypectomy 時の高周波電流による熱傷が粘膜下層の血管を傷害することから遅発性出血が起こると考えた（図1）．逆に，高周波電流を使用せずに熱傷を生じない CSP では，粘膜下層を傷害しないために遅発性出血をきたすことが少ないと推測した．

そこでわれわれは，CSP における遅発性出血リスクの低さを証明するため，通常の大腸 polypectomy と CSP における遅発性出血の発生率を直接比較する無作為化比較試験を実施し

たいと考えた．しかし，もともと発生率の低い（1％以下）遅発性出血に関する比較試験を行うには数千〜1 万人規模の症例を集める必要があるために断念した．ワルファリン内服継続例に対する通常の polypectomy では約 20％の症例に遅発性出血が起こるとの報告に基づいて[2]，ワルファリン内服継続中の大腸ポリープ保有者を，通常の大腸 polypectomy を受ける群（通常群）と CSP を受ける群（CSP 群）に分けて比較した．その結果，平均内視鏡治療時間は，通常群 26 分に対し CSP 群は 16 分で有意に短く，治療中の出血は，通常群の 8 例（23％）に対し CSP 群は 2 例（5.7％）で有意に少なかった．さらに遅発性出血は，通常群で 5 例（14％）発生したのに対し CSP 群ではまったく発生しなかった（表）[3]．また，切除表面に対

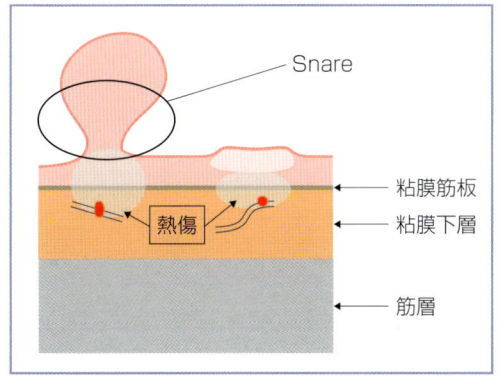

図1 通常の大腸ポリペクトミーによる遅発性出血発生の仮説
高周波切開凝固装置使用による熱傷が粘膜下層の血管傷害を引き起こして遅発性出血をもたらす．

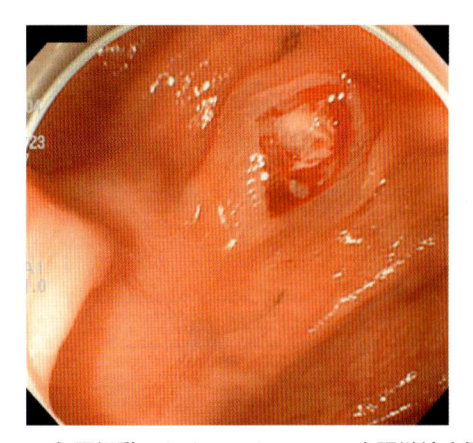

図2 心房細動のため，ワルファリン内服継続症例
大腸ポリープ切除表面に対する注水のみで予防的クリッピング未施行．

表　ワルファリン内服治療患者における cold snare polypectomy 群と通常の大腸 polypectomy 群の臨床的特徴の比較

	コールド群 (n=35)	通常群 (n=35)	p
平均年齢	67.0	67.3	0.54
男：女	25：10	24：11	0.79
平均 PT-INR	2.4	2.3	0.13
除去された大腸ポリープ総数	78	81	
平均大腸ポリープ径（mm）	6.5	6.8	0.86
完全大腸ポリープ除去率（%）	94	93	0.80
平均内視鏡治療時間（分）	16	26	<0.001
治療中出血	2 (5.7%)	8 (23%)	0.042
遅発性出血	0 (0%)	5 (14%)	0.027
粘膜下層血管障害率	16/72 (22%)	29/75 (39%)	0.023

〔Horiuchi A, et al：Gastrointest Endosc 2014；79：417-423[3] より引用〕

する注水のみで予防的クリッピングは施行する必要もなかった（図2）.

CSP は腫瘍径 10 mm 以下のポリープ摘除において，抗血栓薬継続中であっても遅発性出血のリスクが低く安全に摘除可能である思われる.

文　献

1) Shioji K, Suzuki Y, Kobayashi M, et al：Prophylactic clip application does not decrease delayed bleeding after colonoscopic polypectomy. Gastrointest Endosc　2003；57：691-694

2) Hui AJ, Wong RM, Ching JY, et al：Risk of colonoscopic polypectomy bleeding with anticoagulants and antiplatelet agents：analysis of 1657 cases. Gastrointest Endosc　2004；59：44-48

3) Horiuchi A, Nakayama Y, Kajiyama M, et al：Removal of small colorectal polyps in anticoagulated patients：a prospective randomized comparison of cold snare and conventional polypectomy. Gastrointest Endosc　2014；79：417-423

（堀内　朗）

第4章

エビデンスに基づく大腸ポリープ摘除後のサーベイランス

1 Japan Polyp Study の結果からみたポリープ摘除後のサーベイランス

Essence

- Japan Polyp Study（JPS）は，「大腸腫瘍性病変に対する内視鏡摘除後の適正なサーベイランス間隔の決定」を主目的とした多施設ランダム化比較試験である．
- JPS の結果から，2度の全大腸内視鏡検査（TCS）を行えば，ポリープ摘除後のサーベイランスは早くとも3年でよいことが示された．
- コホートデータも含めた JPS の研究成果に基づき，日本独自の「ポリープ摘除後サーベイランスに関するガイドライン」の策定が期待される．

はじめに

日本における大腸癌の年齢調整死亡率は，1995年以降，横ばいあるいはわずかな減少傾向にあるものの，高齢者人口の増加に伴い大腸癌罹患者数は増加の一途を辿っている．国立がん研究センター（がん対策情報センター）から出された最新の報告によると，2015年には，年間135,800人が大腸癌に罹患し（結腸癌：91,600人，直腸癌：44,200人），50,600人が大腸癌で亡くなることが予測されている．

大腸癌は，その前駆病変と考えられている腺腫性ポリープを内視鏡的に摘除することにより，その罹患率が76〜90％抑制可能であること，さらには53％の死亡率抑制効果が得られるという米国 National Polyp Study（NPS）Group からの報告を受け[1,2]，日本においても全大腸内視鏡検査（TCS）および腺腫性ポリープに対する内視鏡的摘除が広く普及してきた．本邦には，2012年に刊行された「消化器内視鏡ハンドブック」[3]や2014年の「大腸ポリープ診療ガイドライン」[4]に加え，「大腸EMR/ESDガイドライン」が論文化され[5]，早期大腸癌を含めた大腸腫瘍性病変に対するマネジメント法についての指針が示されたが，内視鏡的ポリープ摘除後の経過観察（サーベイランス）方法に関する十分なエビデンスに基づくコンセンサスは存在しない．

内視鏡的摘除後の TCS サーベイランス間隔については，近年，米国や欧州よりガイドラインが提唱されているものの（第4章-2 p.185〜参照）[6,7]，Ⅱc 型早期癌を代表とする表面陥凹型腫瘍を重要視してきた本邦において，日本独自のサーベイランス・プログラムの策定が必要であるという結論に至り，われわれは，厚生労働省がん臨床研究事業として2000年に Japan Polyp Study（JPS）Workgroup を結成し（研究代表者：藤井隆広），2003年2月より全国11施設におけるエントリーを開始した．JPS の主目的は，「大腸腫瘍性病変に対する内視鏡摘除後の適正な TCS サーベイランス間隔の決定」と「内視鏡摘除がもたらす大腸癌罹患率・死亡率抑制効果の評価」である．

I. Japan Polyp Study の研究デザインと進捗状況[8)〜10)]

【対　象】40〜69歳

【参加施設】全国11施設（国立がん研究センター中央病院・国立がん研究センター東病院・藤井隆広クリニック・昭和大学横浜市北部病院・昭和大学病院・佐久総合病院・服部胃腸科・栃木県立がんセンター・静岡がんセンター・北里大学東病院・大阪府立成人病センター）

【データセンター】メディカル・リサーチ・サポート（京都府立医科大学分子標的癌予防医学大阪研究室）

【目的と方法】家族性大腸腺腫症・遺伝性非ポリポーシス性大腸癌を除く，すべての腫瘍性ポリープを摘除した対象者に対するTCSの至適検査間隔期間について，1年後と3年後に行う「2回検査群」と3年後のみに行う「1回検査群」とのランダム化比較試験によって評価する．評価対象病変（Index lesion；IL）の定義は以下のとおりであり：① 10 mm以上の腺腫，② 高度異型腺腫，③ 癌，「2回検査群」と「1回検査群」との間でILの発生頻度に差がないことを検証する非劣性試験のデザインである．

本研究では図に示すように，無作為割付を行う前に2度のTCSを行う（1次・2次TCS）．いずれのTCSにおいても，すべての腫瘍性病変を内視鏡的に摘除することが前提であり，浸潤癌（SM癌および進行癌）あるいは30 mm以上の広基性粘膜内病変を認めた際には，ラン

MEMO

Japan Polyp Study（JPS）立ち上げ

JPSは，2000年に厚生労働省ミレニアムプロジェクトの一環として，当時の国立がんセンター総長：垣添忠生先生，国立がんセンター東病院長：吉田茂昭先生，がん研有明病院長：武藤徹一郎先生らのご尽力がありスタートした．

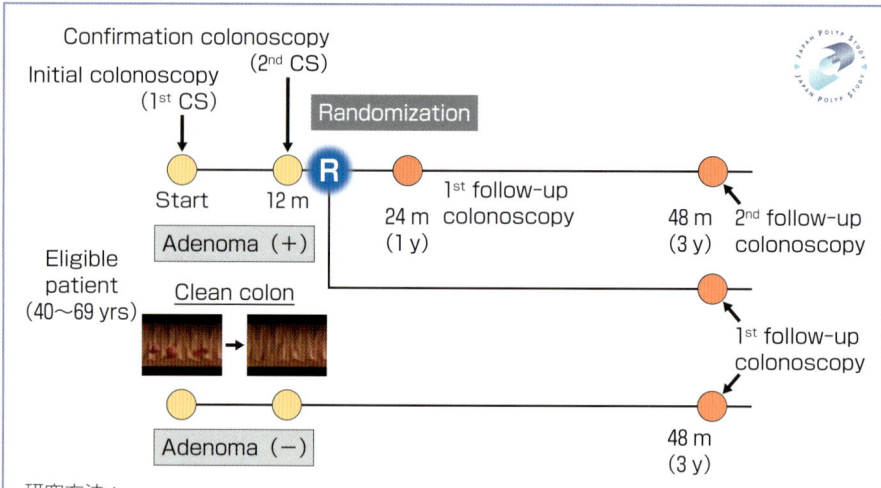

図　Japan Polyp Study 研究デザイン

研究方法：
1. 文書による同意取得．データセンターに登録．
2. 1次TCSにより腫瘍性ポリープすべてを内視鏡摘除．
3. 全例1年後に再検査（2次TCS）を行い，初回検査での見逃しを含めたすべての腺腫性ポリープの摘除を行いクリーンコロンとする．その後，データセンターから2回検査群（1年と3年後の検査）と，1回検査群（3年後に検査）の割付情報を入手．
4. 経過観察中にみられる Index lesion：IL（10 mm以上の腺腫，高度異型腺腫，癌）の発見割合を1回検査群と2回検査群間で比較し，クリーンコロン施行後3年間で2回検査が必要か，3年後の1回検査で十分かどうかを検証する．

ダム化は行わず試験中止とする．なお，1次・2次TCSのいずれにおいても腫瘍性病変を認めず，かつ腺腫性ポリープ摘除の既往のない対象者については，内部コントロール群として一律3年後にTCSを施行する．

【進捗状況】 2003年2月よりエントリー開始となった本研究は，2006年12月末までに3,926名の登録が，また2009年末までに2,757名の割付作業が完了した．割付状況は，2回検査群（1・3年後検査群）1,087名，1回検査群（3年後検査群）1,079名，腫瘍性ポリープ（−）群591名であり，2012年末時点で予定されたすべての検査が終了した．2014年5月の米国消化器関連学会週間（DDW）にて，割付後3年間での両群におけるIL発生頻度に関する結果を公表した[11]．

II. Japan Polyp Study 結果の概要

割付後1年目と3年目の2回検査を行う群（2回検査群）の701名と，3年目の1回のみ行う群（1回検査群）の763名がプロトコールどおりに検査を完遂した．割付後に発見された病変を比較すると，全腺腫性ポリープの頻度は2回検査群で有意に高かった（50.1% vs. 37.9%）が，臨床的に重要となるILの頻度は両群間で差がない（1.7% vs. 2.1%）という結果であった．この結果から2度のTCSを行えば，日本においてもポリープ摘除後の経過観察は早くとも3年でよいことが示された．

また，無作為割付後に29例のILが発見されたが，それらには興味深い特徴がある．局在に関しては，直腸5例，左側結腸11例，右側結腸13例とやや右側結腸（盲腸〜横行結腸）に多い印象だが，肉眼型に着目すると18例（62%）がいわゆる表面陥凹型腫瘍であり，さらにそのうちの15例（83%）はLST-NG（laterally spreading tumor, non-granular type：側方発育型腫瘍非顆粒型）であった．これらが見逃し病変なのか新規に発生したものなのかを推測することは難しいが，良好な前処置のもとで表面陥凹型病変に関する十分な知識を有する術者が検査を実施しなければ発見されなかった可能性がある．欧米では，定期的な検査の合間の時期に症状を契機に発見されるInterval cancerに関する検討が進んでおり，とくに右側結腸では鋸歯状病変からの癌化が大きな割合を占めている可能性が報告されているが，JPSのILの約半数を占めるLST-NGがその責任病変であるという仮説が十分に成り立つのではないだろうか．

おわりに

JPSでは登録患者の長期予後を見るためのコホート研究を継続中である．大腸内視鏡による真の大腸癌予防効果が明らかになるのはもう少し先になるが，そのほかにも，JPSのデータから多くの有用なエビデンスが提供できる可能性がある．ポリープ摘除後の検査間隔については，2度のTCS所見に基づきリスクグループ分けすることで，3年以上のインターバルを推奨できる一群を見出すこともコホート研究の重要な課題である．また，すべての腺腫性ポリープを切除（クリーンコロン化）するのにかかる労力や安全性の検討，クリーンコロン化1年後に発見される病変の特徴，海外ガイドラインとの整合性の確認など，今後多くの知見がこの研究から発信されることが期待されている．JPSの研究成果に基づいて日本独自のガイドラインが整備されると，限られた受け皿であるTCSの効率的な利用が促進され，大腸癌罹患・死亡の減少につながることが期待される．

> **MEMO**
> **Interval cancer（中間期癌）**
> 検診と検診の間に診断される癌で，いわゆる見逃し癌とその期間内に新たに発生した癌が含まれる．大腸内視鏡領域では，検査所見に基づいて推奨された次の予定検査時期よりも前に，なんらかの症状が出現し発見される癌を指す．

文　献

1) Winawer SJ, Zauber AG, Ho MN, et al：Prevention of colorectal cancer by colonoscopic polypectomy. The National Polyp Study Workgroup. N Engl J Med　1993；329：1977-1981
2) Zauber AG, Winawer SJ, O'Brien MJ, et al：Colonoscopic polypectomy and long-term prevention of colorectal-cancer deaths. N Engl J Med　2012；366：687-696
3) 日本消化器内視鏡学会卒後教育委員会　編：消化器内視鏡ハンドブック．2012，日本メディカルセンター，東京
4) 日本消化器病学会　編：大腸ポリープ診療ガイドライン．2014，南江堂，東京
5) 田中信治，樫田博史，斎藤　豊，他：大腸ESD/EMRガイドライン．Gastroenterol Endosc　2014；56：1598-1617
6) Lieberman DA, Rex DK, Winawer SJ, et al：Guidelines for colonoscopy surveillance after screening and polypectomy：a consensus update by the US Multi-Society Task Force on Colorectal Cancer. Gastroenterology　2012；143：844-857
7) Atkin WS, Valori R, Kuipers EJ, et al：European guidelines for quality assurance in colorectal cancer screening and diagnosis. First Edition―Colonoscopic surveillance following adenoma removal. Endoscopy　2012；44（Suppl 3）：SE151-SE163
8) Sano Y, Fujii T, Oda Y, et al：A multicenter randomized control trial designed to evaluate follow-up surveillance strategies for colorectal cancer：The Japan Polyp Study. Dig Endosc　2004；16：376-378
9) Matsuda T, Fujii T, Sano Y, et al：Five-year incidence of advanced neoplasia after initial colonoscopy in Japan：a multicenter retrospective cohort study. Jpn J Clin Oncol　2009；39：435-442
10) Sano Y, Fujii T, Matsuda T, et al：Study design and patient recruitment for the Japan Polyp Study. Open Access J of Clin Trials　2014；6：37-44
11) Matsuda T, Fujii T, Sano Y, et al：Randomized comparison of surveillance intervals after colonoscopic removal of adenomatous polyps：Results from the Japan Polyp Study. Gastroenterology　2014；146：S161-S162

（松田尚久，佐野　寧，藤井隆広）

2 National Polyp Study と海外ガイドラインでの取り扱い

Essence

- National Polyp Study の結果から，ポリープ切除後の経過観察は3年後で十分であること，大腸内視鏡検査により大腸癌死亡が53％抑制されることが明らかとなった．
- 欧米ではガイドラインが整備されており，初回内視鏡検査所見から患者のポリープ発生リスクを層別化し，それに応じたサーベイランスを推奨している．
- 2回目以降のサーベイランスに関しては，直近だけでなくそれ以前の検査所見も加味して検査時期を決める必要がある．

はじめに

大腸内視鏡検査がまだ十分に普及しているとはいえない1970年代に，米国ではすでに適切な検査間隔を明らかにするための多施設研究が開始されている．National Polyp Study と名付けられたこの研究の結果を受けて大腸内視鏡に関するガイドラインが策定されると，同様の方法論を用いた多数の研究結果が報告されるようになり，その結果を取り入れながら，ガイドラインもより成熟したものへと改訂を重ねている．この動きは欧州でも同様であり，各国の独自のガイドラインに加えて，欧州（EU）共通のガイドラインが2012年に策定された．

本稿では，この分野における草分け的存在である National Polyp Study の概要と，大腸ポリープ切除後のサーベイランスに関する欧米の最新版ガイドラインを解説する．

I. National Polyp Study

1970年代初頭に米国で大腸内視鏡検査が導入されると，その数年後には米国消化器学会（AGA）と米国消化器内視鏡学会（ASGE）が共同で委員会を組織し，大腸内視鏡による大腸癌抑制効果と適切なサーベイランス間隔を明らかにするためのプロジェクトが開始された．

1. ポリープ切除後の経過観察は3年後でもよい

National Polyp Study と命名されたこの研究は，7施設による多施設共同前向き試験であり，1980年から10年近い期間を経て，大腸腺腫性ポリープを内視鏡的に切除した患者1,418名が登録された．研究開始当時の米国では，ポリープ切除後は逐年でサーベイランスを行うのが一般的であったが，本研究ではそれを3年まで引き延ばすことが一つの目的であった．

登録された患者は，経過観察を初回検査後1年目と3年目の2回行う群（2回検査群）と，3年目の1回のみ行う群（1回検査群）に無作為に割り付けられ，3年間で発見された総腺腫性ポリープ数と Advanced adenoma（この研究では10 mm 以上の腺腫，high grade dysplasia，癌と定義）の数について比較を行った．結果は，総腺腫性ポリープ数は2回検査群で有

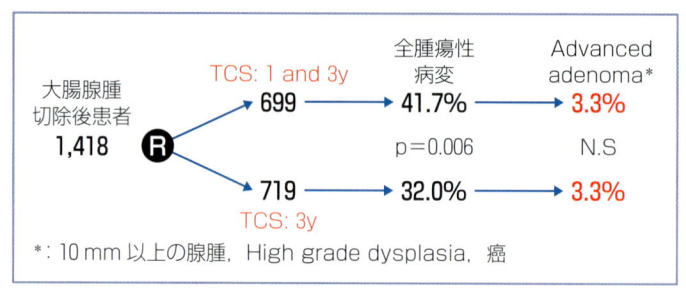

図 National Polyp Study の結果

意に多かったものの(41.7% vs 32.0%, p=0.006)，臨床的に重要な Advanced adenoma の頻度は両群ともに 3.3% であり，このデータから，大腸ポリープ切除後の経過観察は 3 年後でもよいことが証明された[1]（図）．

さらにこれらのデータから，初回内視鏡所見とその後のポリープの発見にどのような関連があるかも検討された．初回検査でのポリープ数，ポリープの大きさ，年齢（60 歳以上）の 3 つの項目が，経過観察中に腺腫性ポリープが多く発見される危険因子として抽出されたが，Advanced adenoma に関しては，ポリープ数のみが多変量解析で有意な因子として抽出された[1]．

この研究の対象群からは，平均 5.9 年の経過観察期間中に 5 例の浸潤癌が発見されている．これを 3 つの対照群のデータから推測される大腸癌発生頻度と比較した結果，大腸内視鏡で介入しポリープを切除することによって，大腸癌罹患が 76〜90% 程度抑制できることが報告された．なお，対照群として設定されたのは，① Mayo Clinic の注腸検査で 1 cm 以上のポリープを指摘されながら切除しなかった患者，② St. Mark's Hospital で直腸ポリープを切除された患者，③ 米国の SEER program 米国国立がん研究所〔(NCI) による地域がん登録を統合したデータベース〕のデータであり，その妥当性については議論のあるところであった[2]．

2. ポリープ切除を伴う内視鏡検査により大腸癌死亡を 53% 抑制

National Polyp Study グループからの最後の報告は，2012 年に発表された大腸癌死亡抑制効果に関するものである．National Polyp Study に登録可能な条件を満たしていた全ポリープ切除後患者（実際に参加した患者も拒否した患者も含む）の消息調査を National Death Index （死亡に関する情報が入手できる）から行い，その大腸癌死亡率と前出の SEER program から算出された一般人口における大腸癌死亡率とを比較した結果，53% の大腸癌死亡抑制効果が確認された[3]．この報告によって，研究グルー

> **MEMO**
> **Advanced adenoma**
> 大腸癌のサロゲートマーカーとして定義された臨床的に重要とされるポリープ．研究によって若干の相違はあるが，high grade dysplasia，villous adenoma，10 mm 以上の tubular adenoma の総称であり，これに浸潤癌を加えたものを Advanced neoplasia と呼ぶのが一般的である．

> **MEMO**
> **National Polyp Study の研究デザイン**
> 本研究では 2 群間で Advanced adenoma の頻度に差がないことがクローズアップされているが，実は副次的なエンドポイントであった．主目的は 2 回検査群の 1 回目で 3%，1 回検査群で 7% の Advanced adenoma が発生すると仮定した場合の差を検出することであり，結果はネガティブであった．

プの最終命題であったポリープ切除を伴う大腸内視鏡検査が大腸癌の罹患と死亡の両方を抑制することが証明され，研究に終止符が打たれることとなった．

なお，もう一つの対照群として，National Polyp Studyへの登録を念頭に検査を行ったが腺腫性ポリープを認めなかったために登録できなかった患者のデータも提示されているが，初回検査後10年間はポリープ切除後患者とほぼ同等の大腸癌死亡率であり，大腸内視鏡による大腸癌抑制効果は10年程度有効であることも示唆された．

II．米国のガイドライン

こういった流れを受けて，米国では1997年に大腸癌スクリーニングに関するガイドラインが策定された[4]．この中では，便潜血検査，注腸X線検査などと並んで10年ごとの大腸内視鏡も検診の選択肢の一つとして推奨されており，またNational Polyp Studyの結果を引用しながら，ポリープ切除後の経過観察についても3年後でよいことが明記されている．このガイドライン策定当時は，大腸内視鏡に関するエビデンスが十分とはいえず，S状結腸鏡に関する研究などから間接的なエビデンスを引用し，専門家の話し合いによって推奨が決められている印象であったが，改訂を重ねるごとに肉付けされ，最新の2012年のガイドラインでは，患者のポリープ発生リスク別に十分な根拠を示しながらサーベイランス間隔が推奨されている[5]．

そのリスク分けの方法は，患者にとっての初回内視鏡検査（InitialもしくはBaseline colonoscopyと呼ぶ）の所見がその後の大腸癌あるいはポリープ発生リスクと相関するという考え方に基づいており，前癌あるいは初期癌病変と考えられているAdvanced neoplasia〔high grade dysplasia（日本の粘膜内癌相当の病変），invasive cancer, villous adenoma, 10 mm以上のtubular adenoma〕をターゲットとし，初回検査でどのような所見を有する患者から何年後に何％のAdvanced neoplasiaが発生するかを明らかにすることにより，最適な検査間隔（Advanced neoplasiaの発生頻度が許容範囲内に収まる期間）を設定しようとしている．

具体的には，初回検査で腫瘍性ポリープを認めなかった患者に関しては10年後，10 mm未満の管状腺腫が1個もしくは2個（Low risk adenoma；LRA）であれば5〜10年後，それ以外の腺腫性ポリープを有する場合（High risk adenoma；HRA）には原則3年後の経過観察が推奨されており，個数が10個を超える場合のみ3年以内での検査が推奨されている（表1）．

この推奨はあくまでも「初回検査後の最初のサーベイランス」に関するものであり，その次に行われる2回目のサーベイランスに関する推奨は，記載はあるもののエビデンスは十分でないことが付記されている．これは，2回目のサーベイランスにも初回検査の所見が影響するため，直近の検査結果だけでなくそれ以前の検査結果も加味したうえで検査時期を決定しなければならないことが報告されているためであり，さらなるエビデンスの蓄積が待たれるテーマである[6), 7)]（表2）．

なお，serrated polyp切除後のサーベイランスに関する記載も追加されたが，現時点では十分な推奨を行うだけのエビデンスに乏しく，こちらに関しても今後のさらなる検討が必要であるとの記載がある．

> **MEMO**
>
> **SEER program (Surveillance Epidemiology and End Results Program)**
>
> 1971年に制定されたNational Cancer Act（米国がん法）のもと，NCIが運営する地域がん登録を統合したデータベースで，現時点で全人口の28％を包括している．簡単な申請で閲覧可能であり，死亡率・罹患率を評価項目とした多くの研究で対照群として利用されている．

表1 米国のガイドライン（初回サーベイランス）

初回検査所見	推奨検査間隔（年）
腫瘍性ポリープなし	10
10mm 未満の管状腺腫，1～2 個	5～10
管状腺腫，3～10 個	3
10mm 以上の管状腺腫	3
絨毛状腺腫	3
High grade dysplasia	3
10 個を超える管状腺腫	<3
Sessile serrated polyp（異型なし）	5
Sessile serrated polyp（異型あり or 10 mm 以上 or 鋸歯状腺腫）	3
Serrated polyposis syndrome	1

表2 米国のガイドライン（2回目サーベイランス）

初回検査所見	初回サーベイランス所見	2回目サーベイランス間隔（年）
LRA	HRA	3
	LRA	5
	No adenoma	10
HRA	HRA	3
	LRA	5
	No adenoma	5

HRA：High risk adenoma，LRA：Low risk adenoma

Ⅲ．EU のガイドライン

　欧州においてもいくつかの国で独自のガイドラインが策定されてきたが，EU 共通のガイドラインともいえる "European guidelines for quality assurance in colorectal cancer screening and diagnosis" が 2012 年に発表された[8]．ポリープ切除後のサーベイランスに関する記載をみると，その内容は米国のものより細分化されている．すなわち，10 mm 未満の腺腫が 1～2 個であれば通常の検診へ（Low risk），腺腫の個数が 3～4 個あるいは大きさが 10～19 mm のものがあれば 3 年後（Intermediate risk），個数が 5 個以上あるいは大きさが 20 mm 以上のものがあれば 1 年後の検査を推奨している（High risk）（表3）．

　米国との大きな違いは，ポリープの数や大きさに重きをおき，組織診断を重視していない点である．また，同等と思われる対象群に対して米国と異なるより短い検査間隔を推奨しており，同時期に同様の手法で策定されたはずのガイドラインでこのように解釈が分かれるのは興味深い点である．ガイドライン策定に当たっては純粋にデータを分析するだけでなく，その国の医療水準や経済状況などの社会的因子も考慮していることが一因と推測される．

　このガイドラインには，2 回目以降のサーベイランス時期についても米国より詳細に記載されている．やはり十分なエビデンスがあるとはいえないが，直近の検査だけでなくその前の検査所見も加味したものになっているところは米国と同様である（表4）．

表3　EUのガイドライン（初回サーベイランス）

初回検査所見	推奨検査間隔（年）
腫瘍性ポリープなし	通常の検診へ
10 mm 未満の腫瘍性ポリープ，1～2個*	通常の検診へ
腫瘍性ポリープ，3～4個	3
10～19 mm の腫瘍性ポリープ	3
5個以上の腫瘍性ポリープ	<1
20 mm 以上の腫瘍性ポリープ	<1

*絨毛状腺腫か High grade neoplasia を含む場合には，3年後を推奨することもある．

表4　EUのガイドライン（2回目以降のサーベイランス）

初回検査所見	サーベイランスでの所見	次回サーベイランス間隔（年）
Intermediate risk	Adenoma（−）	5
	2回連続 Adenoma（−）	通常の検診へ
	Low または Intermediate risk adenoma	3
	High risk adenoma	1
High risk	Adenoma（−）	3
	Low または Intermediate risk adenoma	3
	2回連続 Adenoma（−）	5
	High risk adenoma	1

おわりに

　欧米の大腸ポリープ切除後のサーベイランスに関するガイドラインと，その先駆けとなった National Polyp Study について概説した．欧米では，臨床上の疑問点を明確にし，それに対する解答を提供するための研究を立案し，その結果に従ってガイドラインを策定するというサイクルが確立されている．本邦においても，大腸癌抑制のための最大の武器である大腸内視鏡を有効活用するために，同様の手法によるガイドライン策定が期待される．

文　献

1) Winawer SJ, Zauber AG, O'Brien MJ, et al：Randomized comparison of surveillance intervals after colonoscopic removal of newly diagnosed adenomatous polyps. The National Polyp Study Workgroup. N Engl J Med　1993；328：901-906
2) Winawer SJ, Zauber AG, Ho MN, et al：Prevention of colorectal cancer by colonoscopic polypectomy. N Engl J Med　1993；329：1977-1981
3) Zauber AG, Winawer SJ, O'Brien MJ, et al：Colonoscopic polypectomy and long-term prevention of colorectal-cancer deaths. N Engl J Med　2012；366：687-696
4) Winawer SJ, Fletcher RH, Miller L, et al：Colorectal cancer screening：clinical guidelines and rationale. Gastroenterology　1997；112：594-642
5) Lieberman DA, Rex DK, Winawer SJ, et al：Guidelines for colonoscopy surveillance after screening and polypectomy：a consensus update by the US Multi-Society Task Force on Colorectal Cancer. Gastroenterology　2012；143：844-857

6) Morelli MS, Glowinski EA, Juluri R, et al：Yield of the second surveillance colonoscopy based on the results of the index and first surveillance colonoscopies. Endoscopy 2013；45：821-826
7) Robertson DJ, Burke CA, Welch HG, et al：Estimated risk of advanced and multiple adenomas based on the results of two prior colonoscopies. Ann Intern Med 2009；15：103-109
8) Atkin WS, Valori R, Kuipers EJ, et al：European guidelines for quality assurance in colorectal cancer screening and diagnosis. First Edition—Colonoscopic surveillance following adenoma removal. Endoscopy 2012；44：SE151-SE163

（小林　望，小西　潤，今野真己）

第5章

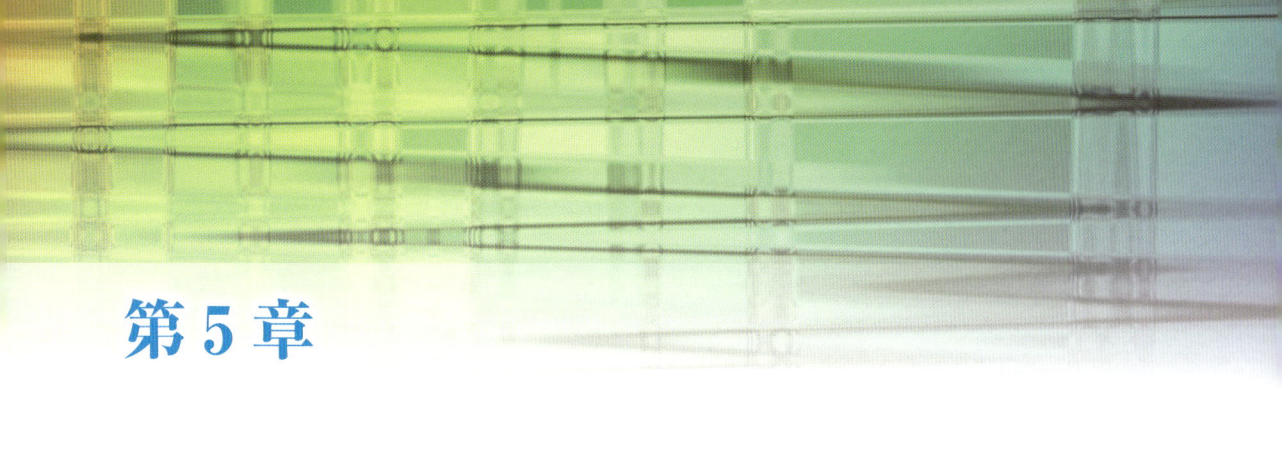

大腸内視鏡を用いた
大腸癌スクリーニングの試み

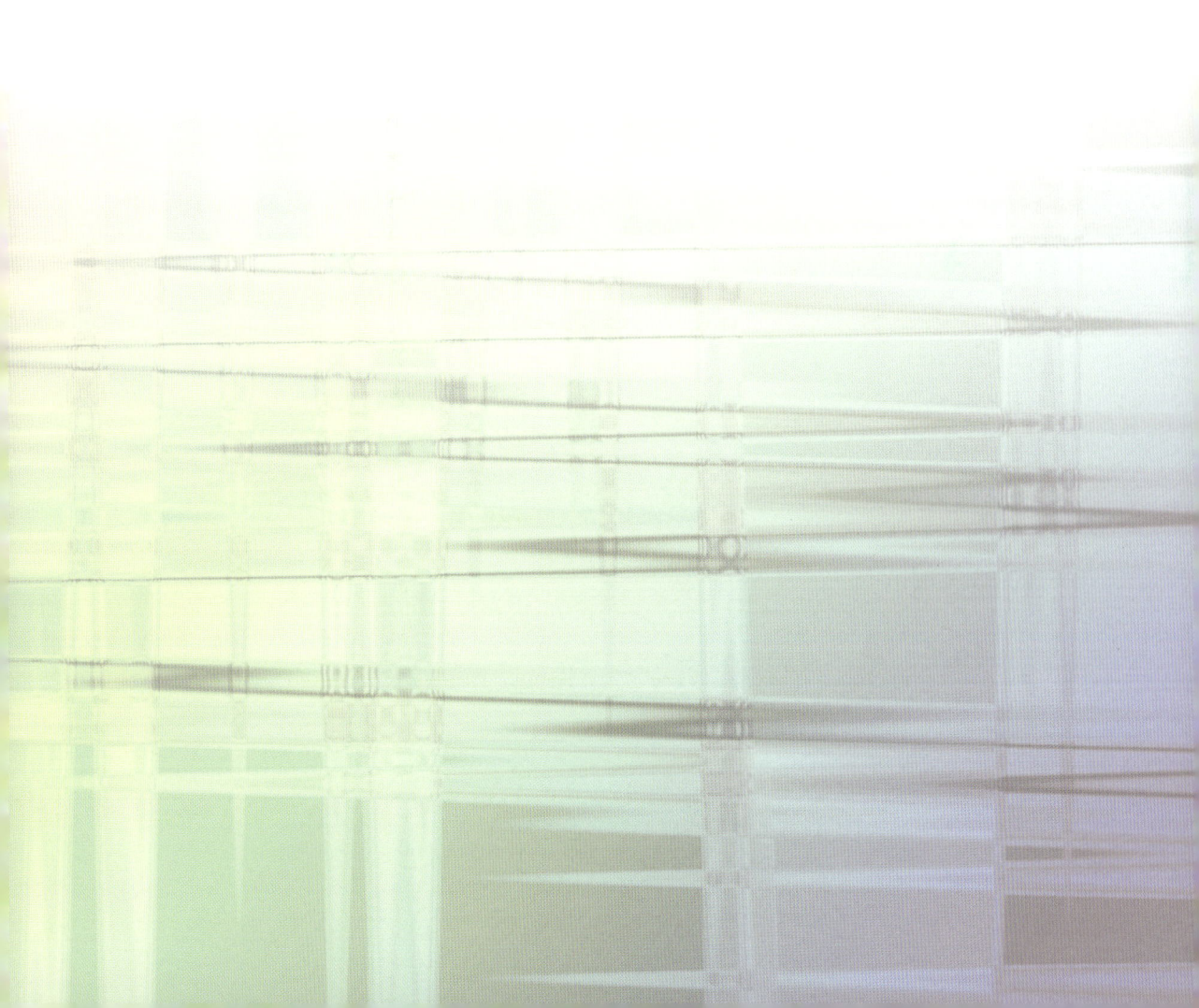

1 秋田 STUDY

Essence

- 2009 年，秋田県仙北市で開始された大腸内視鏡検査による大腸がん検診の有効性評価研究について述べる．
- 内視鏡を介した検診であり，そのアドヒアランスや苦痛度・偶発症などのモニタリングも重要である．
- 世界と比較し内視鏡診断の質が高いと考えられる本邦で行う検診研究に意義がある．

はじめに

現在，大腸癌は本邦において女性の癌死亡率第 1 位，男性では第 3 位であり，2015 年には男女ともに罹患率が第 1 位になると推定されている．一方で大腸癌は早期発見によって根治が可能であることから，検診の役割は大きいと考えられる．近年，スクリーニング sigmoidoscopy による大腸癌罹患・死亡率減少効果が複数のランダム化比較試験において報告されているが[1)~3)]，大腸内視鏡検査（total colonoscopy；TCS）による大腸がん検診についてのエビデンスは十分ではない．

そこでわれわれは 2009 年より厚生労働省第 3 次対がん総合戦略事業として "大腸内視鏡検査による大腸がん検診の有効性評価研究" を開始した．秋田県仙北市・大仙市を対象地域として行っており，Akita study と呼称している．

I．TCS による大腸がん検診の有効性評価研究— Akita study

秋田県仙北市・大仙市住民で研究参加に応諾した 40〜74 歳の男女を対象とし，現行の対策型検診である逐年便潜血検査免疫法（FIT）群（非介入群）と，逐年 FIT に 1 回の検診 TCS を併用する TCS 群（介入群）を研究参加者個人ごとに参加の同意を得た後に封筒法による無作為割り付けにより設定する（図 1）．本邦で行われた症例対象研究[4)]，および S 状結腸内視鏡による症例対象研究[5), 6)] からサンプルサイズを設定し，各群 5,000 人を 10 年間追跡することとした．治療対象病変は癌および最大径 5 mm 以上の腺腫とした．

各群 10 年間の経過観察を行い，プライマリ・エンドポイントは大腸癌死亡率，セカンダリ・エンドポイントとして累積進行癌罹患率，累積浸潤癌罹患率，大腸癌に対する精度（感度・特異度），TCS による重大な偶発症を設定した．また，付随研究として生活習慣調査表を

MEMO
秋田県の大腸癌死亡率

研究開始時の平成 21 年時点での秋田県の大腸癌 75 歳未満年齢調整死亡率は全国 3 位；12.7（人口 10 万人対）であった．大腸癌死亡率が高く，人口転出が少ない秋田県を実施地域と設定した．

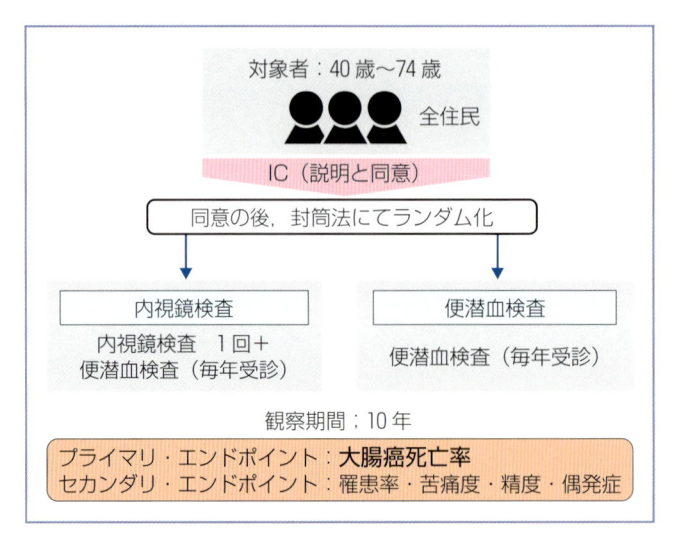

図1 研究の概要

用いた疫学的調査に加えて，検診TCS群に対して，検査時・終了時・30分・1時間・3時間・6時間・24時間後の苦痛度評価をアンケートはがきによって行っている．TCSにおいては精度管理の一環として挿入・抜去時間および前処置の評価（excellent, good, fair, poorの4段階；図2）をモニタリングし，鎮静薬は被験者の希望によって必要時に，鎮痙薬は禁忌がないかぎり全例に使用している．

2009年に対象者約15,000人の秋田県仙北市を対象地域として開始され，参加者確保のため2011年より隣接する大仙市に地域を拡大し（図3），6年目を迎えている．

II. 今後の展望

Akita studyは現行の対策型検診であるFITと比較したphase IIIの臨床試験である．検診TCSの質を評価する項目として盲腸到達率，抜去時間，前処置評価，鎮痙薬使用，adenoma detection rateなどが挙げられており[7]，本研究においてもこれらの項目をモニタリングすることで質の評価を行っている．検診としては費用対効果も評価されるべき項目であるが，手術・生物学的製剤を含めた化学療法の費用も考慮に入れたうえでの検討[8]ではTCSによる早期発見はFITに比べて費用対効果が優れていたという結果が報告されている．

現在，当試験を含めて世界では4件のTCSによるランダム化比較試験（RCT）が進行中である．欧州のRCTにおいては2012年に中間報告がなされ[9]，TCS群において粘膜内癌を含めたadvanced adenoma（腫瘍径10 mm以上，villous component 25％以上，high-grade dysplasia，粘膜内癌）が有意に多く検出された．このことから，それらを治療することによって死亡率の減少へつながる可能性が示唆される．一方で，この試験では参加の同意をTCS群・FIT群への割り付け後に行っているため，割り付け後のTCS完遂率は割り付けされた28,708名に対して4,953名，約17.3％と低率である．Akita studyでは同意後に割り付けされていることからTCSの効果はより上回るものと期待される．これまでの症例対象研究の結果[10]〜[12]によるとTCSの有効性は右側結腸腫瘍の認識やbiologyの違いが影響されていると推測されている．右側結腸腫瘍の観点から考えるとlaterally spreading tumor（LST）やsessile serrated adenoma/polyp（SSA/P）の関与が大きいと推測され，それらの知見に富ん

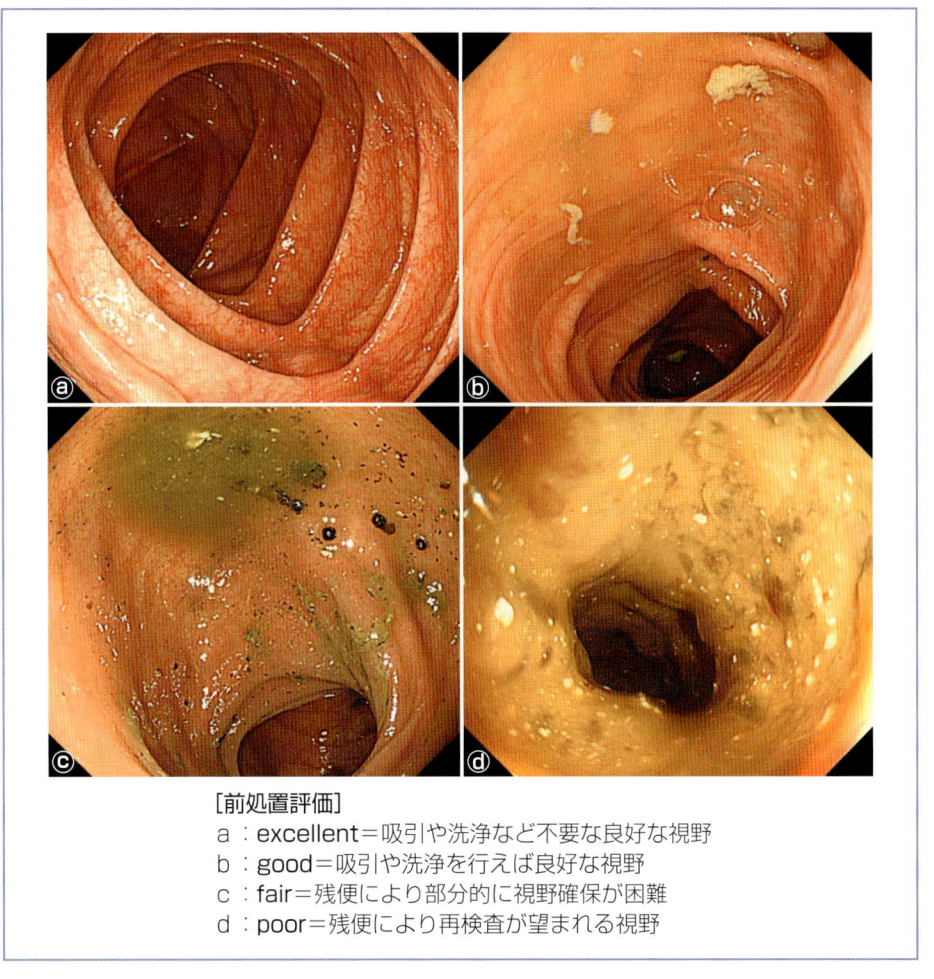

図2 前処置評価

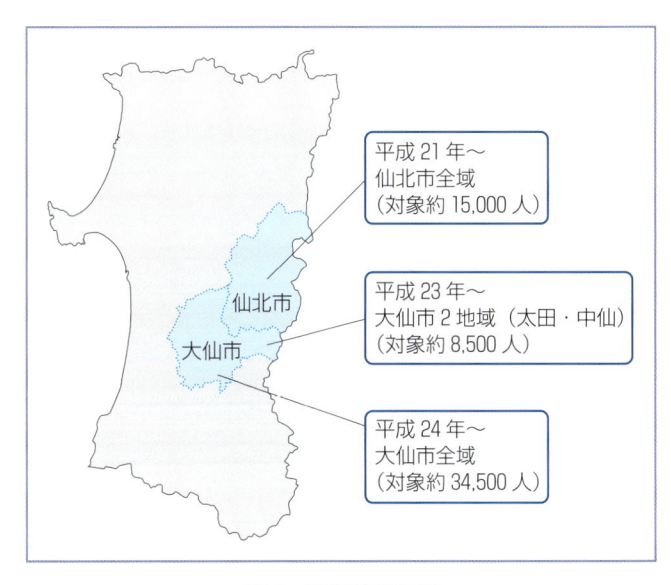

[前処置評価]
a：excellent＝吸引や洗浄など不要な良好な視野
b：good＝吸引や洗浄を行えば良好な視野
c：fair＝残便により部分的に視野確保が困難
d：poor＝残便により再検査が望まれる視野

平成21年〜
仙北市全域
（対象約15,000人）

平成23年〜
大仙市2地域（太田・中仙）
（対象約8,500人）

平成24年〜
大仙市全域
（対象約34,500人）

図3 研究実施地域

だ本邦で行う意義は大きい．

市立角館総合病院のみであった検診TCS実施施設に2014年より秋田赤十字病院が加わり，より参加者のTCSへのアクセスが向上したことから目標の10,000人の確保へ大詰めを迎えているところである．

おわりに

これまでの報告から，TCSによる大腸癌罹患・死亡率減少効果は十分期待できると予想される．表面型腫瘍の認識や拡大内視鏡による詳細観察で世界をリードする本邦で行うことで，検診としての有効性に加えて陥凹型癌やLST，SSA/Pなどのbiologyの解明に寄与していくことが期待される．

文献

1) Hoff G, Grotmol T, Skovlund E, et al：Risk of colorectal cancer seven years after flexible sigmoidoscopy screening：randomised controlled trial. BMJ 2009；338：b1846
2) Atkin W, Dadswell E, Wooldrage K, et al：Computed tomographic colonography versus colonoscopy for investigation of patients with symptoms suggestive of colorectal cancer（SIGGAR）：a multicentre randomised trial. Lancet 2013；381(9873)：1194-1202
3) Holme O, Bretthauer M, Fretheim A, et al：Flexible sigmoidoscopy versus faecal occult blood testing for colorectal cancer screening in asymptomatic individuals. Cochrane Database Syst Rev 2013；9：CD009259
4) Saito H, Soma Y, Koeda J, et al：Reduction in risk of mortality from colorectal cancer by fecal occult blood screening with immunochemical hemagglutination test. A case-control study. Int J Cancer 1995；61：465-469
5) Newcomb PA, Norfleet RG, Storer BE, et al：Screening sigmoidoscopy and colorectal cancer mortality. J Natl Cancer Inst 1992；84：1572-1575
6) Selby JV, Friedman GD, Quesenberry CP Jr. et al：A case-control study of screening sigmoidoscopy and mortality from colorectal cancer. N Engl J Med 1992；326：653-657
7) Lee TJ, Rees CJ, Blanks RG, et al：Colonoscopic factors associated with adenoma detection in a national colorectal cancer screening program. Endoscopy 2014；46：203-211
8) Sekiguchi M, Matsuda T, Tamai N, et al：Cost-effectiveness of total colonoscopy in screening of colorectal cancer in Japan. Gastroenterol Res Pract 2012；2012：728454
9) Quintero E, Castells A, Bujanda L, et al：Colonoscopy versus Fecal Immunochemical Testing in Colorectal-Cancer Screening. New Engl J Med 2012；366：697-706
10) Baxter NN, Goldwasser MA, Paszat LF, et al：Association of colonoscopy and death from colorectal cancer. Ann Intern Med 2009；150：1-8
11) Brenner H, Chang-Claude J, Jansen L, et al：Role of colonoscopy and polyp characteristics in colorectal cancer after colonoscopic polyp detection：a population-based case-control study. Ann Intern Med 2012；157：225-232
12) Doubeni CA, Weinmann S, Adams K, et al：Screening colonoscopy and risk for incident late-stage colorectal cancer diagnosis in average-risk adults：a nested case-control study. Ann Intern Med 2013；158：312-320

〈工藤進英，児玉健太，石田文生〉

2 新島 STUDY

Essence

- 新島 STUDY では，対策型検診としての大腸内視鏡検診の安全性・有効性評価を主目的とし，離島における理想的な検診モデルの確立を目指した．
- 平成 23 年からの 3 年間で 711 名が全大腸内視鏡（TCS）検診を受検し，3.2％（23 例）の大腸癌発見率と 50.1％の ADR（腺腫発見率）を示した．
- TCS を対策型検診に導入させるための課題：1）安全性評価，2）検査処理能力，3）コスト面（医療経済効果），4）質の担保（Quality Assurance）

はじめに

日本では，1992 年より 40 歳以上の成人を対象とした免疫学的便潜血検査（2 日法）による大腸がん検診が広く行われているが，その受診率は男性 27.5％，女性 22.7％（平成 19 年：国民生活基礎調査）と低く，都道府県別格差が大きい．とくに離島（日本における指定有人離島数 258，人口 42.9 万人，関係市町村数 110）が抱える大腸がん検診の問題が深刻化している．そこでわれわれは，平成 23 年からの 3 年間，東京都新島村をモデルに「内視鏡検査による大腸がん検診受診率 50％」を達成目標に介入研究を実施した（厚生労働省がん臨床研究事業）．

新島村における大腸がん検診は，平成 18 年：23.9％，平成 21 年：12.8％，平成 22 年：12.0％とその受診率の低下が顕著であり，大腸内視鏡医がいない現状も相まって，要精検者（便潜血陽性者）における大腸内視鏡受検率の低さが大きな問題となっていた．本研究（新島 STUDY）では，「対策型検診としての大腸内視鏡検診の安全性・有効性評価」を主目的とし，離島における理想的な検診モデルの確立を目指した．本稿では，新島での介入研究の結果について報告する．

I．研究デザイン：新島村での大腸内視鏡検診の実際

東京都新島村住民で，大腸がん検診の対象者中 40〜79 歳（平成 23 年 4 月時点）の男女 1,671 名に対して，検診としての全大腸内視鏡検査（TCS）の案内状を送付した．文書による研究参加の応諾が得られた者に対して，全例，新島村さわやか健康センターでの TCS 検診（無料）を計画した（参加同意が得られない住民および 80 歳以上の方については，例年どおりの免疫学的便潜血検査：FIT を推奨）．平

MEMO
新島村
伊豆諸島にある東京都の村で，新島と式根島の 2 島からなる．人口約 2,850 人，世帯数約 1,370 で，温暖な気候から「常春の島」とも呼ばれる．竹芝桟橋からジェット船（高速船）で約 2 時間 30 分，調布空港からの所要時間約 40 分．

成23年からの3年間（各年度，約3カ月間），国立がん研究センター，静岡がんセンター，栃木県立がんセンター，群馬中央総合病院，新潟大学，藤井隆広クリニックの内視鏡専門医が2名ずつ1週間交代で新島入りし，検診としてのTCSを施行した（腸管洗浄剤：堀井薬品・マグコロール® P，使用内視鏡機器：オリンパス社・LUCERAシステム，PCF-Q240ZI，CF-H260AZI，スコープ洗浄機：富士フイルムメディカル社・ENDOSTREAM，内視鏡情報管理システム NEXUS）．また，介助役として新島在住および国立がん研究センターの看護師が腸管前処置や前投薬，検査後リカバリーの管理を，研究補助員および京都府立医科大学，滋賀医科大学，獨協医科大学の研究協力者と新島村さわやか健康センタースタッフが検診の受付・連絡業務を担当した（図1）．なお，TCS検診にて発見された病変については，その内視鏡画像とレポートをファイリングシステムにて詳細に記録し，原則的に5mm以上の腺腫性ポリープまたは大腸癌を認めた受検者を対象に，後日，保険診療として国立がん研究センターにて内視鏡治療あるいは外科手術を行った．TCS検診と併せて行ったFITについては，健康センター内に測定機器（栄研化学：OCセンサー io）を設置し，TCS検診前に実施した．併せて，すべての対象者にアンケート調査（大腸がん検診受検・非受検理由に関する調査）を依頼した．

II．新島STUDYの成績：大腸内視鏡検診の安全性・有効性評価

平成23年からの3年間で789名（47.2％）が本研究に参加し，大腸がん検診を受検した．性差別にみると，男性45.5％（373/819），女性

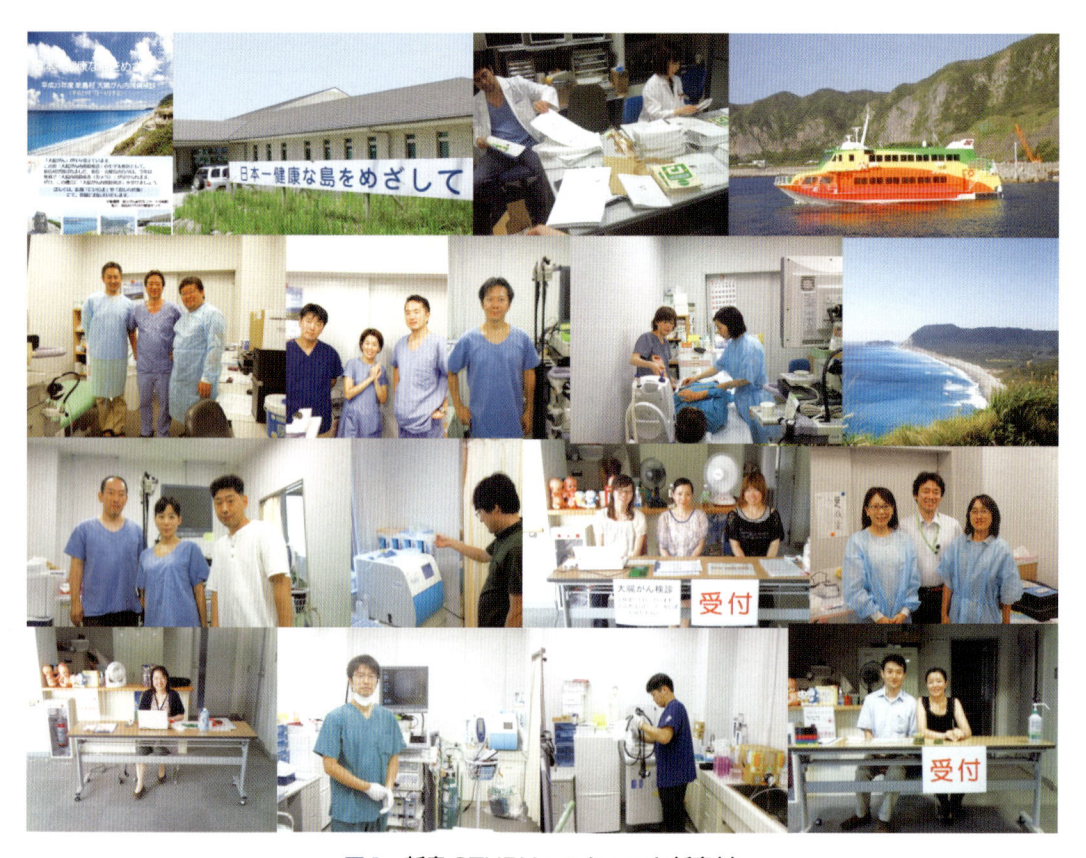

図1　新島STUDY：スタッフと新島村

48.8％（416/852）の検診受診率であり，そのうちの711名（男性344名，女性367名）がTCS検診を研究期間3年間のなかで受検した．TCS完遂率は99.7％（709/711：高度癒着例2例を除く）であり，1例の偶発症も認めなかった（表1）．

TCS検診における発見病変の詳細を表2-1, 2-2に示す．全体での腺腫発見率（adenoma detection rate；ADR）は50.1％であり，性差別にみると男性62.8％，女性38.1％と既報に違わず男性かつ高齢者においてより高いADRを示した．米国でのスクリーニングTCSでの目標ADR値が，男性30％，女性20％[1]であることを考えると，新島村におけるTCS検診でのADRは驚異的な数字である．また，治療対象病変と定義した5 mm以上の腺腫性ポリープを187名（26.3％）に認め，100名（14.1％）の受検者が3個以上のポリープを有していた．さらに，Advanced neoplasia（10 mm以上の腺腫あるいは高度異型腺腫，癌と定義）を83名（11.7％）に認め，23名（23病変）の大腸癌を発見した．大腸癌23例の内訳は，浸潤癌6例（進行癌1例，SM癌5例）と粘膜内癌（M癌）17例であり，TCS受検者の3.2％に大腸癌が発見されたことになる．この数字は，一般の大腸がん検診におけるFIT陽性者内での大腸癌発見率とほぼ同等であり，TCS検診のパワーを示すものである．新島STUDY

表1 新島STUDY：大腸がん検診受検者数

	男性 （n＝819）	女性 （n＝852）	計 （n＝1,671）
TCS＋FIT	177	209	386
TCS 単独	163	155	318
FIT 単独[※]	33	52	85
計	373 （45.5％）	416 （48.8％）	789 （47.2％）

[※]：FIT（免疫学的便潜血検査）陽性にて7名がTCSに移行

表2-1 新島STUDY：TCS検診結果（1）

TCS 総数	Any adenoma （ADR）	5 mm 以上の adenoma	3個以上の adenoma
男性（n＝344）	216（62.8％）	120（34.9％）	66（19.2％）
40～49歳（83）	34（41.0）	17（20.5）	7（8.4）
50～59歳（90）	60（66.7）	35（38.9）	16（17.8）
60～69歳（116）	81（69.8）	48（41.4）	31（26.7）
70～79歳（55）	41（74.5）	20（36.4）	12（21.8）
女性（n＝367）	140（38.1％）	67（18.3％）	34（9.3％）
40～49歳（80）	20（25.0）	8（10.0）	2（2.5）
50～59歳（91）	28（30.8）	13（14.3）	3（3.3）
60～69歳（126）	57（45.2）	27（21.4）	19（15.1）
70～79歳（70）	35（50.0）	19（27.1）	10（14.3）
計	356（50.1％）	187（26.3％）	100（14.1％）

表2-2 新島STUDY：TCS検診結果（2）

TCS総数	Advanced Neoplasia*	Cancer	Invasive cancer
男性（n＝344）	61（17.7％）	15（4.4％）	3（0.9％）
40～49歳（83）	8（9.6）	2（2.4）	0（0）
50～59歳（90）	15（16.7）	2（2.2）	0（0）
60～69歳（116）	25（21.6）	6（5.2）	3（2.6）
70～79歳（55）	13（23.6）	5（9.1）	0（0）
女性（n＝367）	22（6.0％）	8（2.2％）	3（0.8％）
40～49歳（80）	4（5.0）	2（2.5）	2（2.5）
50～59歳（91）	3（3.3）	1（1.1）	0（0）
60～69歳（126）	10（7.9）	4（3.2）	1（0.8）
70～79歳（70）	5（7.1）	1（1.4）	0（0）
計	83（11.7％）	23（3.2％）	6（0.8％）**

＊：10mm以上の腺腫あるいは高度異型腺腫，癌，＊＊：SM以深癌

で発見した全大腸癌症例の内視鏡像を図2に示した．

本研究の目標として掲げた「検診受診率50％」にはわずかに及ばなかったものの，23例の大腸癌を発見しいずれも根治しえたことは，研究メンバーにとって大きな喜びである．また，アンケート調査（受検・非受検理由）については，検診対象者全体の約7割にあたる約1,100名からの回答が得られ，検診非受検の理由として以下の三つに大別することが可能であった（図3）．①「自分は大丈夫」：自覚症状がない，身内に大腸癌がいない，健康体であるという過信，②「面倒くさい」：仕事が忙しい，時間がない，手間がかかる，③「怖がり」：がんと言われたらどうしよう，内視鏡検査は痛そう．今後の大腸がん検診における「受診勧奨のあり方」を考えさせられるアンケート結果であった．

おわりに

日本では，平均寿命の延長も相まって大腸癌罹患者数は増加の一途を辿っているものの，年齢調整死亡率については漸減傾向にある．これは，FITを用いた対策型検診とTCS検査およびポリープ摘除の普及が大きな要因であると考えられる．マス・スクリーニングとしてのFITの有用性はすでに証明されているものの[2]，その対象年齢や医療経済的評価に関しては十分に検討されていない．一方，任意型検診として広く行われているTCS検査については，早期発見を主目的とした場合のモダリティとしてもっとも優れたものであることに異論はないと思われるが，対策型検診のなかに組み込むことを考えた場合，未だ多くの問題が残って

> **MEMO**
> adenoma detection rate（ADR）
> 大腸内視鏡検査の質を客観的に評価する指標の一つ．スクリーニング内視鏡検査における腺腫検出率のことで，100人の被検者に対して検査を行い，少なくとも1個以上の大腸腺腫（あるいは大腸癌）を認めた被検者が20人いた場合にADRは20％となる．

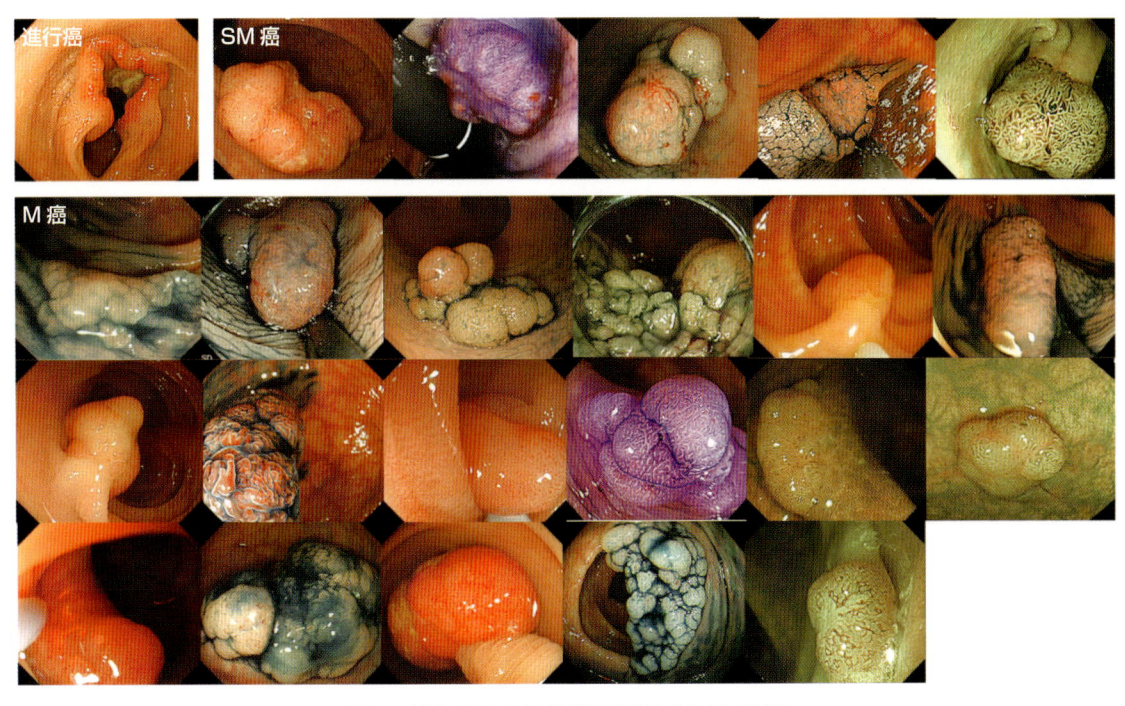

図2 新島 STUDY 検診発見癌（全23病変）

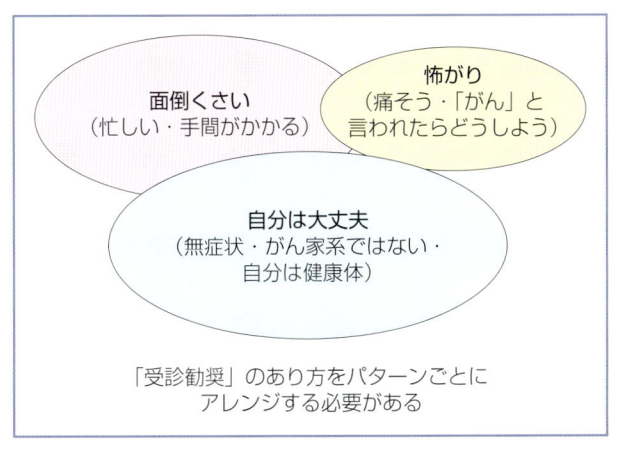

図3 検診「非受検者」のパターン

　いる．① 検診モダリティとしての安全性評価（偶発症発生率），② 検査処理能力，③ コスト面（医療経済的側面），④ 質の担保（quality assurance）などについての検証と整備がこれから必要である．本稿で紹介した新島 STUDY は，離島での大腸内視鏡検診という特殊性はあるものの，「がん発見率」という視点での内視鏡検診の有効性は示された．ただし「死亡率抑制効果」を証明するためには，10〜20年の追跡調査と十分な対象者数が必要となる．これらの課題が一つずつクリアされ，質の高い研究から適正な介入時期（年齢）とサーベイランス内視鏡検査間隔に関するエビデンスが打ち出された後，将来的に内視鏡介入型の対策型大腸がん検診が実現されることを期待したい．

文献

1) Rex DK, Schoenfeld PS, Cohen J, et al：Quality indicators for colonoscopy. Am J Gastroenterol 2015；110：72-90
2) 平成16年度厚生労働省がん研究助成金「がん検診の適切な方法とその評価法の確立に関する研究」班（主任研究者：祖父江友孝）：有効性評価に基づく大腸がん検診ガイドライン．平成16年（2004年）

（松田尚久，角川康夫，斎藤　豊）

3 海外における臨床試験

Essence

- sigmoidoscopyによる大腸がん検診は，先行する観察研究に加え，4件のランダム化比較試験（RCT）により，有効性（死亡率減少効果，罹患率減少効果）が確立した．
- sigmoidoscopy検診を勧奨した場合，大腸がん全体で死亡率／罹患率は16〜31／18〜23％，遠位結腸がんではそれぞれ27〜50／24〜36％低下した．
- sigmoidoscopy検診による10年以上継続する死亡率／罹患率低下の効果が示唆され，とくに長期にわたる罹患率低下の効果はほぼ確実と考えられる．
- colonoscopy検診の死亡率減少効果は確実と考えられるが，対策型検診としての判断には不利益も含めた質の高い研究によるエビデンスが必要である．
- colonoscopy検診に関するRCT 4研究が進行中である．

はじめに

大腸がん対策は長く世界の先進国共通の課題であり，便潜血検査（化学法）によるスクリーニングの有効性が1970年代から検討された．2000年代前半までに4件のランダム化比較試験（RCT）がすべて一致して死亡率減少効果を示し[1〜4]，最近では最初のミネソタ研究について30年後の死亡率減少効果も明らかにされている[5]．このようにがん検診のなかでももっとも信頼性の高いエビデンスが確立しているといえる．

一方，便潜血検査のスクリーン感度（1回の検診の感度）を高めるためsigmoidoscopy検診が注目され，1990年代からRCTが行われてきた．近年，それらの研究結果が報告され，sigmoidoscopyによるスクリーニングの大腸がん罹患率減少効果および死亡率減少効果も明確に示された．さらに，colonoscopy検診についても最近，RCTが開始されている．

大腸内視鏡検診の有効性評価研究についてsigmoidoscopy検診のRCTを中心に簡単に述べる．また関連するおもな観察研究も要約する．

I．sigmoidoscopyによる検診の評価研究（表）

1．従来の研究の概要

sigmoidoscopy検診の有効性は症例対照研究2研究により[6,7] rigid sigmoidoscopy（硬性S状結腸内視鏡；RS）による検診で，RSが届く直腸・S状結腸がん死亡率のリスク低下が示唆されていた．このうち1研究[6]はデザイン，結果の妥当性を含め非常に研究の質が高く，内視鏡による大腸がん検診の可能性を明示するものであり，その後，1990年代からflexible sigmoidoscopy（以下，sigmoidoscopy）検診に関するRCTが開始された．

表 sigmoidoscopy 検診の有効性に関するランダム化比較試験（RCT）

報告者/Journal	文献番号	検診群/対照群（人）	対象年齢（歳）	内視鏡受診率（%）	観察期間（年数）	RR (95% CI) 大腸がん罹患	RR (95% CI) 大腸がん死亡
Atkin/Lancet Oncol 2010	8)	57,099/112,939	55-64	71	11.2	全大腸 0.77 (0.70-0.84) Distal 0.64 (0.57-0.72)	全大腸 0.69 (0.59-0.82)
Segnan/JNCI 2011	9)	17,148/17,144	55-64	57.8	11.4	全大腸 0.82 (0.69-0.96) Distal 0.76 (0.62-0.94) Proximal 0.91 (0.69-1.20)	全大腸 0.78 (0.56-1.08) Distal 0.73 (0.47-1.12) Proximal 0.85 (0.52-1.39)
Schoen/NEJM 2012	11)	77,445/77,455	55-74	83.5（初回）54.0（2回目）	11.9	全大腸 0.79 (0.72-0.85) Distal 0.71 (0.64-0.80) Proximal 0.86 (0.76-0.97)	全大腸 0.74 (0.63-0.87) Distal 0.50 (0.38-0.64) Proximal 0.97 (0.77-1.22)
Holme/JAMA 2014	10)	20,572 (10,283*/10,289**)/78,220	55-64	65.1（単独群）60.9（併用群）	10.9	全大腸 0.80 (0.70-0.92) 50～54歳 0.68 (0.49-0.94) 55～64歳 0.83 (0.71-0.96)	全大腸 0.73 (0.56-0.94) 単独群 0.84 (0.61-1.17) 併用群 0.62 (0.42-0.90)

*sigmoidoscopy 1回群（単独群），**sigmoidoscopy 1回＋便潜血検査1回群（併用群）

2. RCT 研究の概要（表）

最近までRCT 4研究[8)～11)]が報告され，そのうち3研究で死亡率減少効果が示され，4研究とも罹患率減少を示している．全死因の死亡率低下を観察した研究はない．いずれも多施設共同研究であり，その研究デザインもほぼ共通で，3研究で55～64歳を対象とし，1回のみの内視鏡の介入を行い，対照群には検診を行わないデザインである．2研究では適格者のなかから内視鏡を受ける意志のある個人を研究対象として選択している．全体として介入群での内視鏡検診受診率は60～80％と比較的高い．観察期間は10～11年であった．

1) 英国の研究[8)]

英国の研究は最初に結果が報告されたRCTである．37万人の適格者（55～64歳で除外条件は同意取得不能，大腸がんや腺腫の前歴，炎症性腸疾患，期待生存年数が5年以下，colonoscopy，sigmoidoscopyの受診歴3年以内にある）に簡単な情報（大腸がんや検診法の説明と短い質問）を送り，「もし検診を勧奨されたら受けるか」という問いに「受ける」と答えた17万人が無作為割付された．介入群に割り付けられた対象者は内視鏡の予約が行われ，対照群には以降，一切連絡等はされなかった．

2対1で割り付けられたそれぞれ対照群11万人と検診群57,000人の2群で累積大腸がん罹患率と大腸がん死亡率が比較された．検診群では40,674人（71％）がsigmoidoscopyを受けていた．観察期間は11.2年．intention to treat（ITT）解析では全大腸がん罹患率は23％検診群で減っており，また死亡率は31％減っていた．プロトコール遵守例解析（per-protocol analysis）では，検診を受診した人では受診しない人に比べて罹患率が33％〔ハザード比 0.67，95％信頼区間（CI）0.60-0.76〕，死亡率が

43%（0.57，0.45-0.72）減っていた．また，内視鏡が届く遠位のがんについては50%（0.50，0.42-0.59）罹患率が減っていた[8]．1人の大腸がん罹患/死亡を防ぐために必要な受診者の数（number needed to screen；NNS）は191/489人と報告されている．

この研究では罹患率の低下は10年にわたって認められ，大腸がん検診における内視鏡の役割を裏付けるとともに，大腸がんの自然史に関するこれまでの通説を支持するものともいえる．

2) イタリアの研究―SCORE研究[9]

この研究は英国の研究とほぼ同様のデザインで行われた．やはり55〜64歳の適格者24万人のうち質問票に答えた56,000人のうち検診を勧奨された場合「多分受ける」と答えた43,000人中，34,000人が割り付けられた．検診群，対照群それぞれ17,000人を約11年間，フォローアップし，死亡率の低下は統計学的有意差を認めなかったが10万人年当り，9.8人の減少（rate ratio：RR 0.78, 95% CI 0.56-1.08）が示唆された．一方，罹患率は10万人年当たり検診群で32.3人の有意な減少，つまり18%の低下が示された（0.82, 95% CI 0.69-0.96）[9]．per-protocol analysisでは死亡率はRR 0.62（95% CI 0.40-0.96），罹患率はRR 0.69（95% CI 0.56-0.86）であった．

3) ノルウェーの研究[10]

この研究は1回のsigmoidoscopyとそれに便潜血検査（FOBT）を加えた検診を比較するもので両群とも介入は1回のみである．対象地域（オスロ市，テレマーク郡）の55〜64歳の全員10万人から無作為に選択した20,780人を介入群とし，残りの79,430人を対照群とした．介入群はsigmoidoscopy単独群とFOBT＋sigmoidoscopy群に無作為割付した．ここでもコンタクトは介入群のみに取られている．介入群のうち単独群は65.1%，併用群は60.9%が検診を受けた．

2009年に中間解析が報告され，その時点では差は検出されていなかったが，最終結果では死亡率についてはハザード比0.73（95% CI 0.56-0.94），罹患率はハザード比0.80（95% CI 0.70-0.92）であり，死亡率と罹患率の低下が示された[10]．介入群2群（FOBT＋sigmoidoscopy併用群とsigmoidoscopyのみ）の間に有意差は認めなかった．

英国やイタリアの研究のように内視鏡受診意図を確認しない対象者であり，受診が確保できるか懸念される研究デザインとも考えられるが，内視鏡の受診率は比較的高く，また介入群の2群での受診率の差は小さかった．この研究では罹患・死亡のリスクは検診後10年以上低下することが示唆され，実際に受診した場合は罹患リスク，とくに遠位結腸がんの罹患リスクが10年以上にわたって低下することが示されている．

10年間に1人の大腸がん罹患/死亡を防ぐのに必要な受診勧奨の対象者数（number needed to invite；NNI）は498/1,547人であったという．

4) 米国のRCT-PLCO研究[11]

この研究は前立腺がん，肺がん，卵巣がんおよび大腸がん検診の評価目的で，いわゆるPLCO研究内で行われたものであり，いくつかの点で上記3研究とは異なっている．

55〜74歳を対象とし，それぞれ77,000人からなる介入群と対照群で大腸がん死亡・罹患を比較するものである．おもな違いは3〜5年間隔で2回のsigmoidoscopy検診を勧奨していることである．介入群では87%が少なくとも1回，51%が2回受けた．所見がある場合にはcolonoscopyが指示されるが，介入群の22%がさらに精検・治療のためのcolonoscopyを受けていた．介入群では対照群に比べⅠ期がんの割合が高く（60% VS 32%），Ⅳ期がんが少なかった（3% VS 16%）．11.9年の追跡で罹患は21%（遠位大腸がん29%，近位がん14%）減少し，死亡は26%（遠位がん50%，近位がん低下なし）低下した．

米国では標準医療として内視鏡によるスクリーニングが行われているので対照群での受

診，すなわち contamination を一部の対象者で調べており，いずれかの内視鏡検査を受けたのは検診期間，その後で 48％ 前後であった．介入群では検診期間での精検以外での colonoscopy 受診は 5％，その後は 48％ であった．以上の結果から他の 3 研究同様，有効性が示されたといえる．さらには contamination により対照群にも内視鏡によるスクリーニングが発生し，RCT での介入群での検診の効果が希釈されたうえでもなお有効性が観察されたと解釈できる．

3. sigmoidoscopy 研究のエビデンスの位置づけ

以上の研究群をまとめると 1 回の sigmoidoscopy によって大腸がん全体の死亡率と罹患率，とりわけ S 状結腸・直腸がんの死亡率と罹患率が低下することのエビデンスは確立したといってよい．またその効果が 10 年以上継続することも示されたといえる．ただ深部結腸がんは基本的にはカバーできず，また便潜血検査に比べて sigmoidoscopy 単独の検診の効果が上積みされるのかは不明である．さらに便潜血検査との併用でどのくらい効果が上積みされるかについても不明である．

II. 全大腸内視鏡検査（colonoscopy）による検診の有効性評価研究と RCT

1. 従来の観察研究の概要

colonoscopy 検診に関する評価研究は最近まで質の高い研究がなく，ようやくここ数年で比較的質の高い観察研究が報告され始めた．おもな 2 研究を要約する．

Baxter らはがん登録と保険請求のデータベースなどを用いて大腸がん死亡例（症例）とその対照を選択した症例・対照 10,292 セットによる症例対照研究を行い，colonoscopy 検診が大腸がん死亡リスクを 31％ 低下させると報告した（OR＝0.69，95％ CI 0.63-0.74）[12]．この研究では左側の大腸がん死亡リスクは低下させるが右側の結腸がんのリスクは低下させないという結果が示されており，注目されている．

Nishihara らはコホート研究により，colonoscopy 検診が大腸がん死亡リスクを 68％ 低下（ハザード比 0.32，95％ CI 0.24-0.45）させると報告した[13]．コホート研究は一般に検診の有効性に影響する受診歴データの精度が低く，通常検診の評価には適さないが，この研究ではその問題を最小化しており，研究の質が高い．同研究では遠位に比べ効果は小さかった近位結腸がんの死亡リスクも下げる結果が示されている（遠位：ハザード比 0.18，95％ CI 0.10-0.31，近位：ハザード比 0.47，95％ CI 0.29-0.76）．この違いの要因が左側結腸がんと右側結腸がんの biology の違いによることを示す，分子生物学的マーカーに関する知見等，興味深いデータが報告されている．

2. RCT の実施状況

上記の状況で，4 件の RCT が開始されている．日本における秋田研究，また北欧諸国において 1 回のみの colonoscopy の有効性評価の RCT の 3 研究が 2008〜2009 年に開始されている．またその後，米国の 1 研究の開始が公表されているが，詳細は公表されていない．秋田研究のほか，北欧の研究の概要が学会等で報告されているのみである．唯一途中経過の報告されたスペインの研究について簡単に述べる．

3. スペインの研究― COLONPREV 研究[14]（図）

この研究は 1 回の colonoscopy と 2 年間隔の免疫法便潜血検査による検診を勧奨する 2 群からなる非劣性試験で，エンドポイントは大腸がん死亡である．

対象は 50〜69 歳の健常者で適格基準は sigmoidoscopy 検診の研究とほぼ同様である（内視鏡等の受診歴の基準は sigmoidoscopy 検診に関する RCT より甘い）．対象者を地域の保

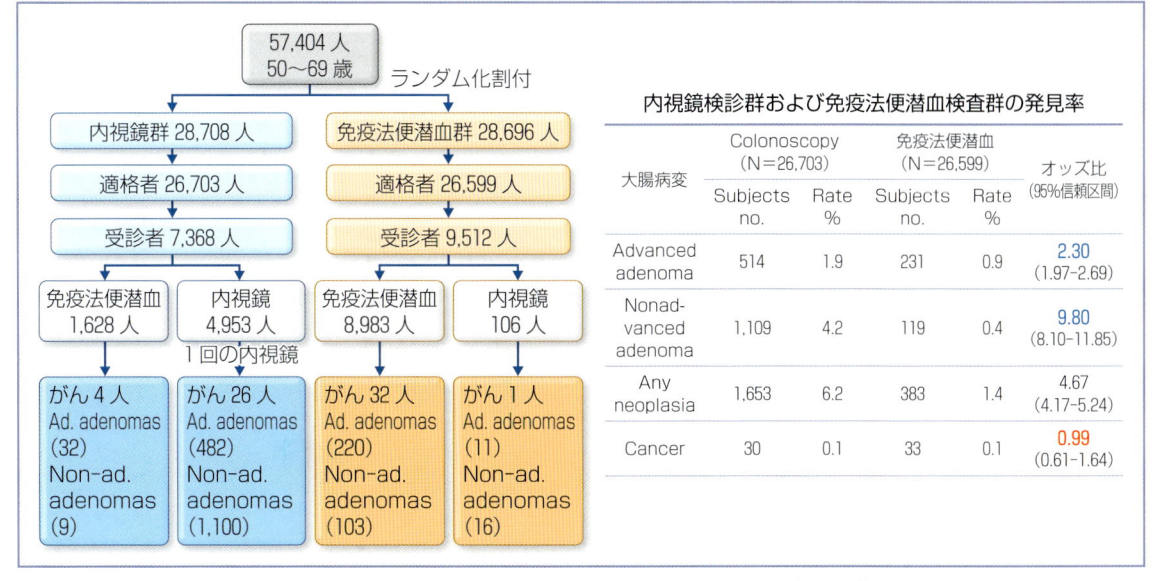

図　スペインの大腸内視鏡検診 RCT の中間結果―がん・ポリープの発見率

内視鏡検診群および免疫法便潜血検査群の発見率

大腸病変	Colonoscopy (N=26,703) Subjects no.	Rate %	免疫法便潜血 (N=26,599) Subjects no.	Rate %	オッズ比 (95%信頼区間)
Advanced adenoma	514	1.9	231	0.9	2.30 (1.97-2.69)
Nonadvanced adenoma	1,109	4.2	119	0.4	9.80 (8.10-11.85)
Any neoplasia	1,653	6.2	383	1.4	4.67 (4.17-5.24)
Cancer	30	0.1	33	0.1	0.99 (0.61-1.64)

〔文献 14）より作成〕

健データベースから同定し，ランダム化割付された．適格基準による除外はランダム化後に行われている．30％の研究参加／検診受診率，10年間での粗死亡率を7％，検診群での10年間の粗死亡率を内視鏡受診群1.7％（75％低下），便潜血検査受診群3.4％（51％低下）と仮定し，さらに両群の死亡率の差が1.6％以下なら非劣性としてみなせるとして55,500人のサンプルサイズが必要と計算された．57,000人が2群に割付され，適格基準等による除外後にそれぞれ27,000人の2群に検診の受診勧奨がなされた．中間報告で受診率，検診後の腺腫発見率，がん発見率が比較された．受診率は2群ともに低く，便潜血検査群で内視鏡群より高かった（34％対25％）．内視鏡により腺腫，がんとも高い発見率で検出されるが，内視鏡群の受診率が低いため，全体としては2群で発見率に差がなかった．

sigmoidoscopy 検診の RCT に比べ内視鏡の受診率が低いことは予想通りである．しかし，デザイン時の仮説に比べ，内視鏡群での受診率が低いことは，FOBT 群に対する内視鏡群での効果のハザード比が仮説より小さくなり，より大きいサンプルサイズが必要となると推定される．colonoscopy 検診による RCT を実施するうえでの難しさを示すものであろう．

おわりに―colonoscopy 検診の評価研究の位置づけと課題

sigmoidoscopy 検診のエビデンスが確立したことで，colonoscopy による検診の有効性は確実になったといってよい．しかし，便潜血検査の有効性への上乗せ効果は不明であり，右側結腸がんのリスクを下げない可能性も指摘されている．それらを明らかにし，さらには深部がんへの対策のための研究の必要性が浮上してきたといえる．また内視鏡検診では不利益の懸念が大きいが対策として実施した場合の実態は不明である．対策としての検診の実施の判断のために，colonoscopy による検診の利益の大きさを明らかにし，不利益とのバランスが判断できる質の高い研究が不可欠である．RCT の結果が待たれる．

文献

1) Mandel JS, Bond JH, Church TR, et al：Reducing mortality from colorectal cancer by screening for fecal occult blood. N Engl J Med 1993；328：1365-1371
2) Hardcastle JD, Chamberlain JO, Robinson MH, et al：Randomized controlled trial of fecal-occult-blood screening for colorectal cancer. Lancet 1996；348：1472-1477
3) Kronborg O, Fenger C, Olsen J, et al：Randomized study of screening for colorectal cancer with faecal occult blood test. Lancet 1996；348：1467-1471
4) Faivre J, Dancourt V, Lejeune C, et al：Reduction in colorectal cancer mortality by fecal occult blood screning in a French controlled study. Gastroenterology 2004；126：1674-1680
5) Shaukat A, Mongin SJ, Geisser MS, et al：Long-term mortality after screening for colorectal cancer. N Engl J Med 2013；369：12：1106-1114
6) Selby JV, Friedman GD, Quesenberry CP Jr, et al：A case-control study of screening sigmoidoscopy and mortality from colorectal cancer. N Engl J Med 1992；326：653-657
7) Newcomb PA, Norfleet RG, Storer BE, et al：Screening sigmoidoscopy and colorectal cancer mortality. J Natl Cancer Inst 1992；84：1572-1575
8) Atkin WS, Edwards R, Kralj-Hans I, et al：Once-only flexible sigmoidoscopy screening in prevention of colorectal cancer：a multicentre randomised controlled trial. Lancet 2010；375：1624-1633
9) Segnan N, Armaroli P, Bonelli L, et al：Once-only sigmoidoscopy in colorectal cancer screening：follow-up findings of the Italian Randomized Controlled Trial — SCORE. J Natl Cancer Inst 2011；103：1310-1322
10) Holme O, Loberg M, Kalager M, et al：Effect of flexible sigmoidoscopy screening on colorectal cancer incidence and mortality. A randomized controlled trial. JAMA 2014；312：606-615
11) Schoen RE, Pinsky PF, Weissfeld JL, et al：Colorectal-cancer incidence and mortality with screening flexible sigmoidoscopy. N Engl J Med 2012；366：2345-2357
12) Baxter NN, Goldwasser MA, Paszat LF, et al：Association of colonoscopy and death from colorectal cancer. Ann Intem Med 2009；150：1-8
13) Nishihara R, Wu K, Lochhead P, et al：Long-term colorectal-cancer incidence and mortality after lower endoscopy. N Engl J Med 2013；369：1095-1105
14) Quintero E, Castells A, Bujanda L, et al：Colonoscopy versus fecal immunochemical testing in colorectal-cancer screening. N Engl J Med 2012；366：697-706

〔斎藤　博〕

第6章

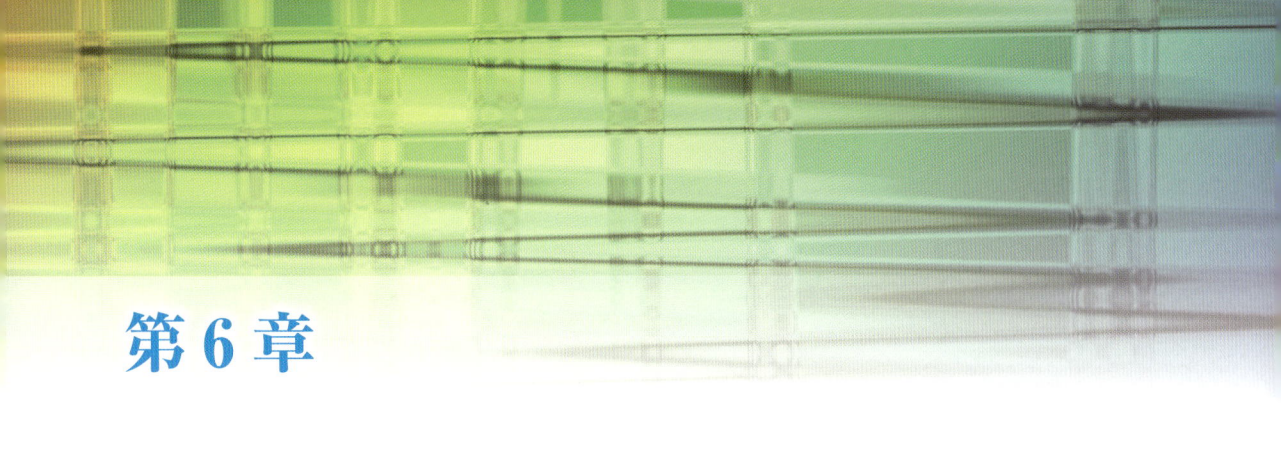

大腸内視鏡の Quality control に向けて

1 大腸内視鏡の Quality indicator

Essence

- 本稿においては，大腸内視鏡の Quality control の意義と，評価項目である Quality indicator に関して述べる．
- 大腸内視鏡の大腸癌発生・死亡抑制効果ともっとも強く相関する Quality indicator は腺腫発見率である．
- 腺腫発見率と相関する Quality indicator のうち，検査時に評価しうるのは，盲腸到達，腸管洗浄度，抜去時間であり，施行医は検査ごとにこれらを評価し，記録することが望ましい．
- 大腸内視鏡施行医は自身の腺腫発見率を評価し，その向上に努めることが求められる．
- 本邦においても，腺腫発見率などの Quality indicator の基準値を設定することが望まれる．

はじめに

2012 年に National Polyp Study の長期成績が報告され，大腸癌死亡抑制に対する大腸内視鏡の有用性が示された[1]．一方で，大腸内視鏡を行っても発生する大腸癌（Interval cancer）の存在が注目され[2]，その原因として，不適切な前処置，病変の見逃し，病変の不完全摘除，発育の早い病変の存在が挙げられている[3]．前3 者は検査の質が密接に関与することから，大腸内視鏡の Quality control の重要性が認識され，大腸内視鏡の質を評価する指標に関する報告が相次いでいる[4〜6]．本稿では，大腸内視鏡の Quality indicator に関して述べる．

I．大腸内視鏡における重要な Quality indicator

大腸内視鏡における Quality indicator（QI）は米国消化器内視鏡学会（ASGE）が 2006 年に初めて定義し，その後，改訂された[5]（表1）．大腸内視鏡の質は複数の QI から評価されるが（図1），本稿では前処置と病変発見に関する QI を取り上げる．

MEMO
Interval cancer とは
3〜10 年といった欧米のガイドラインで推奨されているサーベイランス内視鏡の期間内に発生する大腸癌．現在の大腸内視鏡では抑制できない対象と考えられ，その原因と対策に関して，さまざまな研究が行われている．

MEMO
Quality indicator とは
ヘルスケアにおける質の評価は個人，あるいは，集団全体の基準となる成績との比較によってなされ，比較する項目を Quality indicator と称する．

第6章 大腸内視鏡のQuality controlに向けて

表1 大腸内視鏡におけるおもなQuality indicator

項目	略語	定義	ASGE 最低水準	BCSP 最低水準	BCSP 目標水準
盲腸到達率	CIR (cecal intubation rate)	盲腸到達が写真で確認できる症例の割合	≧90%	≧90%	≧97%
腸管洗浄度	BPQ (bowel preparation quality)	適切な腸管洗浄が得られた症例の割合	≧85%（外来症例）	≧90%	≧95%
腺腫発見率	ADR (adenoma detection rate)	1つ以上の腺腫を指摘した症例の割合	≧25%（男性≧30%, 女性≧20%）	≧35%	≧40%
腺腫発見個数	APC (adenoma per colonoscopy)	1検査当りの腺腫発見個数	—	—	—
抜去時間	WT-NC (withdrawal time in negative colonoscopy)	病変がなかった症例におけるスコープ抜去時間	≧6分	≧6分	≧10分

ASGE：米国消化器内視鏡学会，BCSP：英国大腸癌スクリーニングプログラム

　ADRの基準がASGE，BCSPで大きく異なるが，これは根拠となるデータベースの対象の違いに起因する．米国では50歳以上の無症状の男女に対し，大腸癌一次スクリーニング検査として大腸内視鏡が施行される．一方，英国では60歳以上の便潜血検査陽性症例に対して大腸内視鏡が施行される．腺腫保有率は便潜血検査陽性例＞未検査例，男性＞女性，高齢＞若年のほうが高い．したがって，BCSPの対象のほうが大腸腺腫の有病率は高いため，設定されたADRの基準は高い．

〔文献5),6)より筆者編〕

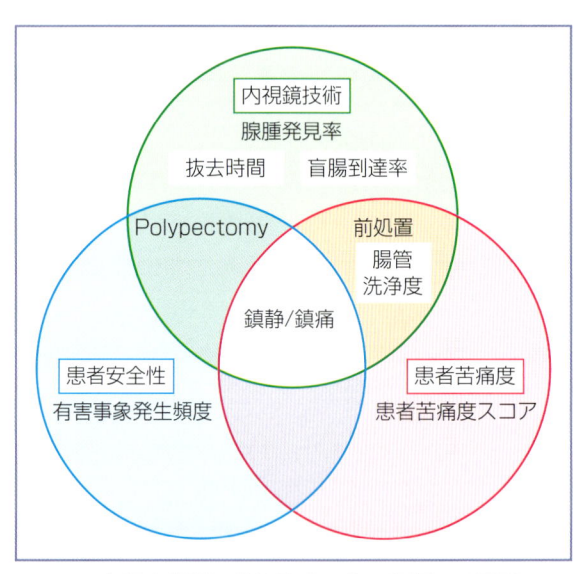

図1 大腸内視鏡におけるQuality評価の3要素

これらのうち，大腸癌発生・死亡の抑制効果を直接的に反映するのは内視鏡技術であり，その中心となるのが腺腫発見率である．

〔Lee TJW, et al：Gut 2012；61：1050-1057[6]を一部改変〕

大腸癌発生・死亡抑制を目的とした大腸内視鏡の目標は，盲腸から肛門までの大腸全域において粘膜面全範囲を詳細に観察し，できるだけ多くの腺腫を発見することである．それらの達成度を評価する指標は盲腸到達率，腸管洗浄度，腺腫発見率（adenoma detection rate；ADR）であり，主要な QI といえる．

1. 盲腸到達率

盲腸到達率低値は右側結腸における Interval cancer 発生との有意な相関が示され[7]，盲腸に到達できなかった場合には再検査を検討する必要がある．盲腸到達は虫垂開口部と回盲弁（あるいは終末回腸）を捉えることで証明され，全検査においてそれらを撮影し，記録することが推奨される．最近の報告における盲腸到達率は 97％かそれ以上である[8]．米国では全検査の 90％以上，スクリーニング検査の 95％以上の盲腸到達が必須とされている．

2. 腸管洗浄度

腸管洗浄不良例では，検査時間が延長し，患者苦痛が強く[9]，なにより，10 mm 以下はもちろん[10]，10 mm 以上のポリープの発見も難しくなる[10]．腸管洗浄不良例では，次回検査までの間隔を短縮し，見逃し病変へのケアが必要となる[11]．したがって，施行医は検査ごとに腸管洗浄度を記録し，報告する必要がある[12]．ASGE は 5 mm 以上のポリープを発見できる程度を"適切"と定義しているが[13]，直感的で使いにくいと感じるなら，近年の臨床試験で用いられている，妥当性が検証されたスケールを用いるのもよい（図2，表2）[14), 15]．Rex らは腸管洗浄不良のために 1 年以内の再検査を要する症例の割合が 15％を超える施設，施行医は，前処置のレジメンや患者教育などを見直すべきと，提案している[5]．

3. 腺腫発見率（ADR）

大腸内視鏡における腺腫発見には施行医間で大きな差を認めることが報告されている．2010 年，Kaminski らは ADR が 20％に満たない施行医は ADR が 20％以上の施行医に比し，Interval cancer 発生に対するリスクが 10 倍以上高かったと報告し[16]，ADR と Interval cancer の強い相関を示した．その後の数多くの研究結果に基づき，ADR は大腸内視鏡の大腸癌発生・死亡抑制効果に対するもっとも確実な代替指標であり，もっとも重要な QI と考えられている．これを基に，ASGE は ADR 20％を最低限確保すべき努力目標として設定した．しかし，ADR が 20％を超えて，向上することがさらなる大腸癌発生抑制効果を発揮するかは明らかではなかった．Corley らは 136 名の消化器内科医が施行した 31 万 4,872 件の大腸内視鏡において，施行医ごとの ADR には 7.4〜52.5％と大きな差を認め，ADR が高いグループにおける Interval cancer 発生リスクは ADR が低いグループに比し，0.52 倍で，ADR が 1％向上すると，大腸癌発生を 3％，大腸癌死亡を 5％低減する，と報告した（表3）[4]．これを受けて，ASGE は 50 歳以上の平均リスク症例に

MEMO

腸管洗浄度スケール

化学療法の効果判定や有害事象評価のように，腸管洗浄にも妥当性を検証された評価基準がある．臨床試験では，Aronchick scale，Ottawa scale，Boston scale（BBPS）がよく採用されている．

MEMO

ADR に影響する因子

ADR にもっとも影響するのは性別（男性＞女性），年齢（高年＞若年）である．人種，喫煙，肥満，糖尿病といった因子も影響する．施行医ごとの ADR の計算には，ASGE は性別，年齢を考慮に入れることを推奨している一方，BCSP では考慮する必要はないとしている．

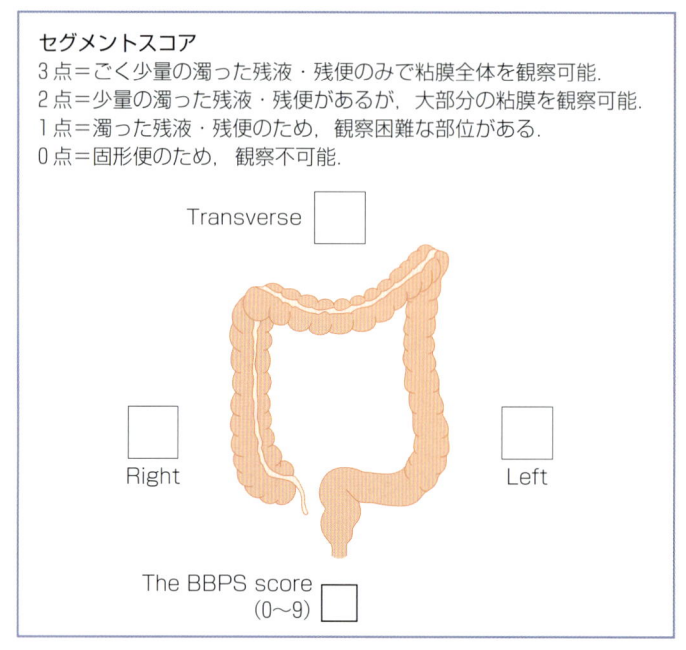

図2 The Boston bowel preparation scale

セグメントスコア
3点＝ごく少量の濁った残液・残便のみで粘膜全体を観察可能.
2点＝少量の濁った残液・残便があるが，大部分の粘膜を観察可能.
1点＝濁った残液・残便のため，観察困難な部位がある.
0点＝固形便のため，観察不可能.

Transverse □
Right □   Left □
The BBPS score (0～9) □

残便・残液の吸引，洗浄後に評価を行う．右側結腸，横行結腸，左側結腸においてセグメントスコアを判定し，それらを合計し，The BBPS scoreとする．本スケールの妥当性を検証した報告によると，22人の内視鏡医間での相関は良好で，中央値が6，四分位範囲（25～75％）は6～7で，5点以下の症例は不適切な前処置と考えられる．セグメントスコアと腺腫発見との有意な相関も報告されており，現在，もっとも簡便で客観性の高いスケールと考えられる．

〔文献14），15）より作成〕

表2 The Aronchick global assessment scale

評価	定義
優	少量の透明な残液，95％以上の粘膜が観察可能
良	多量の残液が5～25％の粘膜を覆う．90％以上の粘膜が観察可能
可	洗浄・吸引可能な半固形便があるが，90％以上の粘膜が観察可能
不良	洗浄・吸引不可能な半固形便があり，90％以上の粘膜が観察不可能
不可	再洗浄が必要

初めて報告された腸管洗浄度スケール．セグメントごとの評価をしないため，非常に簡便であるが，表現がやや抽象的で，後に開発されたOttawa scaleやBoston scaleに比し，検者間の級内相関でやや劣る結果が報告されている．

〔文献14），15）より作成〕

対する目標ADRを25％以上（男性30％以上，女性20％以上）に引き上げている．

欧米では初回内視鏡における腺腫のサイズ，組織異型度，個数などにより，次回検査の推奨間隔を定めている．本邦においても近い将来，独自のガイドライン作成が望まれる（詳細は第4章参照）．実際，ADRが高い施行医は多くの腺腫を発見するため，適切な短い間隔で患者を次回検査に導く一方で，ADRが低い施行医は腺腫を発見しないために，本来よりも不適切に

1 大腸内視鏡のQuality indicator

表3 ADRとInterval cancer発生頻度の関係

	Interval cancer発生リスクに対する調整後ハザード比 （95％信頼区間）
全体	0.97（0.96-0.98）
グループA ADR 7.35～19.05％	1（reference）
グループB ADR 19.06～23.85％	0.93（0.70-1.23）
グループC ADR 23.86～28.40％	0.85（0.68-1.06）
グループD ADR 28.41～33.50％	0.70（0.54-0.91）
グループE ADR 33.51～52.51％	0.52（0.39-0.69）

ADR（adenoma detection rate）：腺腫発見率
　ADRが高いグループほど，Interval cancerの発生頻度が段階的に低下し，ADRが20％を超えて，30～50％まで向上しても，Interval cancer発生頻度は底打ちにならず，低下することを示した（観察期間中央値35カ月）．しかし，たとえば，次回検査間隔を3年と設定した場合，ADRはどれくらいあれば妥当なのか，は未だ明らかではない．

〔Corley DA, et al: N Engl J Med 2014; 370: 1298-1306[4]より一部抜粋〕

長い間隔を患者に提示し，患者を大腸癌発生のリスクに晒すことになる．したがって，次回検査の間隔を提示するに際して，施行医のADRを把握することは，患者利益を保護するうえで本質的なことと考える．

しかし，日常臨床でADRをQIとして運用するには，以下のようにいくつかの障壁がある．

① ADRは病理結果に基づくが，内視鏡所見と病理結果を共通のデータベースに自動的に組み込めるレポートシステムは報告されていない．現状では病理結果を手入力する必要があり，内視鏡医，内視鏡センタースタッフの負担となる．

②「1個で終わり」理論である．ADRは1個以上の腺腫を発見した症例の割合であるため，発見した腺腫の個数は評価されない．筆者のように，怠惰な内視鏡医ならば，1個腺腫を見つけた途端，満足して注意深い観察をやめる可能性がある．

③ ADRは多数の検査結果を累積計算し，示されるもので，1つの検査が終わった瞬間に，その検査の質を評価できる指標ではない．したがって，日常臨床で各検査の質を評価し，適切な次回検査の間隔を提示する目的には実用的でない．

④ ADRは検査対象の背景で変化する可能性があり，基準値として確立するには大規模なデータが必要となる．

II. その他のQuality indicator

1. 腺腫発見個数（adenoma per colonoscopy；APC）

大腸全域の，粘膜全面を観察し，できるだけ多くの腺腫を発見するという大腸内視鏡の目標を評価するには，APCはADRよりも優れた指標と考える．また，上記の「1個で終わり」理論に対する解決法となりえる．当然ながら

ADRと強い相関を示すが，比較的新しい概念であり[17]，大腸癌発生・死亡抑制との直接的な関係は報告されていない．

2. 無病変症例における平均抜去時間（average withdrawal time in negative colonoscopy；WT-NC）

Barclayらは，抜去時間6分以上の検査では6分未満の検査に比し，腺腫指摘個数が2倍以上多く，抜去時間と腺腫発見の有意な相関を報告した[18]．また，Leeらは抜去時間7分未満から11分以上のグループ間のADRの比較から，ADRは抜去時間10分程度まで有意に増加し，抜去時間の延長により，10 mm以下の腺腫，右側結腸の腺腫の発見率が向上した一方，10分以上抜去時間をかけても，ADRは有意な向上を示さなかった，と報告した[19]．粘膜面の詳細な観察には一定時間を要するが，もっとも重要なのは観察技術であって，抜去時間をいたずらに長くしてもADRが向上するわけではなく，患者苦痛を引き起こす．しかし，ADRに関連するQIのうち，検査中に認識できる技術的要因はほかになく，施行医が抜去時間を意識することの意義は大きい．

3. 平均挿入時間（mean intubation time）

"挿入時間が短いと，大腸内視鏡が上手い"と考える内視鏡医が多いかもしれない．確かに，とくに初学者においては内視鏡のスキルを反映する実感はあるが，QIとしては，患者苦痛度とは相関するが[20]，ADRとの相関は報告されていない．現状では"挿入時間が長いと患者苦痛は強いことが多いが，挿入時間の短い施行医が多くの腺腫を発見し大腸癌発生を防ぐかは明らかではない"．

おわりに

大腸内視鏡施行医にとって，大腸癌発生・死亡抑制を達成しうる高水準の検査を患者に提供するためには，何を心がけるべきなのかを知り，日常臨床において検査の質を評価し，その向上に，努めることが求められる．今後，本邦においてもQuality indicatorの入力を組み込んだレポートシステムを広め，大規模なデータベースを構築し，その解析に基づいて，Quality indicatorの基準値を設定していくことが望まれる．

文献

1) Zauber AG, Winawer SJ, O'Brien MJ, et al：Colonoscopic polypectomy and long-term prevention of colorectal-cancer deaths. N Engl J Med 2012；366：687-696
2) Baxter NN, Goldwasser MA, Paszat LF, et al：Association of colonoscopy and death from colorectal cancer. Ann Intern Med 2009；150：1-8
3) Lieberman DA, Rex DK, Winawer SJ, et al：Guidelines for colonoscopy surveillance after screening and polypectomy：A consensus update by the US Multi-Society Task Force on Colorectal Cancer. Gastroenterology 2012；143：844-857
4) Corley DA, Jensen CD, Marks AR, et al：Adenoma detection rate and risk of colorectal cancer and death. N Engl J Med 2014；370：1298-1306
5) Rex DK, Schoenfeld PS, Cohen J, et al：Quality indicators for colonoscopy. Am J Gastroenterol 2015；110：72-90
6) Lee TJW, Rutter MD, Blanks RG, et al：Colonoscopy quality measures：experience from the NHS Bowel Cancer Screening Programme. Gut 2012；61：1050-1057
7) Baxter NN, Sutradhar R, Forbes SS, et al：Analysis of administrative data finds endoscopist quality measures associated with post-colonoscopy colorectal cancer. Gastroenterology 2011；140：65 72
8) Schoenfeld P, Schoenfeld B, Cash A, et al：Colonoscopic screening of average-risk women for colorectal neoplasia. N Engl J Med 2005；352：2061-2068

9) Froehlich F, Wietlisbach V, Gonvers JJ, et al : Impact of colonic cleansing on quality and diagnostic yield of colonoscopy : the European Panel of Appropriateness of Gastrointestinal Endoscopy European multicenter study. Gastrointest Endosc 2005 ; 61 : 378-384
10) Harewood GC, Sharma VK, de Garmo P, et al : Impact of colonoscopy preparation quality on detection of suspected colonic neoplasia. Gastrointest Endosc 2003 ; 58 : 76-79
11) Rex DK, Kahi CJ, Levin B, et al : Guidelines for colonoscopy surveillance after cancer resection : A consensus update by the American Cancer Society and the US Multi-Society Task Force on Colorectal Cancer. Gastroenterology 2006 ; 130 : 1865-1871
12) Lieberman D, Nadel M, Smith RA, et al : Standardized colonoscopy reporting and data system : report of the Quality Assurance Task Group of the National Colorectal Cancer Roundtable. Gastrointest Endosc 2007 ; 65 : 757-766
13) Rex DK, Bond JH, Winawer S, et al : Quality in the technical performance of colonoscopy and the continuous quality improvement process for colonoscopy : recommendations of the US Multi-Society Task Force on Colorectal Cancer. Am J Gastroenterol 2002 ; 97 : 1296-1308
14) Lai EJ, Calderwood HA, Doros G, et al : The Boston bowel preparation scale : a valid and reliable instrument for colonoscopy-oriented research. Gastrointest Endosc 2009 ; 69 : 620-625
15) Rostom A, Jolicoeur E : Validation of a new scale for the assessment of bowel preparation quality. Gastrointest Endosc 2004 ; 59 : 482-486
16) Kaminski MF, Regula J, Kraszewska E, et al : Quality indicators for colonoscopy and the risk of interval cancer. N Engl J Med 2010 ; 362 : 1795-1803
17) Ussui V, Coe S, Rizk C, et al : Stability of increased adenoma detection at colonoscopy. Follow-up of an endoscopic quality improvement program-EQUIP-II. Am J Gastroenterol 2014 ; 110 : 489-496
18) Barclay RL, Vicari JJ, Doughty AS, et al : Colonoscopic withdrawal times and adenoma detection during screening colonoscopy. N Engl J Med 2006 ; 355 : 2533-2541
19) Lee TJ, Blanks RG, Rees CJ, et al : Longer mean colonoscopy withdrawal time is associated with increased adenoma detection : evidence from the Bowel Cancer Screening Programme in England. Endoscopy 2013 ; 45 : 20-26
20) Kim WH, Cho YJ, Park JY, et al : Factors affecting insertion time and patient discomfort during colonoscopy. Gastrointest Endosc 2000 ; 52 : 600-605

〔今井健一郎, 堀田欣一, 山口裕一郎〕

2 内視鏡の大規模データベース

Essence

- 優れた内視鏡レポート・システムは，臨床研究に役立つのみならず，Quality control や初心者のトレーニングにも有用である．
- 米国では約20年前に大規模内視鏡データベースが構築され，大きな成果を挙げている．
- 大規模内視鏡データベースの実現により，従来の臨床試験では明らかにならなかった現実の内視鏡診療の実態が明らかとなることが期待される．

はじめに

　電子内視鏡の普及に伴い内視鏡画像のデジタル・ファイリングおよびレポート・システムが開発され，現在，各施設単位での電子化された内視鏡データベースが構築されつつある．各施設で共通データベースを用いれば，それらを統合したより多数例のデータベースを構築できる可能性が期待される．本稿では内視鏡レポート・システムの現状をふまえて，海外ですでに運用されている大規模内視鏡データベースの紹介と，わが国での大規模データベースの可能性について言及する．

I. 内視鏡レポート・システムの開発と現状

　1980年代に電子内視鏡が開発され，わが国においても内視鏡画像をデジタル・ファイリングする試みが始まった[1]．その後，1990年代に電子カルテの普及に伴い，内視鏡のレポートについてもデジタル画像の保存とともに，電子化された報告書の開発が始まった．内視鏡領域の用語について構造化されたデータベースを構築するために欧州で Minimal standard terminology（MST）が誕生した[2]．

　わが国においても MST に準拠したレポート・システムの開発が進められた．現在，オリンパスメディカルシステムの Solemio ENDO[3] や富士フイルムメディカルの NEXUS などオーダリング，前投薬，レポート作成，レセプト連携，病理オーダー，洗浄履歴などを統合マネジメント可能なシステムが市販されるに至った．現行システムの運用により日常の内視鏡診療業務については効率的に運用可能となった．しかしながら，各内視鏡所見の構造化については不十分であり，施設単位のカスタム化により，データベースとしての統合はすぐには困難なのが現状である．また，病理所見の入力についても十分な連携ができておらず，今後の課題である．

　現在，国立がん研究センター中央病院や東京慈恵会医科大学葛飾医療センターにおいて，病理部門システムから内視鏡部門システムに対して，枝番ごと（生検や治療標本ごと）に回答を返すシステムの運用が開始されているが，このような試みは，安全管理上非常に重要であるとともに，より精度の高い内視鏡データベースの

構築には必須と思われる．

II．内視鏡大規模データベース

米国では1995年にLieberman D，Fleischer Dが中心となりCORI（Clinical outcome research initiative）という大規模内視鏡データベースが開始された[4]．CORIは施設単位で契約し，インターネットを介して，内視鏡検査単位で共通項目（表）を入力する．検査目的や年齢，性別，人種などの背景情報の入力を全症例について実施する．データセンターでは患者の個人情報は匿名化されて保存される．大腸内視鏡の最新版ではQuality indicatorであるwithdrawal time，cecal intubation rate，polyp detection rateなどの集計が可能である．また，ポリープの大きさ，個数，部位，形態，摘除方法，偶発症，病理結果についての集計も行っており，より詳細な解析が可能となっている．CORIの概要と入力項目についてはホームページ（https://www.cori.org/）で閲覧可能である．登録施設は内視鏡医単位や施設単位での集計データを簡単に閲覧することが可能である．

CORIの解析結果のなかで大腸関連では現在

表　CORIのデータベースで用いられている項目

Patient sociodemographic information
type (inpatient/outpatient), birth date, gender, race, insurance type
Endoscopic Suite Information
facility ID, suite type, teaching status, physician ID, fellow ID, physician specialty
General Quality indicators
procedure date, current history & physical, informed consent, ASA Category, sedation type
Colonoscopy Procedure Quality Indicators
colonoscopy type (screening, surveillance, diagnostic), bowel prep quality, colonoscopy indications, cecal landmarks
Colorectal Neoplasm Risk Assessment (average risk, high risk, N/A)
family or personal history of CRC /colon adenoma, advanced neoplasm, 3 or more adenomas, non advanced neoplasm, sessile serrated polyp, serrated polyposis syndrome
Polyps
No. of polyps removed, No. of polyps retrieved, polyp morphology, polyp size
Procedure duration
Time between insertion and reaching cecum, withdrawal time from cecum to anus
Pathology
adenomatous polyp (1 or 2 tubular adenomas <10 mm, 3 or more adenomas, advanced neoplasm, adenocarcinoma, sessile serrated polyps <10 mm with no dysplasia, sessile serrated polyps ≧10 mm OR sessile serrated polyp with dysplasia OR traditional serrated adenoma, hyperplastic polyps)
Follow-up interval (-months, -years)
Adverse events
bowel perforation, bleeding, emergency dept visit, hospital admission, death

〔CORIホームページ（https://www.cori.org/）より抜粋〕

までに，内視鏡検査別（全大腸内視鏡，S状結腸鏡），施設セッティング別（Academic, Non-academic）の検査目的[4]，続いて年齢，性別，人種別の検査目的[5]などの臨床現場で内視鏡検査を行う背景因子の報告がなされた．近年では，大腸前処置，盲腸到達率，ポリープ発見率などのQuality indicatorの報告精度の解析[6]，検査目的，年次，年齢，人種と大型大腸ポリープ（>9 mm）発見率の解析[7]などが報告された．参加施設は徐々に増加しており，最新の論文では84施設〔community practice/endoscopy center 78.6 %，academic center 8.5 %，Veterans Affairs（VA）medical center 12.9 %〕が参加しており，解析対象検査数は137万2,838件（2000～2011年）と莫大な件数となっている[7]．エビデンスレベルを構築している臨床試験の多くが，academic centerやVAで行われているのに対して，CORIの参加施設はnon-academic centerを多く含んでおり，導き出される解析結果は，実際の診療の現状をより反映していると考えられる．

開始から約20年を経過しているが，課題として，欠損項目（とくに病理結果）が多いことが挙げられている[7]．CORIのデータベースは現状では内視鏡領域で世界最大規模と考えられるが，米国では年間1,400万件の大腸内視鏡が実施されていると推計されており[7]，CORIがカバーしているのは1 %に満たない．米国で，CORIが爆発的に使用されるようになった背景因子はさまざまなものがあると推察されるが，もっとも大きな点は，CORI自体がデータを吸い上げられる見返りとして，レポート作成や印刷，患者・紹介医等の管理も行えるソフトウェアを無償で提供したことにあると思われる．

Ⅲ. 内視鏡レポート・システムと大規模データベースの将来展望

優れたレポート・システムの条件として，① 日常の診療のなかで過重な負担とならないよう作成が簡便であること，② 必要十分な項目を網羅していること，③ 共通言語を用いて入力のばらつきや欠損が少ないこと，④ 構造化が十分になされており検索が容易でそのまま解析可能なデータベース機能を有していること，⑤ 病理結果の入力が可能なこと，⑥ 同一患者の認識が容易に可能なことなどが挙げられる．このような条件を満たすレポート・システムが実現できれば後ろ向きの臨床研究のみならず，日常の内視鏡検査のQuality controlにも活用することが可能である．

オランダでは大腸内視鏡のQuality indicatorである，adenoma detection rate, cecal intubation rate, withdrawal timeなどの項目につき，任意の術者，任意の期間で，自動的にグラフ化することのできるレポート・システムが開発された[8]．いわば，各々の内視鏡医のperformanceに関するリアルタイム・ベンチマーキングである．常にqualityを管理される状況下で検査を行えば，検査に対する集中力は高いレベルで維持されることが期待される．また，初心者の教育過程の正確な評価にも有効であるとともに，初学者のモチベーションを向上させる効果も期待できる．

現在，国立がん研究センター中央病院の斎藤豊氏，東京大学光学診療部の藤城光弘氏，京都第二赤十字病院の田中聖人氏，聖マリアンナ医科大学横浜市西部病院の松田浩二を発起人として，日本消化器内視鏡学会の一事業として，Japan Endoscopy Database（JED）プロジェクトの第一期のトライアルが，国立がん研究センター中央病院，東京大学附属病院，北里大学

> **MEMO**
> **CORI**
> CORIは1995年に米国で開設された世界最大規模の内視鏡データベースで，現在，80施設以上が参加している．登録検査数は270万件を超え，一流学術誌に60編以上の論文が出版されている．

病院，埼玉医科大学国際医療センター，虎の門病院，東京慈恵会医科大学葛飾医療センター，京都大学病院，東京医科歯科大学病院の計 8 施設で行われている．本プロジェクトの目指すところは，① 世界最大の内視鏡データベースの構築，② 日本の内視鏡診療の実態の把握，③ 臨床研究レジストリーのデータ化であり，最終的には，全指導施設および出力可能な内視鏡診療すべてを網羅する予定である．そのため，前述の CORI のような単一ベンダーではなく，マルチベンダーから出力された情報の一元化を目標としている．今後のデータの解析結果やプロジェクトの展開が非常に期待される．

理想的なレポート・システムの開発とともに求められるのが，統合データベースの構築である（図）．インターネットを用いた入力が可能で，個人情報の漏洩に対して十分なセキュリティー対策がなされることが必須である．各施設で用いる報告書がそのまま自動的に共通データベースに出力されるのが理想的である．欠損項目を減らすために，必須入力を強制できるシステム構築が必要であるとともに，必要最小限の重要項目に絞ってデータベース化するのが現実的と考えられる．

わが国の現状を考えると，電子カルテおよび内視鏡部門システムを運用するベンダーが，共通データベース用の出力に対応できる機能をもつことが求められる．また，前述のように，病理部門システムを運用するベンダーが内視鏡レポートに病理結果が自動的に入力されるシステムを構築することも課題である．

大規模内視鏡データベースが実現された後は，十分な個人情報保護対策を施したうえで，個人識別番号との連結ができるシステムを構築し，検診あるいは転帰・予後のデータと合わせた解析も可能となることが期待される．このことは限られた医療費の有効利用の点からも非常に重要である．

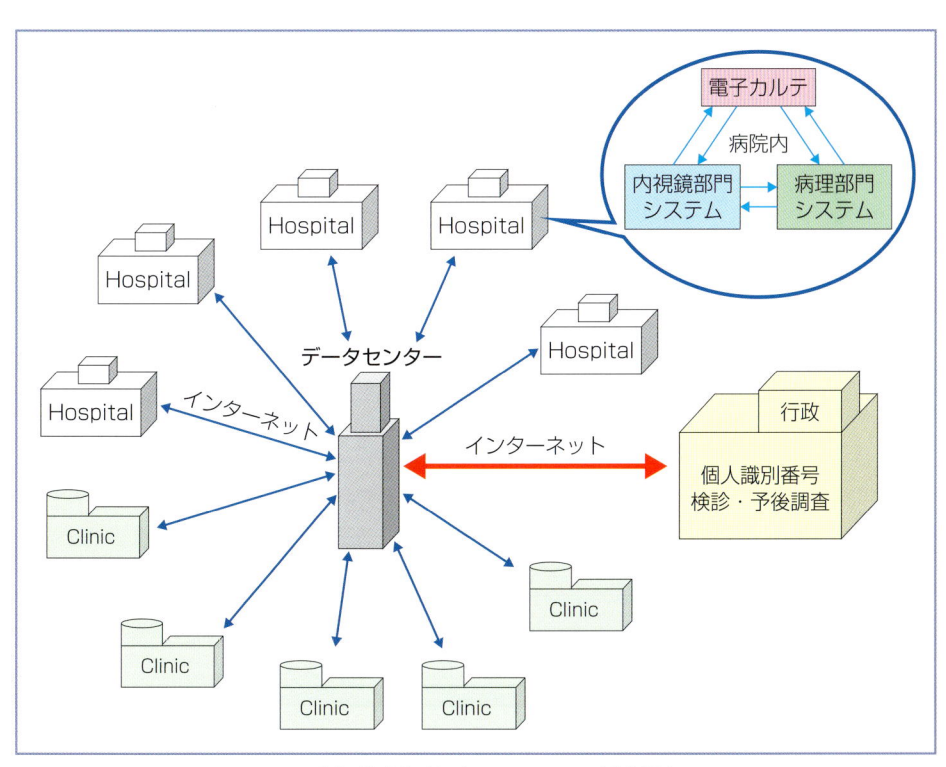

図　大規模内視鏡データベースの将来構想

おわりに

「日本の内視鏡は世界一！」という言葉を時折耳にすることがある．日本で開発されたESDやダブルバルーン内視鏡は世界の内視鏡界に大きなインパクトを与えたのは疑いようのない事実である．しかしながら，日本全国津々浦々で日常行われている内視鏡検査のqualityは世界一であろうか？　これについてはまったくデータがなく，現状では知るすべがない．新世代の理想的な内視鏡レポート・システムと大規模データベースが実現すれば，世界中の日常の内視鏡診療のqualityを比較することも可能となる．十分に精度管理された従来の臨床試験では明らかにならなかった現実の内視鏡診療の実態が，大規模データベースで明らかになる可能性がある．そこから，新たなクリニカル・クエスチョンが生まれ，それを解決するための臨床試験が計画される．大規模内視鏡データベースが将来の内視鏡診療で重要な役割を担うことは容易に想像可能である．

文献

1) 藤野雅之：内視鏡画像ファイリングの歴史と将来展望．消化器内視鏡　2000；12：1345-1347
2) Delvaux M, Crespi M, Armengol-Miro JR, et al：Minimal standard terminology for digestive endoscopy：results of prospective testing and validation in the GASTER project. Endoscopy　2000；32：345-355
3) 松田浩二：Endoscopic Electronic Medical Recordを活用した臨床研究とその将来像．消化器内視鏡　2009；21：1041-1048
4) Lieberman DA, De Garmo PL, Fleischer DE, et al：Patterns of endoscopy use in the United States. Gastroenterology　2000；118：619-624
5) Lieberman DA, Holub J, Eisen G, et al：Utilization of colonoscopy in the United States：results from a national consortium. Gastrointest Endosc　2005；62：875-883
6) Lieberman DA, Faigel DO, Logan JR, et al：Assessment of the quality of colonoscopy reports: results from a multicenter consortium. Gastrointest Endosc　2009；69：645-653
7) Lieberman DA, Williams JL, Holub JL, et al：Colonoscopy utilization and outcomes 2000 to 2011. Gastrointest Endosc　2014；80：133-143
8) van Doorn SC, van Vliet J, Fockens P, et al：A novel colonoscopy reporting system enabling quality assurance. Endoscopy　2014；46：181-187

〈堀田欣一，今井健一郎，松田浩二〉

3 初心者に対する大腸内視鏡検査のトレーニング

Essence

- 本項においては大腸内視鏡検査の初学者に対する指導法を施行医，指導医それぞれの視点から述べる．
- さまざまな指導書，シミュレーターが充実してきており，施行医は実際の検査の施行前にそれらを熟読し，スコープの扱いを熟知しておく必要がある．
- 指導医は達成度（competency）に対するパラメーターを設定，記録し，今後の教育に生かしていくことが重要である．

はじめに

大腸癌の増加に伴い大腸内視鏡検査における検診事業が広まりつつある．また米国におけるNational Polyp Studyの結果[1]や本邦におけるJapan Polyp Studyの結果からも大腸ポリープの摘除によって大腸癌死を抑制することが明らかになり，これからますます大腸内視鏡検査の必要性が求められてきている．

しかし，山野らの報告（第21回日本消化器関連学会週間ブレックファーストセミナーにおける山野泰穂らの講演）によると平成19年度の大腸癌検診対象者は全国で推定3,500万人で，このうち大腸内視鏡検査が施行されたのは保険診療上の推定で約330万件，また大腸内視鏡専門医は国内約1万人と推定されており，検診対象者約3,500万人のすべてを内視鏡でスクリーニングするとしたら，内視鏡医が1人当り年間1,000件を施行したとしても，すべての検査を終えるのに3年半もかかってしまうと述べている．すなわち，絶対的な検査医不足が危惧されており，早急な育成が求められる．

I. 大腸内視鏡挿入手技の研修方法

大腸内視鏡検査は大腸疾患の診断と治療に欠かすことのできない手技であるが，大腸の解剖学的特徴である管腔が狭い，ひだが多い，屈曲部が存在するなどの点から挿入技術がほかの内視鏡技術と比較して難易度が高く，観察においても技術と経験を要する．

挿入技術に関していかに早期に技術を会得するかは各施設によってさまざまな工夫をされていることであろうが，どのような工夫が一番効率的であるかを論ずることは難しい．

1. 挿入技術書の熟読，上級者の見学・助手

一般的に行われている大腸内視鏡挿入手技の研修方法はまず上部内視鏡検査を数十例経験し，基本的機器の扱いを覚える．その後，上級者の検査の見学，助手の経験（用手圧迫，生検など）を行った後，比較的挿入が容易と思われる症例を選んで数例経験する（S状結腸癌術後，直腸癌術後症例や前回挿入容易症例など）．

しかし，実際に症例に対して検査を施行するに当たりあらかじめスコープ操作に慣れておく

必要があり，また施行に当たってもエキスパートが常に横に付き添うことは困難である．当然，施行前に挿入技術の教科書や解説書いわゆる指南書を熟読しておく必要がある．これに関しては以前，大腸内視鏡挿入術という技術を明文化して人に伝えるといった，いわゆる名人が少なかったためごく限られた書籍しかなかったが，最近はこのような技術書が多数出版されている．自身で手に取り，一番理解しやすい書を選び繰り返し読むとよいであろう．

2. 挿入術のセッション，セミナーへの参加

それ以外には挿入術に関する学会のセッションやセミナーに参加し学ぶ．以前，学会などの大腸内視鏡挿入術に関するセッションでは，エキスパートによるビデオを供覧しながら理想の挿入術，困難症例に対する対処法を議論するのが定石であった．しかし，挿入の初学者は実際に自身で行いながら大腸の解剖を理解し，自分の思うごとくスコープを操り，患者に苦痛を与えないように挿入するにはどのようにしたらよいかをいかに短時間で習得するかが求められる．その一助として現在，さまざまなセミナーやハンズオンレクチャーが開催されている．静岡がんセンターにおいても2014年から上部消化管ESD，大腸内視鏡挿入術やEMR，ESDの手技のハンズオンを開催している（図1）．このような場に積極的に参加しエキスパートの技術を見取るまたは教えを請うことが技術の向上のきっかけとなると思われる．

3. シミュレーターによるトレーニング

また，現在はさまざまなシミュレーターを用いてトレーニングが行えるようになった．最新のコロンモデル（大腸内視鏡トレーニングモデルⅡ型，KOKEN，東京，図2）では挿入やオリエンテーションの確認ができるほか，模擬ポリープを装着することで，高周波スネアによる切除やクリップを使用しての止血といった，内視鏡を用いたポリープに対する処置がトレーニング可能となっている．佐野ら[2]はコロンモデルでトレーニングを行った初学者（とくに経験数が20症例以下）において挿入率の向上が認められたと述べている．

その他のシミュレーターとしては内視鏡挿入形状観察装置（endoscope position detecting unit；UPD）がある（図3）．この装置は十数個の磁気コイルを内蔵した専用スコープまたは専用プローベを用いてコイルから発生する磁気をアンテナで受信し，スコープの3次元形状をリアルタイムに表示するシステムである．UPDの初心者教育におけるメリットとして，X線透視を用いなくともスコープの挿入状態が把握でき，またループ解除の感覚を視覚的・体感的に覚えられる．平野ら[3]は大腸内視鏡検査ビギナーにおいてUPD使用症例が非使用症

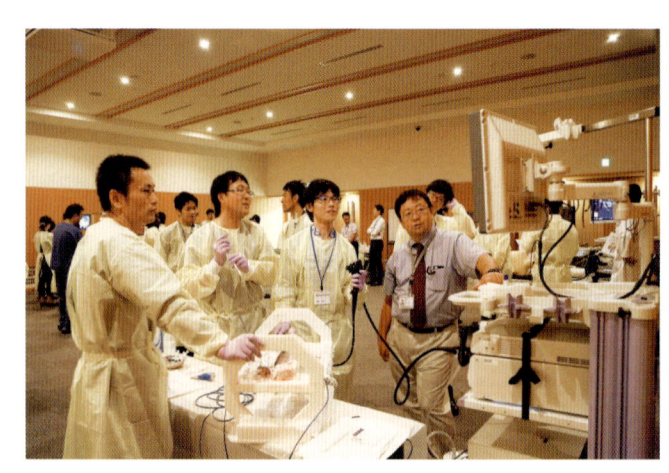

図1　静岡がんセンターにおけるハンズオンセミナーの様子

上部消化管ESD，大腸の挿入・EMR・ESD，ERCPなどの指導を行っている．

3 初心者に対する大腸内視鏡検査のトレーニング

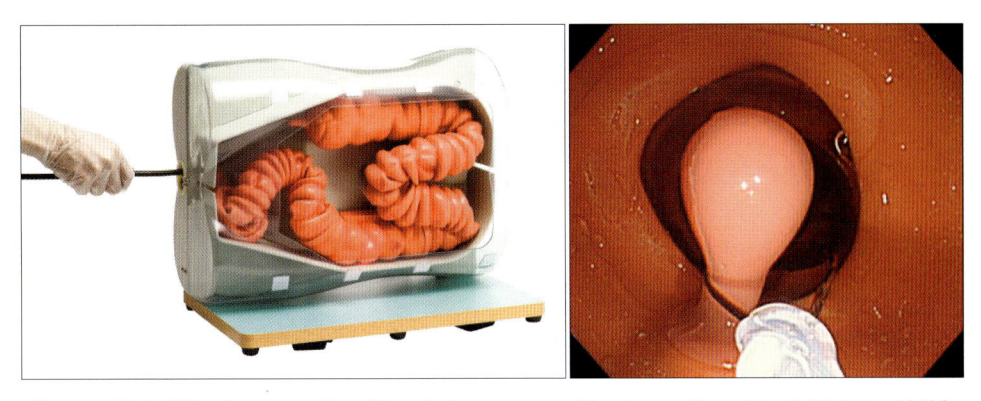

図2 大腸内視鏡トレーニングモデル（Colonoscopy Simulator TypeⅡ）（KOKEN，東京）
切除，止血可能なポリープによるトレーニングが可能になった．

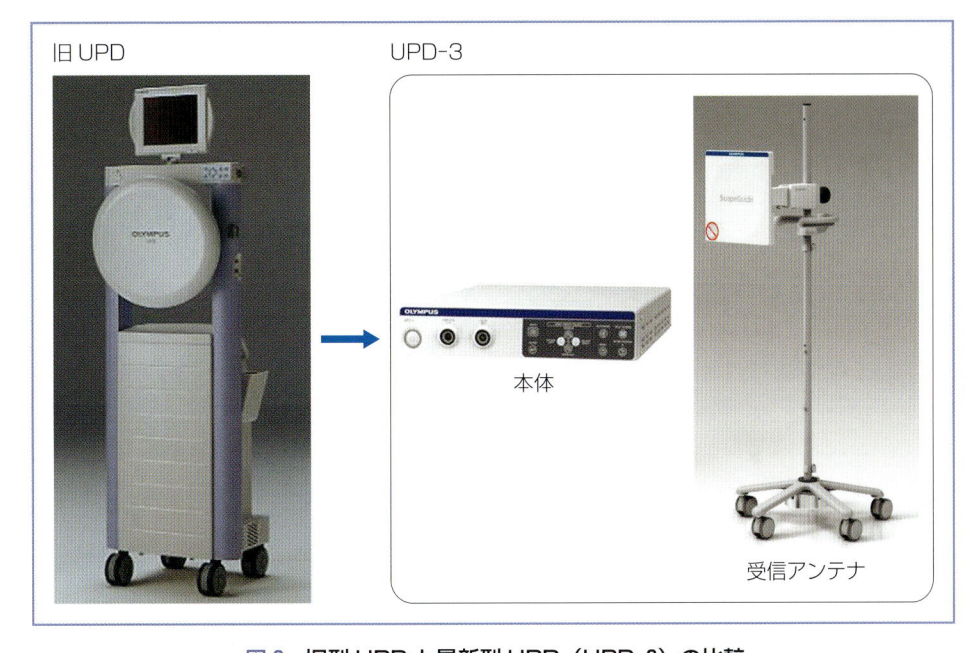

図3 旧型UPDと最新型UPD（UPD-3）の比較
最新型UPDは小型化，省スペース，省電力化された．ベッドサイドには受信アンテナのみ．本体はトローリーに搭載となった．

例よりもSD junction通過時間，盲腸到達時間の短縮が得られたと報告している．

しかし，機械そのものは大きく検査室のスペースを必要としていたが，最新のUPD-3ではアンテナ部がコンパクトとなっている．しかし専用のスコープやプローベを必要とする．またUPD画面を注視することによって実際の内視鏡画像から視線が離れてしまうことに注意が必要である．

Ⅱ．内視鏡撮像における初学者の心得

当院では盲腸挿入後の内視鏡撮影においてスコープのオリエンテーションの確認目的にて，盲腸 → 上行結腸全景 → 肝彎曲部 → 右横行結腸全景 → 中結腸部 → 左横行結腸全景 → 脾彎曲部 → 下行結腸全景 → SD junction → S状結腸 → 直腸Rb → 直腸内反転の写真を撮影するように指導している．常にスコープのオリエンテー

225

ションを意識できるようになり，写真の見直しも可能となる．

III．内視鏡の抜去時間

大腸内視鏡検査の本来の目的は挿入を完遂することではなく，病変を見つけることである．内視鏡の抜去は丁寧に行うことが原則であるがどの程度の時間をかければ過不足なく観察が可能であろうか？

Barclayら[4]は経験豊富な12人の内視鏡専門医が7,882人の大腸内視鏡検査を施行し，抜去時間が6分未満と6分以上の検査医間で腫瘍性病変の検出率を比較したところ，6分以上かけて抜去した検査医群でなんらかの腫瘍の検出率（28.3 % vs 11.8 %，$P<0.001$）およびadvanced neoplasmaの検出率（6.4% vs 2.6%，$P=0.005$）が高かったと報告している．経験豊富な検査医でのデータであるため6分という時間は初学者には若干短い印象もあるが，最低でも6分程度の時間をかけて抜去することが見落としを減らす目安と考えられる．

IV．大腸内視鏡検査の達成度（competency）の評価

大腸内視鏡検査に限らず，医療の質を客観的に管理することが重要視されつつある．初学者に対する大腸内視鏡検査教育を評価するパラメーターとしては，経験症例数，盲腸到達率および時間，内視鏡抜去時間，腺腫発見率（adenoma detection rate；ADR），観察時・治療時偶発症発生率などが挙げられる[5]．これらのパラメーターを詳細に記録，解析し将来の教育に生かしていくことが今後重要と思われる．

Sedlack[6]は消化器科のフェローを対象として，手技前の予備知識，手技に対する知識（スコープオリエンテーションやループ解除の可否など）全体で13項目で技術，知識を評価，スコア化し（MCSAT；Mayo Colonoscopy Skills Assesment Tool），各々の項目を満たすことができる症例経験数が275症例，また盲腸到達率85%，挿入時間16分以内も275例の経験で達成できると述べている．

おわりに

大腸内視鏡検査は治療のみならず挿入によっても重篤な合併症をきたす可能性のある手技であり，その教育においても基本に忠実に無謀なことは避けるといった姿勢が施行医，指導医において必要と考える．

文献

1) Zauber AG, Winawer SJ, O'Brien MJ, et al：Colonoscopic polypectomy and long-term prevention of colorectal-cancer death. N Engl J Med 2012；366：687-696
2) 佐野 寧，他：コロンモデルを用いたトレーニングの実際．消化器内視鏡 2007；19：385-393
3) 平野直樹，他；大腸内視鏡挿入手技の向上におけるUPDの有用性．Prog Dig Endosc 2003；63：32-35
4) Barclay RL, Vicari JJ, Doughty AS, et al：Colonoscopic withdrawal times and adenoma detection during screening colonoscopy. N Engl J Med 2006；355：2535-2541
5) 松田浩二，堀内洋志，川原洋輔，他：内視鏡データベースを用いた大腸内視鏡教育の方法と質の管理—外科レジデントへの大腸内視鏡教育を中心に．臨林消化器内科 2012；27：1549-1554
6) Sedlack RE：Training to competency in colonoscopy：assessing and defining competency standards. Gastrointest Endosc 2011；74：355-366

（山口裕一郎，堀田欣一，今井健一郎）

付録 大腸ポリープ診療のための主要文献 60 編の解説

・第 1 章 大腸ポリープの疫学，病理

No.	文献	解説
1	Winawer SJ, Zauber AG, O'Brien MJ, et al：Randomized comparison of surveillance intervals after colonoscopic removal of newly diagnosed adenomatous polyps. The National Polyp Study Workgroup. N Engl J Med 1993；328：901-906	内視鏡的にポリープを摘除した 1,418 名を，初回検査後 1・3 年目の 2 回 TCS を行う群と，3 年目の 1 回のみ行う群に無作為に割り付け，発見病変頻度を比較．総腺腫性ポリープ発見率は 2 回検査群で高かったが（41.7% vs 32.0%，P＝0.006），癌や 10 mm 以上の腺腫の頻度は両群 3.3% と差がなかったことから，ポリープ摘除後の経過観察は 3 年後でよいと結論づけられた． 〔ランダム化比較試験〕
2	Ishikawa H, Mutoh M, Suzuki S, et al：The preventive effects of low-dose enteric-coated aspirin tablets on the development of colorectal tumours in Asian patients：a randomised trial. Gut 2014；63：1755-1759	大腸腺腫摘除患者 311 名を対象に，低用量アスピリン腸溶錠（100 mg/day）を 2 年間内服するアスピリン群（152 名）とプラセボ群（159 名）とに無作為割付を行い，その後の腺腫性ポリープの再発抑制効果を検証した．アスピリン群では，プラセボ群と比較してポリープの再発リスクが 40% 減少した（OR：0.60，95% CI：0.36-0.98）．また，リスク軽減は非喫煙者群で顕著であった． 〔ランダム化比較試験〕
3	Giardiello FM, Yang VW, Hylind LM, et al：Primary chemoprevention of familial adenomatous polyposis with sulindac. N Engl J Med 2002；346：1054-1059	41 名の若年（8〜25 歳）FAP 患者を対象として，非ステロイド性消炎鎮痛薬 sulindac の内服がプラセボ群と比べ腺腫の発生を予防するかどうかを検証した二重盲検比較試験である．内服開始 4 年後，腺腫は sulindac 群 21 名中 9 名（43%）に，プラセボ群 20 名中 11 名（55%）に発生した．通常用量の sulindac 内服では腺腫の発生を予防しないことが示された． 〔ランダム化比較試験〕
4	Rabeneck L, Davila JA, El-Serag HB：Is there a true "shift" to the right colon in the incidence of colorectal cancer? Am J Gastroenterol 2003；98：1400-1409	右側結腸癌が増加しているかどうか，9 つの地域がん登録を用いて検討した．1978〜1998 年に原発性大腸癌と診断された 243,861 患者を対象とした結果，右側結腸癌と診断された頻度は，年齢・性別で調整すると不変あるいはわずかな増加にとどまった．近年の右側大腸癌の頻度の高さは，患者の高齢化と過去の S 状結腸内視鏡検査の影響を受けていると考えられた． 〔横断研究〕
5	Zauber AG, Winawer SJ, O'Brien MJ, et al：Colonoscopic polypectomy and long-term prevention of colorectal-cancer deaths. N Engl J Med 2012；366：687-696	内視鏡的ポリープ摘除を受けた患者を対象に予後調査を行った．腺腫性ポリープの摘除を受けた 2,602 患者のなかで 1,246 患者の死亡が確認され，12 患者が大腸癌で死亡（観察期間中央値 15.8 年）．一般集団にて期待された大腸癌死亡数は 25.4 であり，標準化死亡比は 0.47 であった．本研究（National Polyp Study）から，内視鏡的ポリープ摘除により 53% の大腸癌死亡率抑制効果が示された． 〔コホート研究〕

No.	文献	解説
6	Nishihara R, Wu K, Lochhead P, et al：Long-term colorectal-cancer incidence and mortality after lower endoscopy. N Engl J Med 2013；369：1095-1105	大腸内視鏡検査と大腸癌罹患・死亡率との関連について検討．対象 88,902 名から大腸癌 1,815 例，大腸癌死 474 例が確認され，内視鏡非受検者と比較し，大腸癌発生ハザード比はポリープ切除後患者で 0.57，S 状結腸鏡を受け病変がなかった患者で 0.6，全大腸内視鏡検査を受け病変がなかった患者で 0.44 であった．大腸癌死に対するハザード比は，S 状結腸鏡後で 0.59，全大腸内視鏡後で 0.32 であった．全大腸内視鏡検査後に近位結腸の死亡率は抑制されたが，S 状結腸鏡後では抑制されなかった． 〔コホート研究〕
7	Lieberman DA, Williams JL, Holub JL, et al：Colonoscopy utilization and outcomes 2000 to 2011. Gastrointest Endosc 2014；80：133-143	2000～2011 年の期間に米国で蓄積された大腸内視鏡検査のデータを解析．検査目的で多かったのは，50 歳未満で IBS 症状（28.7％），下血・貧血精査（35.3％），50～74 歳で大腸癌スクリーニング（42.9％），75 歳以上では大腸癌やポリープのサーベイランスがもっとも多かった．加齢とともに大きなポリープは遠位大腸から近位大腸に多く認められるようになり，白人よりも黒人のほうが近位大腸の大きなポリープを有する頻度が高かった． 〔横断研究〕
8	Chiu HM, Wang HP, Lee YC, et al：A prospective study of the frequency and the topographical distribution of colon neoplasia in asymptomatic average-risk Chinese adults as determined by colonoscopic screening. Gastrointest Endosc 2005；61：547-553	台湾における大腸腫瘍の頻度と局在を検討するため，2003 年に大腸内視鏡を受けた無症状 1,741 患者のデータを解析．盲腸到達率は 98.1％であり，263 患者（15.4％）に大腸腫瘍を認め，51 患者（3％）に進行癌が認められた．全 331 病変中 125 病変（37.8％）が近位結腸に位置し，近位結腸に進行癌を認めた患者の 66.7％（10/15）は遠位結腸に病変を認めなかった．近位結腸もしくは近位と遠位結腸の両方に病変がある頻度は年齢とともに増加した． 〔横断研究〕
9	Imperiale TF, Wagner DR, Lin CY, et al：Risk of advanced proximal neoplasms in asymptomatic adults according to the distal colorectal findings. N Engl J Med 2000；343：169-174	スクリーニング目的で初回大腸内視鏡検査を受けた 50 歳以上の 1,994 患者を対象とした．近位結腸の advanced neoplasia に対する相対危険度は遠位結腸にポリープを認めなかった患者に比べ，遠位結腸に過形成性ポリープを有する患者で 2.6，管状腺腫を有する患者で 4.0，advanced neoplasia を有する患者で 6.7 であった．遠位結腸にポリープを認めると近位結腸の advanced neoplasia の有病率が上昇することが示された． 〔横断研究〕
10	Samadder NJ, Curtin K, Tuohy TM, et al：Characteristics of missed or interval colorectal cancer and patient survival：a population-based study. Gastroenterology 2014；146：950 960	1995～2009 年に大腸内視鏡検査を受けた 50～80 歳のアメリカ・ユタ州の住民 126,851 名を対象とした．interval CRC（大腸内視鏡検査後 6～60 カ月の間に発見された大腸癌と定義）の特徴について検討した．大腸癌 2,659 例中 159 例（6％）が interval cancer であり，近位結腸に多い，早期癌が多い，低死亡率，腺腫を有する，大腸癌の家族歴を有するという特徴を有していた． 〔コホート研究〕

No.	文献	解説
11	Lieberman DA, Weiss DG, Harford WV, et al：Five-year colon surveillance after screening colonoscopy. Gastroenterology 2007；133：1077-1085	スクリーニング目的（無症状）で大腸内視鏡を受けた3,121名（50～75歳）を対象とし，その後5.5年間で発生するadvanced neoplasia（10 mm以上の腺腫，絨毛腫瘍，高度異型性，浸潤癌）の相対危険度を算出．初回内視鏡所見とその後のadvanced neoplasia発生には強い関連が認められた（10 mm未満の1～2個の管状腺腫のみ RR 1.92, 10 mm未満3個以上の管状腺腫 RR 5.01, 10 mm以上の管状腺腫 RR 6.40, High-grade dysplasiaあり RR 6.87）． 〔コホート研究〕
12	Corley DA, Jensen CD, Marks AR, et al：Adenoma detection rate and risk of colorectal cancer and death. N Engl J Med 2014；370：1298-1306	136名の内視鏡医により施行された314,872件の大腸内視鏡検査データから腺腫発見率と内視鏡検査後6カ月から10年に発見されたinterval cancerおよび癌関連死に対するリスクを検討した．interval cancerに対するリスクは腺腫発見率が低い施設から順にそれぞれ9.8，8.6，8.0，7.0例/1万人・年であった．腺腫発見率はinterval cancerのリスクと反比例の関係であることが示された． 〔コホート研究〕
13	Kaku E, Oda Y, Murakami Y, et al：Proportion of flat- and depressed-type and laterally spreading tumor among advanced colorectal neoplasia. Clin Gastroenterol Hepatol 2011；9：503-508	2003～2009年の期間にスクリーニング目的（無症状）にて初回大腸内視鏡検査を受けた4,910名を対象として，平坦・陥凹性病変とLSTの頻度を検討した．advanced neoplasiaは全体の6.1%に認められた．advanced neoplasiaのなかで隆起型，平坦・陥凹型，LSTの占める割合はそれぞれ75.3%，7.5%，17.2%であった．LSTの約80%が右側結腸に位置し，30%以上が高度異型やT1癌であった．大腸癌予防にはLSTを考慮する必要がある． 〔横断研究〕
14	Vogelstein B, Fearon ER, Hamilton SR, et al：Genetic alterations during colorectal-tumor development. N Engl J Med 1988；319：525-532	172の大腸腫瘍標本で4つの遺伝子変化（RAS変異および染色体5, 17, 18の対立遺伝子の欠失）を検索した．RAS変異は1 cm以上の58%の腺腫と47%の癌で発生していたが，1 cm未満の腺腫では9%のみに認められた．5番染色体上の配列は，FAP患者の腺腫では失われていなかったが，他の患者では腺腫で29%，癌で35%失われていた．18番染色体の特定の領域は，癌（73%）と高異型度腺腫（47%）で欠失しており，17番染色体の配列は癌（75%）でのみ失われていた． 〔横断研究〕
15	Shimoda T, Ikegami M, Fujisaki J, et al：Early colorectal carcinoma with special reference to its development de novo. Cancer 1989；64：1138-1146	早期大腸癌を病理組織学的にPG/NPG-typeの2群に分類し検討した（対象：1,031病変）．進行癌では，PG-typeが低い割合（21.8%）を示し，NPG-type（78.2%）が優位であった．NPG-typeの早期大腸癌は比較的急速に進行癌に発育し，de novo typeが全大腸癌の約80%を占めることが示唆された． 〔横断研究〕

No.	文　献	解　説
16	Soetikno RM, Kaltenbach T, Rouse RV, et al：Prevalence of nonpolypoid (flat and depressed) colorectal neoplasms in asymptomatic and symptomatic adults. JAMA 2008；299：1027-1035	nonpolypoid 型大腸腫瘍（NP-CRNs）に関する米国での検討である（対象：1,819 名）．NP-CRNs の有病率は 9.35％（170/1,819）．粘膜内癌または粘膜下層浸潤癌での NP-CRNs の有病率は 0.82％，スクリーニング集団での NP-CRNs の有病率は 0.32％であった．NP-CRNs は polypoid 型に比べより高い担癌率を示し，腫瘍径が小さい点が特徴である．とくに陥凹型は悪性度が高かった． 〔横断研究〕

• 第2章　大腸ポリープの発見と鑑別診断

No.	文　献	解　説
17	Van Rijn JC, Reitsma JB, Stoker J, et al：Polyp miss rate determined by tandem colonoscopy：a systematic review. Am J Gastroenterol　2006；101：343-350	同日に 2 回 total colonoscopy（TCS）を実施し，ポリープの見逃し率を評価した 6 研究を解析した．1 回の TCS では全サイズのポリープの 22％，10 mm 以上のポリープの 2.1％が見逃された． 〔系統的レビュー〕
18	Kudo S, Tamura S, Nakajima T, et al：Diagnosis of colorectal tumorous lesions by magnifying endoscopy. Gastrointest Endosc　1996；44：8-14	初代拡大内視鏡（CF-200Z）を使用し 2,050 病変を対象に，pit pattern 所見を実体顕微鏡，病理診断と対比した．pit pattern（工藤分類）診断が腫瘍・非腫瘍の鑑別，深達度診断に有用であることが実証された． 〔横断研究〕
19	Hewett DG, Kaltenbach T, Sano Y, et al：Validation of a simple classification system for endoscopic diagnosis of small colorectal polyps using narrow-band imaging. Gastroenterology　2012；143：599-607	日欧米のエキスパート・グループによる新しい NBI 国際分類（非拡大）に関する validation study．腫瘍・非腫瘍の鑑別をターゲットに high confidence であれば良好な診断能が得られることが示された． 〔前向き観察研究〕
20	Jass JR, Baker K, Zlobec I, et al：Advanced colorectal polyps with the molecular and morphological features of serrated polyps and adenomas：concept of a 'fusion' pathway to colorectal cancer. Histopathology　2006；49：121-131	鋸歯状ポリープと通常型腺腫の分子生物学的検討から，とくに SSA において BRAF 変異 -MLH1 メチル化を介する serrated pathway が示された． 〔横断研究〕
21	Rex DK, Ahnen DJ, Baron JA, et al：Serrated lesions of the colorectum：review and recommendations from an expert panel. Am J Gastroenterol　2012；107：1315-1329	大腸鋸歯状病変について内視鏡，病理のエキスパート・パネルによるコンセンサス・ミーティングの内容に基づく報告．病理，分子生物学的知見，内視鏡所見，サーベイランスなどの重要事項を網羅した内容． 〔レビュー / コンセンサス〕
22	Rembacken BJ, Fujii T, Cairns A, et al：Flat and depressed colonic neoplasms：a prospective study of 1000 colonoscopics in the UK. Lancet　2000；355：1211-1214	日本人内視鏡医（藤井隆広氏）の指導を受けた英国人内視鏡医が 1,000 名の連続患者に大腸内視鏡検査を実施した研究．flat を 119 病変（うち癌 2 例），depressed を 4 例（うち癌 2 例）認め，訓練された内視鏡医であれば，陥凹型腫瘍を適確に発見できることが実証された． 〔前向き観察研究〕

No.	文献	解説
23	Fujii T, Rembacken BJ, Dixon MF, et al：Flat adenomas in the United Kingdom：are treatable cancers being missed? Endoscopy 1998；30：437-443	日本人内視鏡医（藤井隆広氏）が連続210名の英国人患者に全大腸内視鏡を実施した研究．発見腺腫の38％がflat，3％がdepressedであった．また，severe dysplasia～Dukes' A癌の7例中2例がdepressedであり，海外でも陥凹型早期癌が存在することが実証された． 〔前向き観察研究〕
24	The Paris endoscopic classification of superficial neoplastic lesions：esophagus, stomach, and colon. Gastrointest Endosc 2003；58：s3-s43	工藤進英氏らの尽力により日本の早期癌肉眼形態分類が国際分類（パリ分類）として詳細に解説された報告．食道，胃，大腸にわたり多数の美麗な内視鏡写真が掲載された． 〔解説（会議報告）〕
25	Kudo SE, Lambert R, Allen JI, et al：Nonpolypoid neoplastic lesions of the colorectal mucosa. Gastrointest Endosc 2008；68：s3-s47	工藤進英氏らの尽力により大腸のnonpolypoid lesionをテーマとしたワークショップが京都で開催された．陥凹型早期癌，laterally spreading tumor（LST）が詳細に解説され，LSTが国際標準用語として周知された． 〔解説（会議報告）〕
26	Adler A, Aminalai A, Aschenbeck J, et al：Latest generation, wide-angle, high-definition colonoscopes increase adenoma detection rate. Clin Gastroenterol Hepatol 2012；10：155-159	同一期間，術者で実施された2つの前向き試験のデータからの広視野角高解像度内視鏡（170°）と従来型内視鏡の腺腫発見割合を比較した．前者は22.1％で，後者の18.2％より有意に優れていた． 〔症例対照研究〕
27	Pasha SF, Leighton JA, Das A, et al：Comparison of the yield and miss rate of narrow band imaging and white light endoscopy in patients undergoing screening or surveillance colonoscopy：a meta-analysis. Am J Gastroenterol 2012；107：363-370	6つのスクリーニング・サーベイランス患者を対象とした無作為化比較試験のメタ解析からNBIと白色光の腺腫発見割合と見逃し率を比較検討した結果，NBIと白色光は同等であった． 〔メタアナリシス〕
28	Spada C, Hassan C, Munoz-Navas M, et al：Second-generation colon capsule endoscopy compared with colonoscopy. Gastrointest Endosc 2011；74：581-589	欧州8カ国，117名の大腸内視鏡予定患者を対象に第2世代大腸カプセル内視鏡の大腸ポリープ診断感度を評価した臨床試験．6mm以上，10mm以上のポリープの診断感度はそれぞれ84％，88％であった． 〔横断研究〕
29	Saito Y, Saito S, Oka S, et al：Evaluation of the clinical efficacy of colon capsule endoscopy in the detection of lesions of the colon：prospective, multicenter, open study. Gastrointest Endosc 2015；82：861-869	国内3施設，66名を対象に第2世代カプセル内視鏡の要治療病変の診断感度を評価する目的で実施された治験．患者当りの感度は94％，病変当りの感度は87％であった．また，患者受容性の評価は良好であった． 〔横断研究〕
30	Kimura T, Yamamoto E, Yamano HO, et al：A novel pit pattern identifies the precursor of colorectal cancer derived from sessile serrated adenoma. Am J Gastroenterol 2012；107：460-469	大腸腫瘍226病変の内視鏡・分子生物学的所見の対比を行った臨床研究．Type II open pit patternがBRAF，CIMPの変異を有するSSAの特徴的所見として検出された．SSAの発癌と関連する所見としてType III，IV，V型pit patternが検出された． 〔横断研究〕

No.	文　献	解　説
31	Ignjatovic A, East JE, Suzuki N, et al：Optical diagnosis of small colorectal polyps at routine colonoscopy (Detect InSpect ChAracterise Resect and Discard；DISCARD trial)：a prospective cohort study. Lancet Oncol　2009；10：1171-1178	optical diagnosis のみで病理診断を省略する resect and discard が実現可能性を検証した．10 mm 未満のポリープでは optical diagnosis の診断能は良好で，サーベイランス間隔も病理評価診断結果とほぼ一致した．〔前向き観察研究〕
32	Sano Y, Ikematsu H, Fu KI,et al：Meshed capillary vessels by use of narrow-band imaging for differential diagnosis of small colorectal polyps. Gastrointest Endosc 2009；69：278-283	10 mm 以下の大腸ポリープの腫瘍・非腫瘍の診断に関する NBI 拡大観察所見の有用性を検討した．meshed capillary の有無を用いた診断能は正診率 95.3％，感度 96.4％，特異度 92.3％であった．〔横断研究〕
33	Matsuda T, Fujii T, Saito Y, et al：Efficacy of the invasive/non-invasive pattern by magnifying chromoendoscopy to estimate the depth of invasion of early colorectal neoplasms. Am J Gastroenterol 2008；103：2700-2706	大腸腫瘍の深達度診断における拡大内視鏡の有用性を多数例で評価．工藤分類に領域性を加味した invasive pattern を評価することで SM 深部浸潤癌を感度 85.6％，特異度 99.4％で診断可能であった．〔横断研究〕
34	Johnson CD, Chen MH, Toledano AY, et al：Accuracy of CT colonography for detection of large adenomas and cancers. N Engl J Med　2008；359：1207-1217	2,600 名の 50 歳以上の無症状の参加者に対して，CT colonography 後，全大腸内視鏡を行い，診断能を評価した．10 mm 以上の腺腫・癌に対する感度，特異度はそれぞれ 90％，86％と良好であった．〔横断研究〕

• 第 3 章　大腸ポリープの内視鏡治療

No.	文　献	解　説
35	Repici A, Hassan C, Vitetta E, et al：Safety of cold polypectomy for <10 mm polyps at colonoscopy：a prospective multicenter study. Endoscopy　2012；44：27-31	10 mm 未満の大腸ポリープに対する cold polypectomy の安全性を評価．1,015 病変（～4 mm forceps，5 mm～ snare）が摘除され，直後出血は 1.8％であったが，後出血は 0％であった．〔前向き観察研究〕
36	Draganov PV, Chang MN, Alkhasawneh A, et al：Randomized, controlled trial of standard, large-capacity versus jumbo biopsy forceps for polypectomy of small, sessile, colorectal polyps. Gastrointest Endosc　2012；75：118-126	cold polypectomy における従来の large forceps と新規の jumbo forceps の比較試験．6 mm 以下のポリープの治療で jumbo は 1 回把持での摘除割合，組織学的完全摘除割合で large より優れていた．〔ランダム化比較試験〕
37	Saraya T, Ikematsu H, Fu KI, et al：Evaluation of complications related to therapeutic colonoscopy using the bipolar snare. Surg Endosc　2012；26：533-540	bipolar snare polypectomy/EMR の偶発症発生率を 4,719 名の多数例で検討した．穿孔を 0.17％，出血を 1.4％に認めた．穿孔は EMR で，出血は 60 歳未満，10 mm 以上，有茎性，直腸で有意に高率であった．〔後ろ向き観察研究〕

No.	文献	解説
38	Lee CK, Shim JJ, Jang JY：Cold snare polypectomy vs. Cold forceps polypectomy using double-biopsy technique for removal of diminutive colorectal polyps：a prospective randomized study. Am J Gastroenterol　2013；108：1593-1600	5 mm 以下のポリープに対する cold snare polypectomy（CSP）と cold forceps polypectomy（CFP）の病理学的完全摘除率を比較．CSP（93.2％）は CFP（75.9％）より有意に優れていた． 〔横断研究〕
39	Horiuchi A, Nakayama Y, Kajiyama M, et al：Removal of small colorectal polyps in anticoagulated patients：a prospective randomized comparison of cold snare and conventional polypectomy. Gastrointest Endosc　2014；79：417-423	ワルファリン継続中の患者を対象に 10 mm 以下の大腸ポリープに対する cold snare polypectomy と conventional polypectomy の後出血率を比較した．cold 群 0％に対して conventional 群は 14％で有意に高率であった． 〔ランダム化比較試験〕
40	Rex DK, Kahi C, O'Brien M, et al：The American Society for Gastrointestinal Endoscopy PIVI (Preservation and Incorporation of Valuable Endoscopic Innovations) on real-time endoscopic assessment of the histology of diminutive colorectal polyps. Gastrointest Endosc　2011；73：419-422	ASGE が optical diagnosis を用いた resect and discard について提案．90％以上の症例でサーベイランス間隔が不変で，直腸～S 状結腸の非腫瘍の診断能（NPV）が 90％以上であれば，5 mm 以下のポリープに対する discard は容認． 〔解説〕
41	Kitajima K, Fujimori T, Fujii S, et al：Correlations between lymph node metastasis and depth of submucosal invasion in submucosal invasive colorectal carcinoma：a Japanese collaborative study. J Gastroenterol　2004；39：534-543	国内 6 施設の大腸 T1 癌切除標本の検討．非有茎性 SM 癌において浸潤距離絶対値＜1,000 μm，脈管侵襲陰性，sprouting（budding）陰性であれば，リンパ性転移の危険はきわめて低率であることが示された． 〔横断研究〕

●第4章　エビデンスに基づく大腸ポリープ摘除後のサーベイランス

No.	文献	解説
42	Winawer SJ, Zauber AG, Ho MN, et al：Prevention of colorectal cancer by colonoscopic polypectomy. The National Polyp Study Workgroup. N Engl J Med　1993；329：1977-1981	全大腸内視鏡検査が施行され，1 個以上の腺腫が切除された 1,418 名を対象とした．定期的な内視鏡検査のなかで 5 例の大腸癌が発見され（平均観察期間 5.9 年），大腸癌発生率に関して 3 つの reference group と比較した．3 つの reference group から予測された大腸癌発生患者数はそれぞれ 48.3，43.4，20.7 人であり，全体で 76～90％（90％，88％，76％）の大腸癌罹患抑制効果が示された．National Polyp Study からのメイン論文の一つである．〔コホート研究〕
43	Lieberman DA, Rex DK, Winawer SJ, et al：Guidelines for colonoscopy surveillance after screening and polypectomy：a consensus update by the US Multi-Society Task Force on Colorectal Cancer. Gastroenterology　2012；143：844-857	2006 年の US Multi-Society Task Force ガイドラインの改訂版であり，従来のガイドラインに鋸歯状病変摘除後の推奨サーベイランス間隔が追加された．dysplasia を伴わない 10 mm 未満の SSA/P を認めた場合は 5 年後，10 mm 以上の SSA/P もしくは dysplasia を伴う SSA/P や TSA を認めた場合は 3 年後，serrated polyposis syndrome の症例は 1 年後の TCS を推奨している．〔ガイドライン〕

No.	文　献	解　説
44	Atkin WS, Valori R, Kuipers EJ, et al：European guidelines for quality assurance in colorectal cancer screening and diagnosis. First Edition- Colonoscopic surveillance following adenoma removal. Endoscopy　2012；44 (Suppl 3)：SE151-SE163	大腸癌の検診と診断についての欧州のガイドライン．大腸内視鏡検査（CS）を施行し，大腸腺腫の数や大きさ，組織型別に低リスク・中間リスク・高リスクに分類．低リスク群は通常の便潜血などのスクリーニングを，中間リスク群は3年後，高リスク群は1年以内に再度CSを施行する．再検査でもリスク分類をし，サーベイランスの時期を設定し推奨している．〔ガイドライン〕
45	Morelli MS, Glowinski EA, Juluri R, et al：Yield of the second surveillance colonoscopy based on the results of the index and first surveillance colonoscopies. Endoscopy　2013；45：821-826	初回の大腸内視鏡検査（CS）受検者を腺腫の大きさ・数，組織型で正常・低リスク・高リスクに分け，初回と2回目のサーベイランスCSで再度リスク評価した研究．初回と2回目のCSでいずれも高リスクであった患者は，その後のadvanced neoplasiaの発生頻度が高く密なサーベイランスが必要である．一方，初回CSで低リスクであり2回目のCSでも低リスクであった患者は，その後の検査でもadvanced neoplasiaの発生頻度は低かった．〔後ろ向きコホート研究〕
46	Robertson DJ, Burke CA, Welch HG, et al：Using the results of a baseline and a surveillance colonoscopy to predict recurrent adenomas with high-risk characteristics. Ann Intern Med　2009；15：103-109	病院を受診した17,732名のうち，50～75歳の無症状の患者を対象として，ランダムに患者を選択，全大腸内視鏡検査で近位結腸の10mm以上or絨毛腺腫or高度異型or浸潤癌の有病リスクを評価した．48名（2.7%）に近位結腸に上記病変が指摘された．全大腸内視鏡検査はS状結腸内視鏡で発見できない重要な病変を発見することができる．〔横断研究〕
47	Matsuda T, Fujii T, Sano Y, et al：Five-year incidence of advanced neoplasia after initial colonoscopy in Japan：a multi-center retrospective cohort study. Jpn J Clin Oncol　2009；39：435-442	初回大腸内視鏡検査を受検した5,309名を対象とした．検査所見に基づき4つのrisk groupに分け（A：腺腫なし，B：6mm未満の腺腫のみ，C：6mm以上の腺腫あり，D：粘膜内癌あり），その後のindex lesion（IL：10mm以上の腺腫あるいは癌）の頻度を比較した．中央値5.1年の観察期間でのIL発生頻度は，A：2.6%，B：6.7%，C：13.4%，D：12.6%であり，初回検査で6mm以上の腺腫あるいは粘膜内癌を有する場合のIL発生頻度が高かった．〔後ろ向きコホート研究〕

● 第5章　大腸内視鏡を用いた大腸癌スクリーニングの試み

No.	文　献	解　説
48	Benson VS, Atkin WS, Green J, et al：Toward standardizing and reporting colorectal cancer screening indicators on an international level：The International Colorectal Cancer Screening Network. Int J Cancer　2012；130：2961-2973	現行の大腸癌スクリーニング法と効果を評価するため，26のプログラムと9つの試験的プログラムを世界24カ国から集め提示した．もっとも汎用されているスクリーニング方法は，guaiac法による化学的便潜血反応の検査であった．また，大腸ポリープおよび大腸腫瘍の発見率は，圧倒的に内視鏡検査が便潜血検査よりも優れていた．〔系統的レビュー〕

No.	文　献	解　説
49	Lieberman DA, Weiss DG, Bond JH, et al：Use of colonoscopy to screen asymptomatic adults for colorectal cancer. Veterans Affairs Cooperative Study Group 380. N Engl J Med　2000；343：162-168	初回の全大腸内視鏡検査（TCS）にてポリープを指摘された患者を対象とした．その後，約3年ごとのTCSを施行され，3回目のTCSでハイリスク病変（10 mm以上のポリープ，高度異型性，3つ以上の腺腫）を認めた患者の割合を評価した．2回目のTCSでハイリスク病変のない患者では，初回TCSの結果が3回目のリスク評価に寄与した．リスクの低い群はサーベイランスの頻度を密に行うメリットは少ない． 〔コホート研究〕
50	Baxter NN, Warren JL, Barrett MJ, et al：Association between colonoscopy and colorectal cancer mortality in a US cohort according to site of cancer and colonoscopic specialty. J Clin Oncol　2012；30：2664-2669	米国において内視鏡検査とCRC（大腸癌）による死亡の関係が内視鏡検査専門医により変化するかを検討したケースコントロールスタディ．対象は9,458名のCRC患者と27,641名のコントロール群，期間は1991年1月から6カ月．結果オッズ比は0.4（95% CI：0.37-0.43）であり，専門医が行う内視鏡はCRC死亡のリスクを軽減させることが示された． 〔症例対照研究〕
51	Brenner H, Chang-Claude J, Seiler CM, et al：Protection from colorectal cancer after colonoscopy：a population-based, case-control study. Ann Intern Med 2011；154：22-30	1,688名の大腸癌患者と1,932名の対照群（50歳以上）を対象にしたドイツにおける過去の大腸内視鏡検査とCRC（大腸癌）のリスク関連を評価したケースコントロールスタディ．結果オッズ比は全大腸癌で0.23（95% CI：0.19-0.27）であり，大腸内視鏡検査とポリープ切除はCRCリスク減少に関与していることが示された． 〔症例対照研究〕
52	Quintero E, Castells A, Bujanda L, et al：Colonoscopy versus fecal immunochemical testing in colorectal-cancer screening. N Engl J Med　2012；366：697-706	無症候の成人（50～69歳）を対象として，1回の大腸内視鏡（CS）をした26,703名と2年ごとに便潜血検査（FIT）をした26,599名を比較し10年間の大腸癌死亡率を評価した研究．大腸癌はCS群で30名（0.1%），FIT群では33名（0.1%）で同等であったが，腺腫の発見はadvanced adenoma/non advanced adenomaはそれぞれCS群：514名（1.9%）/1,109名（4.2%），FIT群：231名（0.9%）/119名（0.4%）であり，CS群で有意に高かった． 〔ランダム化比較試験〕
53	Kaminski MF, Regula J, Kraszewska E, et al：Quality indicators for colonoscopy and the risk of interval cancer. N Engl J Med 2010；362：1795-1803	interval cancerのリスクを大腸内視鏡における質の指標の影響を多変量COX比例ハザードモデルで検討．186名の内視鏡医によって45,026名の検討がなされた．42のinterval cancerが188,788人・年の期間で発見された．内視鏡医の腺腫発見率は有意差（P=0.008）を持ってinterval cancerのリスクと関係があった．盲腸への挿入率との関係性は示されなかった（P=0.50）． 〔コホート研究〕

No.	文　献	解　説
54	Kaminski MF, Polkowski M, Kraszewska E, et al：A score to estimate the likelihood of detecting advanced colorectal neoplasia at colonoscopy. Gut　2014；63：1112-1119	ポーランドの全国大腸内視鏡検診データ（2007年，40〜66歳，白人35,918名）を横断的に解析し，advanced neoplasia（AN）の危険因子として年齢，性別，大腸癌家族歴，喫煙歴，BMIを同定後，それらを用いた簡便なAN存在予測スコアを作成した論文である．対象コホート内部におけるスコアの妥当性検証を通し，スコアがAN予測に有用である可能性を示した．〔横断研究〕
55	Løberg M, Kalager M, Holme Ø, et al：Long-term colorectal-cancer mortality after adenoma removal. N Engl J Med 2014；371：799-807	ノルウェーの全国がん登録と国民死因データを解析し，大腸ポリープ摘除歴がある集団における一般人口に対する大腸癌標準化死亡比（SMR）を算出している．1993〜2007年にポリープ摘除を受け，その後7.7年（中央値）追跡されている対象40,826名全体のSMRは0.96であったが，摘除ポリープの種類によってSMRが異なる（高/低リスクポリープ：1.16/0.75）結果となった．〔コホート研究〕

• 第6章　大腸内視鏡のQuality controlに向けて

No.	文　献	解　説
56	Rex DK, Schoenfeld PS, Cohen J, et al：Quality indicators for colonoscopy. Am J Gastroenterol　2015；110：72-90	ACGとASGEが共同で発刊した大腸内視鏡のquality indicatorに関する最新のガイド．前処置，検査中，検査後にわたり15項目を取り上げ，その推奨度と到達目標について解説．〔解説〕
57	Froehlich F, Wietlisbach V, Gonvers JJ, et al：Impact of colonic cleansing on quality and diagnostic yield of colonoscopy：the European Panel of Appropriateness of Gastrointestinal Endoscopy European multicenter study. Gastrointest Endosc 2005；61：378-384	欧州の多数例の多施設共同研究にて前処置とquality indicatorの関係を評価．前処置は検査完遂率，難易度，挿入・抜去時間，ポリープ発見率と有意に関連があった．〔横断研究〕
58	Lieberman D, Nadel M, Smith RA, et al：Standardized colonoscopy reporting and data system：report of the Quality Assurance Task Group of the National Colorectal Cancer Roundtable. Gastrointest Endosc　2007；65：757-766	米国のThe Quality Assurance Task Group of the National Colorectal Cancer Roundtableがまとめたquality indicatorの改善を意図した標準化大腸内視鏡報告書の提案．〔解説，レビュー〕
59	Barclay RL, Vicari JJ, Doughty AS, et al：Colonoscopic withdrawal times and adenoma detection during screening colonoscopy. N Engl J Med　2006；355：2533-2541	初回スクリーニング大腸内視鏡を対象に内視鏡医別の腺腫発見割合を比較．平均抜去時間6分以上では6分未満と比較し有意に腺腫発見割合が高かった．抜去時間がquality indicatorとして重要視されるきっかけとなった．〔後ろ向き観察研究〕
60	Sedlack RE, Coyle WJ, ACE Research Group：Assessment of competency in endoscopy：establishing and validating generalizable competency benchmarks for colonoscopy. Gastrointest Endosc　2016；83：516-523	内視鏡フェローを対象に新たに開発された技術，知識を網羅した14項目からなる大腸内視鏡の到達度スケール（各4点満点）と盲腸到達割合，到達時間などの客観的到達目標の関連を評価した．大腸内視鏡研修のスケールの達成目標（3.5点以上）が提案された．〔前向き観察研究〕

（松田尚久，堀田欣一）

総　括―大腸がん検診の受診率向上を目指して

　本書は，われわれ内視鏡医が日常の臨床において常に向き合わなくてはならない大腸ポリープの取り扱い方を中心にまとめたものである．堀田氏は，大腸内視鏡の診断と治療，松田氏は大腸ポリープの疫学的観点から大腸癌の検診やスクリーニング，サーベイランスについてそれぞれが担当し，あらゆる視点から最新の情報を含む多くの有意義な内容が盛りこまれている．本書を読めば現状の大腸癌に対する問題点が理解され，さらに今後の診療および研究に大いに役立つ成書となるであろう．

　約30年前，工藤氏により大腸の表面陥凹型腫瘍（IIc）の存在が明らかにされて以降，LST-NGやTSAさらにSSA/Pなどの新たな病変の存在が注目されてきている．それらの発見によりわずかながら大腸癌の発生，また発育進展の解明に一歩近づいている感はあるものの，大腸癌の発生原因や予防方法については未だに明らかにされてはいない．米国からは大腸癌の抑制においてはポリープを発見し切除治療することで大腸癌死亡率を50％に抑制できるという報告があげられ，近年大腸癌死亡率は減少傾向にあるのに対し，わが国日本では大腸癌死亡率が1位という不名誉な結果が出ている．この日米の差は，便潜血などの大腸がん検診受診率の違いであり，欧米での受診率は約70％以上に対し日本では20％以下に過ぎず，便潜血テスト陽性であっても内視鏡検査など精密検査受診率は50％に過ぎないという日本人の意識の低さから出ている結果でもある．大腸癌がsilent killerと呼ばれ無症状で進行が進み症状が出たときには肝臓や肺に転移をきたして手遅れの進行癌になる怖い病気であること，また大腸がん検診に一番有効な検査が内視鏡検査であることなどが国民に浸透されていない．

　米国では，国家プロジェクトとしてNational Polyp Studyという大規模な臨床試験から，大腸内視鏡検査，ポリープ切除の重要性が明らかにされ，初回内視鏡検査の受診率を高め，2回目以降は5年10年単位での検査間隔とする指針が設定されている．検査間隔には議論の余地はあるものの，初回の内視鏡検診受診率を高めるための啓蒙活動が展開され，効果が出ていることは事実である．

　日本でも大腸がん検診としてまず便潜血テストを受け，さらに40歳を超えたら内視鏡検査を受けるべきことを大いにアピールしなければならない．

最大の大腸癌予防は健康診断での自覚症状がない状態での発見が一番重要となることを声高に表明し，大腸内視鏡受診率を高めることへの努力がわれわれ内視鏡医に求められることである．われわれの使命として一人でも多くの国民に大腸がん検診の大切さや，大腸内視鏡検査の必要性を示していかなければならない．本書はその一助となるものと信じている．

藤井隆広クリニック　藤　井　隆　広

索引

和文

あ
アスピリン　171
　低用量――　170
秋田 STUDY　193

い
遺残　134, 143

え
炎症性ポリープ　33, 111

か
カルチノイド　112
開 II 型 pit　95, 100
拡大観察
　――における腫瘍・非腫瘍の鑑別　62
　――による pit pattern 深達度診断　83
　NBI ――　122
　NBI ――による深達度診断　86
過形成結節　30
過形成性ポリープ　19, 30, 60, 100
過誤腫　109
画像強調観察　48
家族性大腸腺腫症　102
観察困難な部位　44
管状構造　30
管状絨毛腺腫　28
管状腺腫　28
がん発見率　201
鑑別
　拡大 NBI 観察による腫瘍・非腫瘍の――　66
　拡大観察における腫瘍・非腫瘍の――　62
　腺腫と癌の――　72
　色素撒布を用いた――法　60

き
鋸歯状構造　32
鋸歯状腺腫　19, 28
鋸歯状病変の分類　94
鋸歯状ポリープ　94

く
クリーンコロン　117, 182
クリップ（クリッピング）　147, 156, 178
偶発症　156
　bipolar snare polypectomy の――　137
　cold forceps polypectomy の――　129
　cold snare polypectomy の――　133
　EMR の――　152
　hot snare polypectomy の――　144
工藤・鶴田分類　83

け
経過観察
　ポリープ切除後の――　185
　無処置――　124
経口抗凝固薬　173
茎部　144
血管所見　83
検診
　sigmoidoscopy ――　203
　全大腸内視鏡検査による――　206
　対策型――　197
　大腸がん――　193
　任意型――　200

こ
抗凝固薬　173
抗凝固療法　177
抗血小板薬　171
抗血栓薬　178
　――内服　170
　――の多剤併用　173
後出血　133, 138, 142, 147, 152, 156, 177
絞扼　144
小型 SM 浸潤癌　91

さ
サーベイランス　123, 181
　EU のガイドラインによる――　188
　米国のガイドラインによる――　188
札幌コンセンサス　174
佐野分類　58, 66

し
シロスタゾール　171
自然史
　大腸ポリープの――　17
死亡率抑制効果　201
若年性ポリープ　32, 110
絨毛構造　30
絨毛腫瘍　29
絨毛腺腫　28
出血
　――危険度　129
　――予防対策　174
　術中――　142, 145
　切除直後の――　133
腫瘍径　70
腫瘍様病変　30
深達度診断　76
　NBI 拡大観察による――　86
　NBI 観察による――　83
　拡大観察による――　83
　肉眼型別の――　78

す
スクリーニング　48
　英国大腸癌――プログラム（BCSP）　212
スコープ反転操作下観察　44
スネア　144
　バイポーラ――　118, 136

モノポーラ── 137
　　留置── 146
スネアリング 150

せ

セルフ・セレクション・バイアス　24，26
腺管形状 32
穿孔 133, 152
　　──の危険性 137
　　術中── 142, 148
　　遅発性── 143, 148
腺腫 28
　　──と癌の鑑別 72
　　管状── 28
　　管状絨毛── 28
　　鋸歯状── 19, 28
　　絨毛── 28
　　大腸──の疫学 23
　　大腸──の局在 36
腺腫性病変 60
腺腫発見個数（APC）　212, 215
腺腫発見率　→「adenoma detection rate」の項を見よ

そ

側方発育型腫瘍（LST）　80

た

対策型検診 197
大腸 ESD/EMR ガイドライン 149
大腸カプセル内視鏡 54
大腸癌
　　──の局在 35
　　──のリスク因子 23
　　──発生の遺伝的因子 23
　　──発生の環境因子 23
　　──発生の主経路 17
大腸がん検診 193
大腸スクリーニング 48
大腸内視鏡検査
　　──の前処置 43
　　──のトレーニング 223
　　全──による検診 206
担癌率 70
断端 143

ち

チエノピリジン 171
遅発性出血　→「後出血」の項を見よ

遅発性穿孔 143, 148
腸管子宮内膜症 111
腸管洗浄度 212
　　──スケール 213

つ

通常観察
　　──における腫瘍・非腫瘍の鑑別法 60

て

デジタル・ファイリング 218
低用量アスピリン 170
適応
　　bipolar snare polypectomy の── 138
　　cold forceps polypectomy の── 126
　　cold snare polypectomy の── 131
　　ESD/EMR の── 149
　　hot snare polypectomy の── 143

と

東京都新島村 197
透明フード 45

な

内視鏡挿入形状観察装置 224
内視鏡データベース 218

に

新島 STUDY 197
肉芽腫性ポリープ 34
任意型検診 200

ね

粘膜筋板走行 162
年齢調整死亡率 200

は

バイポーラスネア 118, 136
ハンズオンレクチャー 224
抜去時間 212
　　無病変症例における平均──（WT-NC）216

ひ

微小腫瘍性ポリープ 124

標本回収 143
表面型腫瘍の形態 38
表面陥凹型（Ⅱc）78
表面平坦型（Ⅱb）78
表面隆起・陥凹型（Ⅱa+Ⅱc）78
表面隆起型（Ⅱa）78
非劣性試験 182
広島分類 58

へ

ベセスダ基準（改訂）105
平均挿入時間 216
米国消化器内視鏡学会（ASGE）211
便潜血検査
　　──のスクリーン感度 203
　　免疫学的── 197

ほ

ポリープ　→「polyp」の項も見よ
　　炎症性── 33, 111
　　過形成性── 19, 30, 60, 100
　　鋸歯状── 94
　　若年性── 32, 110
　　肉芽腫性── 34
　　微小腫瘍性── 124
　　有茎性── 142
　　良性リンパ濾胞性── 33
ポリープ摘除法 130
ポリープ発見率（感度）54, 56
蜂巣状血管 66

ま

マイクロサテライト不安定性（MSI）97
　　──検査 105

み

ミスマッチ修復（MMR）遺伝子 104
ミッシングリンク 25

め

免疫学的便潜血検査 197

も

モノポーラスネア 137
盲腸到達率 212

ゆ

有茎性ポリープ 142

ら

ランダム化比較試験（RCT）
182, 194
 sigmoidoscopy 検診の―― 204

り

リード・タイム・バイアス 26
リンチ症候群 102
リンパ節転移予測 158
留置スネア 146
良性リンパ濾胞性ポリープ 33

れ

レポート・システム 218
レングス・バイアス 25

わ

ワルファリン 173, 177

数字・欧文

Ⅰp・Ⅰsp 型早期癌 78
Ⅰs 型早期癌 78
Ⅲ$_H$ 型 pit 95
Ⅳ$_H$ 型 pit 96
Ⅴ 型 pit 100

A

adenoma 28
 advanced ―― 118, 186
 serrated ――；SA 19
 traditional serrated ――；TSA 28, 95
 tubular ――；TA 28, 60
 tubulovillous ―― 28
adenoma-carcinoma sequence 17
adenoma detection rate；ADR 36, 43, 199, 220
 ――に影響する因子 213
adenoma per colonoscopy；APC 212, 215
advanced neoplasia 36, 118, 187
Akita Study 193
alternate pathway 97
Aronchick global assessment scale 214
Autofuluorescense Imging；AFI 49
average withdrawal time in negative colonoscopy；WT-NC 216

B

benign lymphoid polyp 33
bipolar snare polypectomy 118, 136
 ――の偶発症 137
 ――の適応 138
Blue Laser Imaging；BLI 49, 58, 73, 86
 ――-bright モード 59
Boston bowel preparation scale 214
BRAF 変異 100
burning effect 142, 143

C

cap polyposis 34
capillary pattern 分類 66
cecal intubation rate 219
CIMP 97, 100
clinical outcome research initiative；CORI 219
cold forceps polypectomy 126
 ―― 一括切除率 129
 ――の偶発症 129
 ――の適応 126
cold snare polypectomy 117, 131, 177
 ――の偶発症 133
 ――の適応 131
colitic cancer 20
colonic muco-submucosal elongated polyp；CMSEP 34
COLONPREV 研究 206
CpG island methylator phenotype；CIMP 97, 100
CT colonography 56

D

de novo carcinoma 17
DIAGNOSE-AND-LEAVE 168
direct oral anticoagulant；DOAC 173
DISCARD policy 168
DNA メチル化 97
dysplasia 20
dysplasia-carcinoma sequence 20

E

Endocuff 46
endoscope position detecting unit；UPD 224
endoscopic mucosal resection；EMR 117, 149
 ――の偶発症 152
 ――の適応 149
 pre-cutting ―― 154
endoscopic submucosal dissection；ESD 120, 149
 ――の適応 149
 hybrid ―― 154
European guidelines for quality assurance in colorectal cancer screening and diagnosis 188
Extra-wide-angle-view colonoscope 45

F

familial adenomatous polyposis；FAP 102
Flexible spectral Imaging Color Enhancement；FICE 49, 86
Full Spectrum Endoscopy 45

G

granulomatous polyp 34

H

hereditary non-polyposis colorectal cancer；HNPCC 102
hot biopsy 117
hot snare polypectomy 117, 142
 ――の偶発症 144
 ――の適応 143
hybrid ESD 154
hyperplastic nodule 30
hyperplastic polyp；HP 19, 30, 60, 94

I

image enhanced endoscopy；IEE 48

index lesion；IL　182
inflammatory polyp　33
interval cancer　36，183，211
invasive pattern　83

J

Japan Endoscopy Database
　（JED）プロジェクト　220
Japan Polyp Study　123，181
JNET 分類〔The Japan NBI
　Expert Team（JNET）大腸拡
　大 NBI 分類〕　67，73，76，87
jumbo cold polypectomy 鉗子
　127
juvenile polyp　32

L

laterally spreading tumor；LST
　80
low dose aspirin；LDA　170
lymphatic permeation　159

M

MALT リンパ腫　112
mean intubation time　216
Meshed capillary（MC）vessel
　66
microsatellite instability；MSI
　97
microvesicular hyperplastic
　polyp；MVHP　95
Minimal standard terminology；
　MST　218
missing-link　25
mixed hyperplastic adenomatous
　polyp；MHAP　19
mixed polyp；MP　96
mucus cap　123

N

Narrow Band Imaging；NBI
　48，49，58，73，86，91
　——拡大観察　122
　——拡大観察による深達度診断
　86
　——拡大分類　→「JNET 分
　類」の項を見よ
　——観察による深達度診断　83
National Polyp Study　181，185
non polypoid growth（NPG）
　type　159

non-lifting sign　120

P

Peutz-Jeghers 型ポリープ　32，
　109
pit
　ⅢH 型——　95
　ⅣH 型——　96
　Ⅴ 型——　100
　開Ⅱ型——　95，100
pit pattern
　——観察　60
　——診断　72，91
　拡大観察による——深達度診断
　83
polyp
　benign lymphoid ——　33
　classification of colorectal ——
　110
　colonic muco-submucosal
　elongated ——；CMSEP　34
　granulomatous ——　34
　hyperplastic ——　19，30，
　60，94
　inflammatory ——　33
　juvenile ——　32
　microvesicular hyperplastic
　——；MVHP　95
　mixed ——　96
　mixed hyperplastic adenomatous ——；MHAP　19
　Peutz-Jeghers type ——　32，
　109
polyp detection rate　219
polypectomy　117，177
polypoid growth（PG）type　159
poorly differentiation　159
pre-cutting EMR　154

Q

quality assurance　201
quality indicator　211，219

R

RCT-PLCO 研究　205
RESECT-AND-DISCARD　168
RESECT-AND-SUBMIT　168

S

SCORE 研究　205
serrated adenoma；SA　19

serrated pathway　97，100
serrated polyp neoplasia
　pathway　19
serrated polyposis　97
sessile serrated adenoma/polyp；
　SSA/P　31，19，95，100，
　122
　—— with cytological dysplasia
　100
　——癌化　101
　——の病理（組織）学的診断基
　準　19，100
SIGGAR Trial　56
sigmoidoscopy 検診　203
　——のランダム化比較試験
　（RCT）　204
SM 高度浸潤癌　93
SM 浸潤癌（小型の）　91
SM 浸潤距離　158
stalk invasion　148
surface pattern　58，67，73，
　83，87
Surveillance Epidemiology and
　End Results（SEER）Program
　187

T

T1b 癌　87
Third Eye Retroscope　46
traditional serrated adenoma；
　TSA　28，95
transmural burn　147，148
tubular adenoma；TA　28，60
tubulovillous adenoma　28
tumor budding　159

U

UC-associated cancer　20
UPD　224

V

vascular pattern　83，87
venous invasion　159
vessel pattern　58，67，73
villous adenoma　28

W

Wide angle colonoscope　44
withdrawal time　219

内視鏡医のための
大腸ポリープ マネジメント
―発見・診断・治療からサーベイランスまで―

2015年10月10日　第1版1刷発行
2017年 5 月25日　第1版2刷発行

編　集　松田　尚久，堀田　欣一
発行者　増永　和也
発行所　株式会社 日本メディカルセンター
　　　　東京都千代田区神田神保町 1-64（神保町協和ビル）
　　　　〒101-0051　TEL 03（3291）3901（代）
印刷所　株式会社アイワード

ISBN 978-4-88875-281-7
©2015　乱丁・落丁は，お取り替えいたします．

本書に掲載された著作物の複製・転載およびデータベースへの取り込みに関する許諾権は日本メディカルセンターが保有しています．

JCOPY ＜出版者著作権管理機構委託出版物＞
本書のコピーやスキャン等による無断複製は著作権法上での例外を除き禁じられています．複製される場合は，そのつど事前に，出版者著作権管理機構（電話03-3513-6969，FAX 03-3513-6979，e-mail：info@jcopy.or.jp）の許諾を得てください．